自己回復と生活習慣

平塚儒子 編

時潮社

日常生活の自己回復について

　1948年、世界保健機関（WHO）の憲章では、人の生命には、身体的および精神的生命があり、その健康評価の対象は体の元気さを示唆している。「健康とは身体的、精神的、社会的およびスピリチュアル（霊的）に健全で活発な状態」であり、全人類の基本的権利の1つであると宣言している。健康権は第12条にあり、「経済的、社会的および文化的権利」に関する国際規約では、この規約の締約国は、すべての者が到達可能な最高水準の身体及び精神の健康を享受する権利を有することを認める。この規約の締約国が権利の完全な実現を達成するためにとる措置には、次のことに必要な措置を含むとされている。
　1．死産率及び幼児の死亡率を低下させるための並びに児童の健全な発育のための対策
　2．環境衛生及び産業衛生のあらゆる状態の改善
　3．伝染病、風土病、職業病その他の疾病の予防、治療及び抑圧
　4．病気の場合にすべての者に医療及び看護を確保するような条件の創出
　日本国憲法（第25条）において、「すべて国民は、健康で文化的な最低限度の生活を営む権利を有する」とされる。
　今回は健康生活を送るためには、疾病の早期発見、予防法が重要であり、本稿では人体発生における先天性異常、若年者の心身兆候の発達と異常、成人期のストレスコーピングと、「ヨガの医学」、高齢者の認知症予防について、日常生活の範囲で予防が可能となり、効率的にエンジョイできる人生となると考えられる。
　上記、1．において、人体発生学上、胎児期の（受精から出生まで）の健康のためには、先天性異常疾患を予防する必要がある。しかしながら、先天性異常には最近まで予防を期待できる方法はなかった。今回、中枢疾患である、二分脊椎や無脳児の予防法が見出され、著すに至った。

次に、子どもとして生まれているにもかかわらず、子ども達のからだのおかしさや、ケガや事故の事象について、「ボーッとしてつまずき、顔面から転倒する」、「自分で閉めたドアで何度も自分の手や足を挟む」、「少しの段差でつまずく」、「何度も階段を踏み外す」、「突き指が多発」している等の現象は、アルコール飲料を飲むとよろけたり、小脳が低下しているときに起きる現象である。しかしながら、子どもの成長や発達の段階で、何が上手く機能していないかを考えさせられるのである。

脈圧は最高血圧－最低血圧とされ、臨床的には、脈圧の増大は心不全や心筋虚血を起こす要因とされる。高血圧症軽度から中等度、重度に至っては脈圧も高い傾向となっている。

ストレスの要因の１つは「自律神経系」であり、体温や、血圧、心拍数などの体内環境が一定に保たれていなくなった状態で、２つ目には、「ホルモン系」を介したストレス反応で、「カテコールアミン」の一種で、覚醒、睡眠、ストレスに関する働きをして、注意、記憶、学習に影響を与えるとされる。本稿では「集中力と記憶力が劣っている」状態や「仕事の在り方」については、「循環器」の指標である「脈圧」と有意な差を示したことは、「臨床」のみでなく、「ストレスフル」の不快なサイン信号は、日常の仕事や教育活動にも指標となる予防的指標である。

子どもは時代と社会からつくられるものであって、1961（昭和36）年以降には高度経済成長が到来して、核家族化が進み、日本の深刻な労働不足が生じて、1980年代半ばに入り社会から求められたのは女性であった。この時代は家電製品の普及によって、家事時間は大幅な短縮となり、女性の社会進出が進行していった。1987（昭和62）年には男女雇用機会均等法の施行があり、これ以後、女性の経済的自立がたかまる一方で、1969（昭和44）年頃から「かぎっ子」や「シンナー遊びで死者が出る」、遊び方非行も現れ、1976（昭和51）年からは、合計特殊出生率の低下、家庭内暴力の増加と「モラトリアム人間（何をしてよいかわからない、いつまでも子どもでいたい）と思う人」が増え、消費型若者となり、自立よりも孤立人間となり、NEET（無業者）、

少子化現象は労働人口の減少となる。若年者自身が他人に興味がなく、自分自身にも興味もなく、自分の気持ちもわからない、やる気や興味関心が欠如していくために、意欲的な生き方が出来ない者が現われてきている。日本と中華人民共和国の自己効力感を調査した結果、少子化と社会の変動と産業構造が関わっていることは、子どもは社会の中で育つことが現われていた。

　子育ての問題化が、家庭内の子どもの「ストレスフル」状態から、小学中学年から若年者の「いじめ」の凶悪化が近年の報道対象になっている。

　一方、ニートなどの日本（家の中に引きこもる）と、スウェーデン（ストリートに出る）若者に「若者自立・支援」において地方自治体は、スウェーデンは100日以内にプログラムを提供している。日本は教育、雇用、産業政策の連携を強化しているが、「イエ」の集団主義の心が今日も存在しており、さらにデジタル時代に入り直接の対人コミュニケーションもなく、労働に対して、目標のある専門の教育を生かすことが出来ない仕事についている。スウェーデンでの包括的青年支援政策は日本にも参考になると考えられる。

　日常を健やかに過ごしていくために一人一人のスピリットを高めて、健康・夢・希望につなげるためにヨーガ医学が本稿で論じられている。ヨーガの一般的な考え方は、①肉体的な刺激、②精神集中のための正しい呼吸法、③魂を高めるための瞑想的な休息を組み合わせることで発展させる技法とされる。身体の解剖生理学上、ヨーガの教えと密接に関わってくるものが自律神経系である。ストレスになりうる外界の環境の変化に対して、本来は生体を安定した恒常的状態に保とうとする仕組みで生命は維持されているが、現代のストレスによる自律神経の失調は神経・免疫・内分泌（ホルモン）の相互作用に影響を与えている。そこで心身の健康予防を高めるための一助にすることを期待する。

　なおこれからの日本社会は、ますます高齢介護の方向に進むと同時に、高齢者は、故郷を愛し自宅で生を終えたいと願う一方で、地域の風土や習慣に密着した介護福祉システムが求められているのに対し、高齢者の認知症、とりわけ「アルツハイマー病」が、家庭や施設での介護する側の問題をきたし

ている。いつまでも健康な高齢者であることは、自己の生活をエンジョイできると考えられるが、認知症の予防法は最近まで明確にされていなかったが、今回は、日本人の日常生活を改善することによって予防が可能になることが明らかとなった。

「集中力と記憶力」、「自己の生活をエンジョイできる過ごし方」は、若年者から高齢者に至るすべての人々に、興味のあるところであるが、日本人の身体と中枢神経がいかなる所に関連し合っているかが、本稿では明確になってきた。不健康は、元気そうに見えても疲れやすく、踏ん張りが利かない「未病」状態である。この潜在的病変状態から顕在化した状態が病気となる。そこで「心と体」の問題は疾病に罹患する前の予防が重要となる。現在まで予防が不可能な先天異常についても対処可能になってきた。読者の方々には「心と体」の日常生活の自己回復に向けて活用されることを期待している。

自己回復と生活習慣／目次

日常生活の自己回復について　3

体温低下傾向のある日本の若年層 ……………………… 平塚儒子　11
1. 体温低下と体調不良を訴える日本人　11
2. 何となくクーラーの部屋では寒くて調子が悪い　13
3. 脳内の紙経伝達物質の合成経路について　16
4. 体温の変化とストレス耐性の低い者・高い者の関係　18
5. 体温の変化と寒さを感じる関係　20
6. 達成するために簡単すぎる目標を選ぶ者と体温の変化　26
7. 体温と集中力と記憶力の関係　28
8. だるくて疲れやすいと集中力と記憶力が劣っている関係の出生年代推移　30
9. 体温と日常生活について　31
10. 体温と筋力が落ちている　32
11. 体温と頭痛の有無の関係　34
12. 朝食摂取と体温の変化　38
13. 「手続き記憶」「海馬」はなくても覚えられる　40

社会の変化が日本・中華人民共和国（天津市）・スウェーデン人に与えた影響 ……………………… 平塚儒子　41
1. 若年者のモラトリアム状態と自己効力感の変化　41
2. 何をしたらよいか決められない（モラトリアム状態）者は経済的な不安と社会の閉塞感があって未来に希望が持てない状態である　45
3. 無気力化と日本とスウェーデンの自己効力感の出生年代の推移　50
4. 日本とスウェーデンの比較　52
5. 中華人民共和国の文化的背景　71
6. 日本の産業構造の変化　77
7. ストレスサイン　85
8. 日本人のストレス・コーピング　93
9. 自己効力感を自覚することで活動への動機づけの強化を高められる　96

自己効力感、達成目標の選び方と
心身のストレス兆候 ················ 平塚儒子　103
1．日本の自己効力感の出生年代別推移　105
2．中華人民共和国（天津市）の自己効力感の出生年代別推移　107
3．日本と中華人民共和国の目標達成と成功の比較について　108
4．日本人の人間関係の適応と達成行動目標の選び方　113
5．日本人の自然の好みと達成目標の選び方　115
6．日本人の自律神経系のストレスサインと達成目標の選び方　117

脈圧が集中力と記憶力に影響を与える要因
················ 平塚儒子・松尾拓哉　123
1．脈圧の男女の比較について　130
2．脈圧の出生年代推移について　131
3．集中力と記憶力が劣っている者の年代推移について　132
4．急いでいても走れないと訴える者の出生年代推移　133
5．職業のある者、家事中心である者、その他の者の出生年代推移　135
6．脈圧と大脳の覚醒と依存について　136
7．集中力と記憶力が劣っている者と脈圧　138
8．職業のある者、家事中心である者、その他の者の
　脈圧の関係について　139
9．急いでいても走れない者と脈圧の関係　140
10．日照時間が脈圧に与える影響　141
11．脳の各部位の構造と機能　143

ヨーガ医学 ················ 瀧藤尊照・瀧藤順聖　149
1．ヨーガ医学　150
2．クンダリニー覚醒法　167

子どもの運動能力 …………………………………… 瀧藤尊子 189
　1．子どもの体力低下の背景　189
　2．脳のしくみと運動　192
　3．子どもの体力と運動能力の現状　196
　4．子どもの運動能力と感覚統合　198

ヒトの発生と先天異常に関わる葉酸について …… 松尾拓哉 209
　1．女性のやせ願望と低出生体重児出生のリスク　211
　2．先天異常（神経管閉鎖不全）発症リスクを低減する葉酸摂取　214
　3．二分脊椎（神経管閉鎖不全）発生予防にむけた葉酸の認知と摂取　224
　結　論　225

今日の社会と便秘——若者と高齢者の便秘の比較——…宇城靖子 229
　1．なぜ人は便秘になるのか　229
　2．若者の生活と便秘　231
　3．高齢者の生活と便秘　235

若者と高齢者の主食と嗜好品が及ぼす糖代謝 …… 宇城靖子 245
　1．糖質代謝　246
　2．時代背景と食文化　247
　3．主食の糖質代謝　259
　4．嗜好品の糖代謝　264
　5．主食と嗜好品の身体への影響　268

体温低下傾向のある日本の若年層

平塚儒子

1．体温低下と体調不良を訴える日本人

　人間の体温は、外界の環境温度が変化しても、一定の摂氏36度台の体温に保たれていて、1日の間では少し変わり、概日リズム（サーカディアン・リズム）と言われる。早朝6時ごろが最も低く、午後3～4時ごろが最も高い。一般的には、新生児や幼児は高く、加齢とともに低くなりなる。なお女性の性周期も排卵前は低くなり、排卵後に高くなる。体温の測定は、普通、腋下・口腔・直腸などで測る。脇下で皮膚の温度を測るのであるが、測定の方法によっては、この部の体熱の放散は外部の影響を受けることがなく、その放散も他の場所に比べて少ないので、その温度は身体内部の温度に近いので、普通は脇下で測った値で表わしている。人間の体温は外界の環境温度の情報をもとに間脳の視床下部にある体温調節中枢によって、血管を拡張させ、発汗させて、体温の上昇をおさえている。逆に、寒い日にブルッと体が震えることがあるときには、皮膚の冷受容器で感知して、深部温が低下する前に、体性神経系で、骨格筋がふるえ熱を作るように反応して、皮膚血管を収縮させ、立毛させて、体温を上昇させている。ホルモン系では代謝を促進させて、体温を上昇させる。これら上昇や低下は連絡して体温調整を構成している。

　体温は体の中のさまざまな器官において物質代謝と関係があって、36.6℃の健康的な体温は、細胞の新陳代謝が活発で、健康で活動的で、免疫力も高く、病気も少ない状態である。なお動物実験であるが、動物を不自然な姿勢、たとえば仰臥位に固定しておくと、体温調節中枢の機能が低下して、時間が経つに従って体温が下がると本川は示唆している。なお、概日リズム（サー

カディアン・リズム）に逆らって、夜間に作業して、昼間に睡眠することに慣れると、体温は昼に低く、夜に高くなる。人の体温が一定に保たれている理由は、上昇させる機能と低下させる機能を有する恒温動物であって、人間には季節的な変化はないのである。

　教育現場において、体の具合が悪い子や、ケガをした子、とりわけ、頭痛や腹痛、気持ちが悪いなど身体不調を訴える子どもは、1週間のうちに塾の他にも、バレエ、ピアノ、習字、スケートと、いろいろ習い事をしている子が保健室を訪れる。その中で、塾が午後10時過ぎに終わる子、宿題が山のように出る子、子どもたちは毎日塾や習い事に追われて、本当に忙しい生活を送っている。その低体温傾向の原因は、生活の夜型化、朝食欠食、運動不足などの生活習慣の乱れやそれに伴って自律神経機能の低下をきたしている、また、筋肉量の少なさが挙げられている。授業中、居眠りをする子は登校直後からランドセルを背負ったまま眠り込んでしまうこともあって、体温を測定すると35℃台であったり、家族の帰宅も深夜になることもあるとされる。

　野井信吾は、ケガ、自己の事例と心配を予想させる"からだ"の機能では、体調不良を訴えてくる子どもの体温がことごとく低い時には、34℃台も示唆していた。

　我々は、日々変化する社会の環境下の中で、ストレスをコーピングしながら緊張緩和を図って、安定と調和を図りながら、課題を解決して、行動を調節して、適応行動をとってきた。しかしながら、適応がうまくいかず、安定した調和が崩れて、不適応な状態となっている児童・生徒や教師が、教育現場において、体調不良となっている事例が報告されている。

　2010年6月25日、国連子ども権利委員会において、日本政府に対して教育、余暇、および文化的活動（本条約28条、29条及び31条）に関する所見を公表し、70. 本委員会は、日本の学校制度が並外れてすぐれた学力を達成していることを認識しているものの、学校および大学の入学をめぐって競争する子どもの数が減少しているにも関わらず、過度な競争への不満が増加し続けていることに留意し、懸念する、としている。

学校教育法施行規則52条の規定に基づく学習指導要領改訂の基本的な考え方のポイント（7）では、豊かな心や健やかな体の育成のための充実、第三の、体力の向上など健やかな心身の育成についての指導の充実の中で、子どもたちの心身の調和的発達を図るためには、運動を通じて体力を養うとともに、望ましい食習慣など健康的な生活習慣を形成することが必要であると表している。

2．何となくクーラーの部屋では寒くて調子が悪い

　現在、多人数の集まる講義中に教室の（エァコン）温度調節の切り替えを希望する者が多くいる。体の体温を調節する機能が鈍くなっている者は、痩身の女性で、"皮膚は蒼白にして、寒い状態を全身で表わし"、実際に手足の冷えや、下腹部の冷え、震えを起こして我慢できない状態である。高齢の女性とは比較にならないほど増加している光景である。

　人体の発熱は筋肉と、心臓、肝臓から発せられている。循環する血液は熱を拡散させながら体温調節をして、激しい筋肉運動などで大量の熱が発生した場合は、皮膚の表層の小動脈が拡散させ、発汗を促して身体を冷やす。反対に体温が下がってくると、皮膚の血管は収縮して、汗はほとんど出なくなり、皮膚表面の立毛筋を立てて、熱の放散を防ぎ、心拍数は増加し、体を震わせて熱の産生を高めて適応をして、寒冷に対する一連の生理反応は一連の生理反応は「自律神経」の「交感神経」の副腎髄質からのアドレナリンの分泌亢進によって、体の調子を整えるために無意識的に働いている。人体の温度は健康な青年では腋下で測定した温度では35.9～36.7℃の間の範囲で1℃以上を超えることはなく1日の体温の変化は物質代謝に関係があり、生理活性を効率よくしている。なお、表1のごとく低体温の人は寒がりが多く、発汗が少ない。

表 1　体温の変化と、寒がりの人・発汗の少ない人

体温の変化（℃）	34.0〜35.4	35.5〜35.9	36.0〜36.4	36.5〜36.9	37.0℃以上
寒がりの人	37.3%	31.2%	23.0%	23.0%	25.0%
発汗が少ない	6.8%	14.5%	8.0%	3.3%	7.1%

2012年　日本の一般住民に対して平塚が調査　n＝1077

　表1によると、「寒がりの人」の最多は34〜35.4℃で37.3%、次いで35.5〜35.9℃で31.2、36.0〜36.4℃と36.5〜36.9℃は23.0%で同じ割合で低下して、37℃以上はわずかであるが25.0%と上昇している。

　しかしながら、現代社会は、"朝から体がだるい"、"肩こりがある"、"頭痛がある"、"腹筋や背筋が弱くなってすぐに座りたくなる"などの不快な肉体的疲労状態を訴え、精神的な活動も低下して"集中力と記憶力が劣っている"、"ちょっとしたことで落ち込んで、ひどい心配性で、強い不安感がある"、"達成するために、簡単すぎる目標を選ぶ"等の、こころの面にもトラブルを起こしている成人や若者の間に低体温との関係が現れていた。

　人体の酵素機能は正常の狭い範囲内の体温に依存していて、体温とパフォーマンスの酵素活性や化学反応を効率よく行い、パフォーマンスを効率よく行うことができると上田伸男が示唆している。表2では、今回の調査において、極めて低い35.5度より34.0℃の低体温の1990〜94年（24〜20歳）は12.2%で、1995〜2010年（19〜4歳）は5.7%であった。野井信吾によると体調不良を訴えてくる子供の体調はことごとく低い者が多いと現わしている。なお健康な人の理想的な体温は36.6℃であり、新陳代謝が活発で、健康で活動的で、ほとんど病気もしない状態を保つとされるが、体温の変化は男・女にも差が現われていた。

　表2において、35.5〜34.0℃の低体温の推移の最多は、1912〜39年出生で18.6%、次いで1942〜49年14.0%、1990〜94年12.2%、1960〜69年7.6%、1950〜59年7.0%、1980〜89年6.3%、1995〜2010年5.7%、最少は1970〜79年3.5%であった。

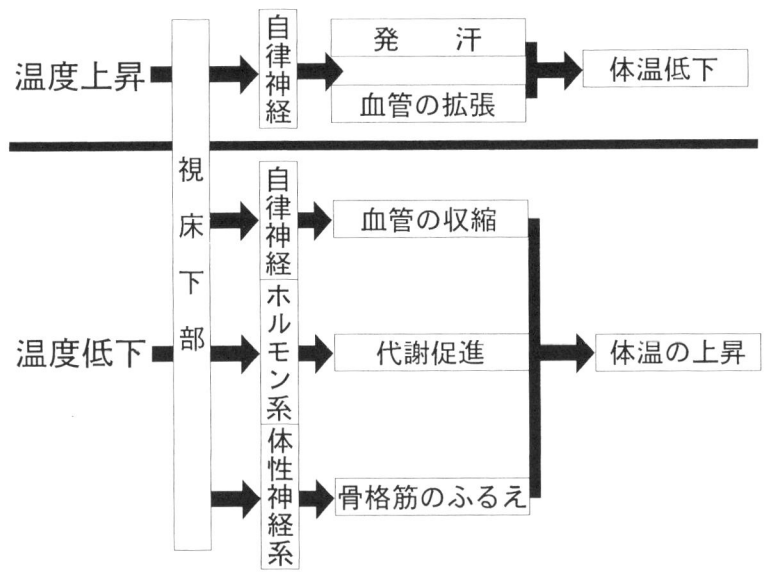

図1　体温調節の仕組み

表2　35.5度より34.0℃の低体温の出生年代推移

出生年代	1912～39	1942～49	1950～59	1960～69	1970～79	1980～89	1990～94	1995～2010
35.5～34.0℃	18.6%	14.0%	7.0%	7.6%	3.5%	6.3%	12.2%	5.7%

2012年　日本の一般住民に対して平塚が調査　n＝1077

　1990（平成2）年～94（平成6）年生まれ、1992年では不登校児童の生徒数が増大して、いじめ問題やドメスティック・バイオレンスの用語が定着。1993年には、山形県マット死事件、平成不況となり、1994年（平成6）年には子どもの権利条約が発効されて、中学生いじめ自殺事件が現われた時代背景がある。

　体温は、食事・筋作業・精神的興奮などでは熱生産が高まり、低体温では、肉体的疲労状態・飲酒後・睡眠中に起こりやすいと和田正男が表しているが、梶原哲郎は自律神経に乱れが生じると、体温調節がスムーズに行われないことがあることを表している。

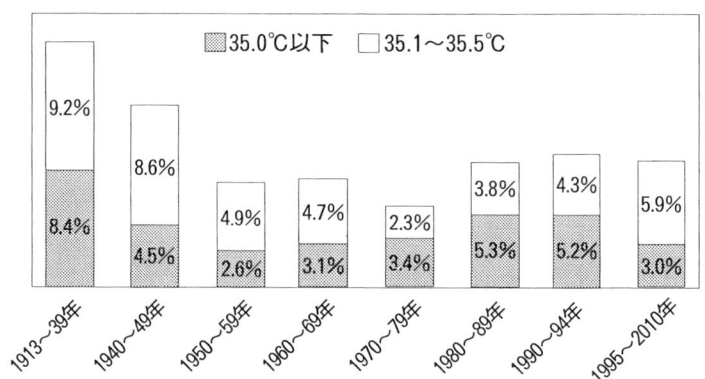

2012年　大阪府・京都府・滋賀県・岐阜県・長野県・新潟県・宮城県、九州地区の住民4,000人を対象に平塚が調査。
図2　低体温症を現す出生年代別推移（脇下体温）

3．脳内の紙経伝達物質の合成経路について

　神経伝達物質は、ドーパミン、ノルアドレナリン、セロトニンは、代表的な脳内物質であり、バランスのとれた状態であれば、人の心は安定した状態とされる。

　2500年前にネパール国境で釈迦は29歳の時に妻子を宮殿に残して6年の歳月をかけて、断食断眠、猛獣の恐怖に合う荒行のすえ、ぎりぎりのストレス負荷を釈迦自らに課し、坐禅を実施して、行が、もたらす心と体に与える影響を確信して「生きる力」脳内物質セロトニンを得られたとされる。そこで、ストレスには2種類あり、外部から加わるストレスで、肉体的な、精神的な苦痛でありノルアドレナリンを分泌させている。もう1つのストレスは自らの意志で加えるストレスで自分の欲望が自分にプレッシャーを加えて、ストレス状態となるドーパミンが分泌される。自分に何かをしたい、得たい、成就したいとする、目標や夢にむかう大脳皮質の前頭前野を活性化して意欲を立てるホルモンである。

　セロトニン神経は、覚醒とともに交感神経に働きかけて、血圧、呼吸を活

発に活動する。さらに、セロトニン神経は快の刺激であるドーパミン神経をコントロールしている。

しかし、セロトニン神経が弱まると、ドーパミン、アドレナリンをコントロールできない。

そこでノルアドレナリンが多く出すぎると、ストレスとなり、ドーパミンが出すぎると依存症となる。神経伝達物質はバランスのとれた状態が必要である。

Tryptophan
↓←tryptophan 5-hydroxylase 　　　　　　　合成反応を媒介する酵素
↓←aromatic amino acid decarboxylase
Serotonin

Tyrosine
↓←tyrosine hydroxylase
↓←aromatic amino acid decarboxylase
Dopamine
↓←dopamine-β-hydroxylase
Noradrenaline

ノルアドレナリン（Noradrenaline）は、不安、恐怖、意欲、闘争と関係があって、この刺激が入ると、脳幹の青斑核にあるノルアドレナリン神経からノルアドレナリンが分泌される。このとき、大脳の覚醒レベルが上がり、交感神経が興奮して、心拍数を増加させ脂肪からエネルギーを放出して筋肉をすばやく動かすようにする。

また、ノルアドレナリンの分泌が適度であれば、注意と集中の状態をつくる。過剰であれば、緊張しすぎて、状況に応じた力を発揮できない。少なすぎると、注意や緊張感のない、ぼんやりした状態になって、勉強や仕事に力

を発揮することはできない。しかしながら、怒りや不安、恐怖などの状態を長く引きずると、血圧や血糖値が高い状態が続き、免疫力が低下して、病気や鬱をひきおこす。なお、外からの刺激によるストレスでは、ストレスホルモン（副腎皮質ホルモン）が同時に分泌される。

　快の刺激では、中脳の副側被蓋野にドーパミン神経があり、快を感じているのは、ドーパミン（Dopamine）が出ている。ドーパミン神経は、快の回路であると同時に依存症の回路でもある。ドーパミン神経のコントロールに関わっているのが、セロトニン神経で、抑制をかけている。ドーパミンは本能的な快に関わるが、人間らしさを司る前頭前野の意欲や好奇心と関係している。報酬が大きく、これが繰り返されると、報酬回路が強化されて、ドーパミンが流れて、達成できたときの成果を期待するようになる。

　セロトニン神経は縫線核にあって、セロトニン（Serotonin）がノルアドレナリンとドーパミンに対してコントロールして、適度に分泌すると良い状態になり、多く出すぎると、暴走して、ノルアドレナリンは、ストレスを引き起こして、ドーパミンは依存症を引き起こし、少ないと、活力が失われて、うつ病となる。

　なお、セロトニン神経は、覚醒とともに交感神経に働き、血圧、呼吸を活発に活動して、セロトニン神経が弱るとドーパミン過剰となり、依存症を引き起こして、ノルアドレナリンをコントロールできないと興奮して、キレる。セロトニンの量が不足すると、食欲が増し、体温調節、血管や筋肉の調節、攻撃性の調節、運動など身体のさまざまな機能に関係する。

　今回の調査において、各階層別に現れる体温と兆候を見出し、対策と長期化の遅延予防効果を期待できると予想している。

4．体温の変化とストレス耐性の低い者・高い者の関係

　ストレスとは、社会が近代化・複雑化することによってもたらされた矛盾が、人々に生理的・心理的に与える負担であり、特に都市化のもたらした人

口の過密化やそれまでの村落共同体的なコミュニケーションの通用しない新たな人間関係のルール、そして騒音や大気汚染などは、この負担を一層大きなものとしたといえる。ストレッサーとなる生理的な刺激としては過重な運動や労働、空腹や飢餓、外傷や感染疾病や障害とされる。

体温との関係において、視床下部からの交感神経系のノルアドレナリンのストレス作用で、長い時間続いて、心や体を痛めて、ずっと怒りや恐怖を感じていると考えられる。

ストレス反応はホルモンを介して起こるとされる。われわれの身体は、体温や血圧、心拍数や、体内環境は一定に保たれているこれは恒常性の維持とされる。この、安定が保たれなくなった「体温が上がる」・「心拍数が増える」状態がストレスとされる。

ストレス反応には、自律神経系を介したストレス反応と、ホルモン系を介したストレス反応がある。

自律神経系を介したストレス	ホルモン系を介したストレス
視床下部	ストレスの原因となるストレッサーの感覚情報が大脳皮質で処理されると、扁桃体を経て視床下部に伝えられる。
自律神経系	視床下部からCRH（副腎皮質刺激ホルモン放出ホルモン）が血液中に分泌される。
心臓や血管に作用する	脳下垂体前葉ACTH（副腎皮質刺激ホルモン）が分泌されて、血液中を流れて副腎皮質に入る。
	副腎皮質で、（グルココルチコイド）ホルモンを放出する。
	（グルココルチコイド）は、肝臓や筋肉に作用して血液中に糖が増加する。

5．体温の変化と寒さを感じる関係

　気温は昼夜、季節で変化するのにもかかわらず、体温は一定の範囲に保たれている。外界が寒い時には、体内で熱を産生して、暑い時には体内の熱を外に逃がす体温調節方法は、自律神経系の発汗と血管の拡張による体温低下にむける。

　体温が下がってくると、皮膚の血管は収縮して、汗はほとんど出なくなり、皮膚表面の立毛筋を立てて、熱の放散を防ぎ、心拍数は増加し、体を震わせて熱の産生を高めて適応をして、寒冷に対する一連の生理反応は「自律神経」の「交感神経」の副腎髄質からのアドレナリンの分泌亢進によって、体の調子を整えるために無意識的に働いている。血管の収縮、ホルモン系では代謝促進と体制神経系による骨格筋のふるえによって体温を上昇させている。

　人体の温度は健康な青年では腋下で測定した温度では35.9〜36.7℃の間の範囲で1℃以上を超えることはなく1日の体温の変化は物質代謝に関係があり、生理活性を効率よくしている。

5－1　体温変化と寒さを感じる関係

　「寒くない」と「寒がりである」とした関係において、「寒がりである」者の最多は、34.0〜35.4℃の37.9％で、次いで35.5〜35.9℃の30.5％、37.0℃以上の25.0％の順で、最少は、36.0〜36.4℃と36.5〜36.9℃の23.0％であった。体温調節中枢は、環境温度が低下している場合に脊髄後角から視索前野・前視床下部に素早く伝えられることで、体の深部温が低下してしまう前に骨格筋が震えて熱を作るように体が反応している。

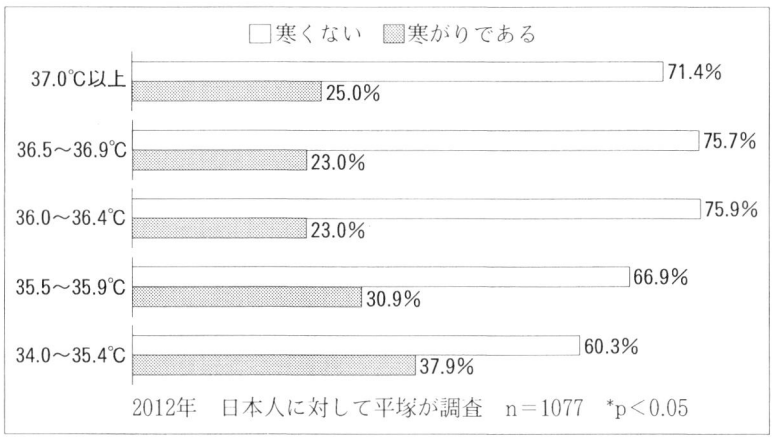

図3　体温変化と寒さを感じる関係

5－2 高血圧症保有者の体温とBMI（Body Mass Index）：体格指数の関係

　米国カルフォルニア州での調査によると7つの健康習慣として、①たばこは吸わない、②定期的に運動をする、③飲酒は適度かしない、④1日7～8時間の睡眠、⑤適正体重を保つ、⑥朝食を食べる、⑦間食をしないとする。「7つの生活習慣」の実施習慣の実施数が多い者ほど、疾病罹患リスクが低く、かつ寿命も長いという報告がある。また、平成8年公衆衛生審議会は生活習慣病とは、食生活、運動習慣、喫煙、飲酒、休養の生活習慣が、発症・進展に関与する疾患群と定義していて。なお生活習慣病が原因で医療機関を受診した総患者のうち高血圧性疾患は797万人にのぼるとされ、高血圧症の90％以上が食生活を中心とした生活習慣の乱れがあり、平成21年度国民医療費によると、1兆6,720億円とされる。

　なお健康に生きてゆくためには、体内で生化学的諸反応が一定に行われる必要がある。

　体温変化と高血圧の関係において、最多は、35.5～35.9℃で、次いで34～35.5℃、36.0～36.4℃、36.5～36.9℃の順で、最少は37.0℃以上であった。その熱は、食物の異化によって生産され、筋肉や腺（特に肝臓）は、最も活発な組織であり、食生活、運動習慣が重要である。

　35.8℃以下のBMIと高血圧保有の最多はBMI26.4～35.1（40.0％）、次いでBMI24.21～26.38（22.7％）、BMI19.8～24.2（20.8％）の順で、最小はBMI13.79以下（6.9％）であった。

　35.9～36.7℃のBMIと高血圧保有の最多はBMI24.21～26.38（22.2％）、次いでBMI26.4～35.1（17.9％）、BMI19.8～24.2（7.4％）の順で、最小はBMI13.79以下（4％）であった。

　36.8～37.6℃のBMIと高血圧保有の最多はBMI24.21～26.38（50.0％）、次いで、BMI26.4～35.1（20.0％）、BMI19.8～24.2（7％）順で、最小はBMI13.79以下（0％）であった。

　低体温の35.8℃以下の高血圧保有は、BMIの値が13.79より26.4にかけて上昇していった。

体温低下傾向のある日本の若年層 23

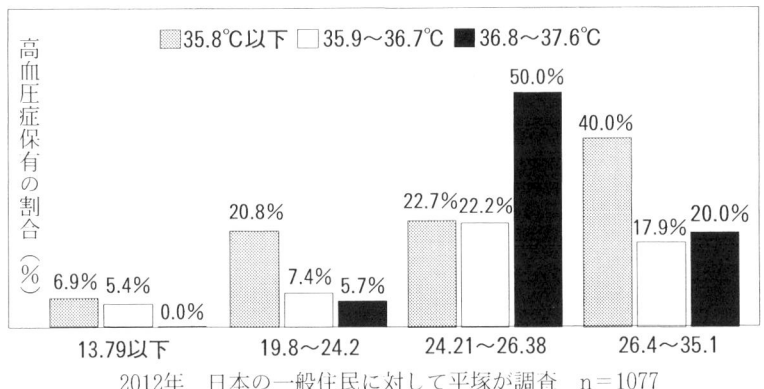

図4　高血圧症保有の体温とBMI（Body Mass Index）：肥満、体格指数の関係

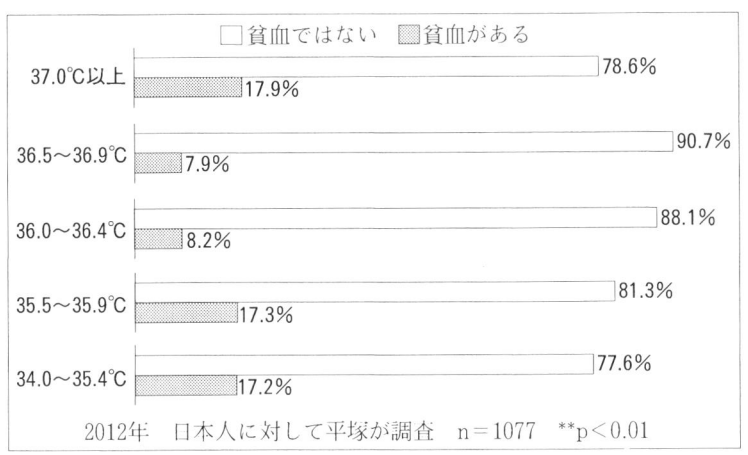

図5　体温と貧血の関係

5－3　体温の変化とストレス耐性の高い者

　体温の変化と、ストレス耐性の高い者・低い者と、体温の関係において「ストレス耐性が低く、心配性で不安感がある」者の最も多い者は35.9～36.7℃で、次いで35.8℃以下のもので、最少は36.8℃以上であった。一方、ストレス耐性の高い者の最多は35.9～36.7℃で、次いで35.8℃以下で、最少は36.8℃以上であった。"ストレス耐性が低く心配性で不安感がある"者の35.8℃以下の者20.0%は"耐性の高い"者の35.8℃以下の者14.2%よりも高い値であった。

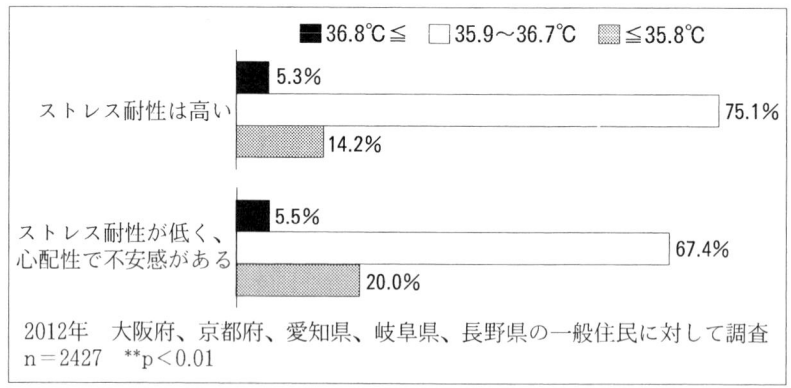

図6　ストレス耐性の低く心配性で不安感がある者と体温の変化

5−4 便秘がある者と体温の変化

　健康的な便は、半練り状態である。しかしながら水分が不足すると便秘になりやすい。神経質な性格の人や便秘気味の人はウサギの便のような固く豆状便である。

　便秘がある者の最多は、35.0〜35.4℃の35.1%で、次いで35.5〜35.9℃、36.0〜36.4℃、37.0℃の順で、最少は36.5〜36.9℃の順であった。

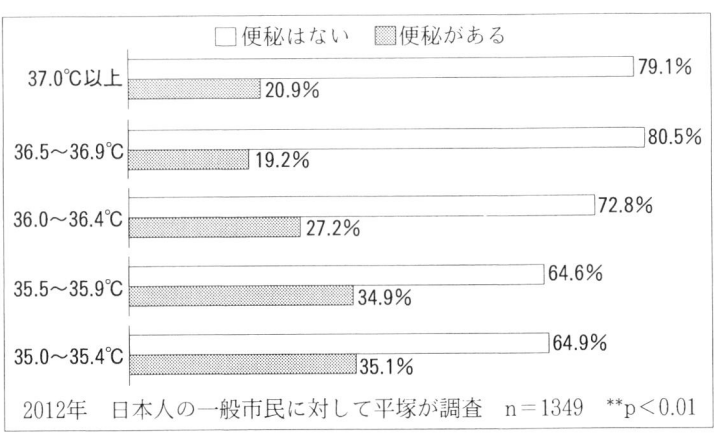

図7　便秘がある者と体温の変化

6. 達成するために簡単すぎる目標を選ぶ者と体温の変化

　目標を設定して、それに向かって努力する。その結果あるものを得て達成感、満足感を得る。そしてさらに次の目標を立てて、努力するドーパミン神経である。

　しかし、自分に甘い人は目標も甘くなり、厳しすぎる人は達成できそうもないハードな目標を掲げてしまう。簡単な目標を立てればすぐに達成できてしまうのでモチベーションが上がらず、逆に難しすぎると、不可能だと思い込んで、集中力が上がらない心理状態になってしまう。数値としては10％増し、達成確率なら60％程度を目標にした時に、やる気が最も高まるので、日々の自分のスキルアップのために、自分がいま、何を目標としてやっているのかを目標を常に意識していることが、集中状態に入ることができるとされる。

6-1　達成するために簡単すぎる目標を選ぶ者と体温

　達成するために簡単すぎる目標を選ぶ者、簡単すぎる目標を選ばない者と体温の関係において、達成するために簡単すぎる目標を選ぶ者は≦35.8℃で、次いで35.9～36.7℃、最少は36.8℃≦であった。一方、簡単な目標を選ばない者の最多は36.8℃≦で、次いで35.9～36.7℃、最少は≦35.8℃であった。

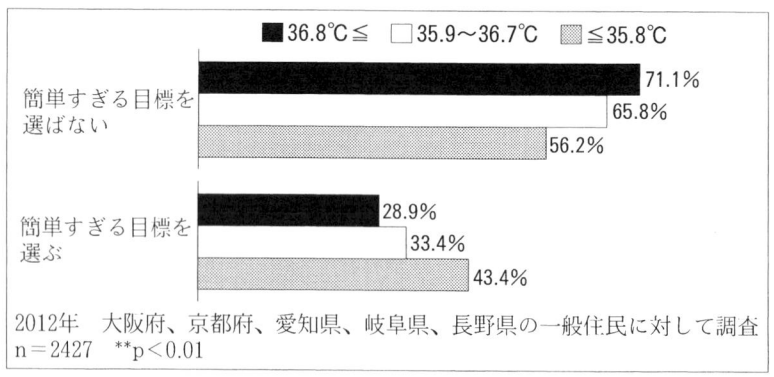

図8　達成するために簡単すぎる目標を選ぶ者と体温

6-2 達成するために、難しすぎる目標を選ぶ者と体温

　達成するために、難しすぎる目標を選ぶ者、難しすぎる目標を選ばない者と体温の関係において、達成するために、難しすぎる目標を選ぶ者の最多は36.8℃≦で、次いで35.9～36.7℃、最少は≦35.8℃であった。一方、難しすぎる目標を選ばない者の最多は≦35.8℃で、次いで35.9～36.7℃、最少は36.8℃≦であった。

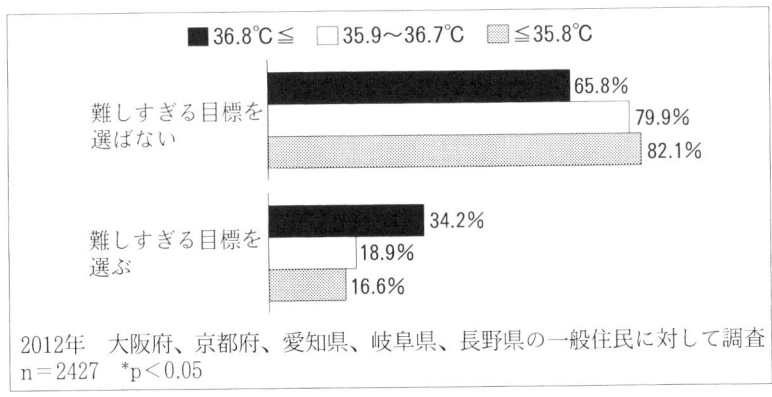

図9　達成するために難しすぎる目標を選ぶ者と体温

6-3 体温とだるくて疲れやすい関係

慢性疲労症候群のひとは、セロトニンの減少が原因とされ、最初に疲れを感じる中心は、情動や意欲の部分だとされている。この部分は、新しい学習、計画、創造、意欲の部分の活動低下と関連している。

だるくて疲れやすい者・疲れない者と体温の関係において、だるくて疲れやすい者の最多は≦35.8℃で、次いで35.9～36.7℃、最少は36.8℃≦であった。一方、疲れない者の最多は36.8℃≦で、次いで35.9～36.7℃、最少は≦35.8℃であった。

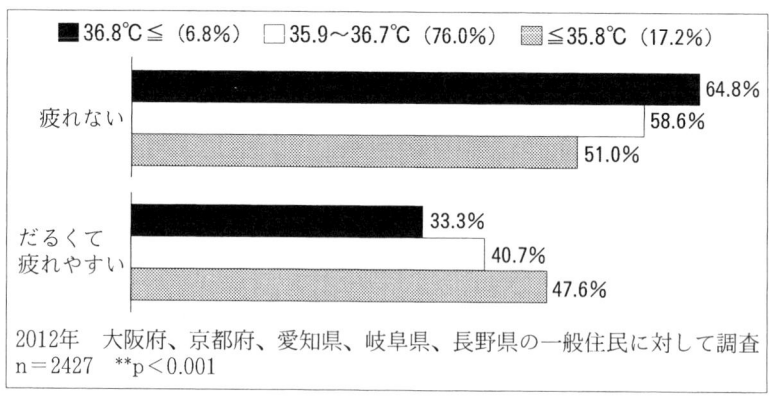

図10　だるくて疲れやすい者と体温

7．体温と集中力と記憶力の関係

「学級崩壊」は1998（平成10）年に現われている。現在の現場教育（小学校2年生）において、年齢の1.5倍の授業時間を保つことがないほど集中力がなく、騒然とした中で、文字が書けないほどの記銘力、記憶力が低下していて、さらに教師が昼食のアレルギー体質の児童の対応に苦慮している教育現場が大都市圏にある。1クラス30人学級で10人程度は落ち着いて着席している現状の学校では、教師も児童もストレスフルの状態である。集中力にまつわる

脳内の神経活動には、神経伝達物質である、アドレナリン、ノルアドレナリン、ドーパミンの「カテコールアミン」が必要であり、このカテコールアミンは、睡眠時に合成され、蓄積され、活動時に使われる。集中力が切れた状態はカテコールアミンが底をついた状態とされる。

7－1　体温と集中力と記憶力の関係

ノルアドレナリンの分泌が適度であれば注意と集中の状態をつくるが、逆にノルアドレナリンが少なすぎると、注意や緊張感のない、ぼんやりした状態になってこの状態では、勉強や仕事に力を発揮することはできない。

集中力と記憶力の劣っている者・劣っていない者と体温の関係において、集中力と記憶力の劣っている者の最多は≦35.8℃で、次いで35.9～36.7℃、最少は36.8℃≦であった。一方、記憶力と記憶力の良い者の最多は36.8℃≦で、次いで35.9～36.7℃、最少は≦35.8℃であった。

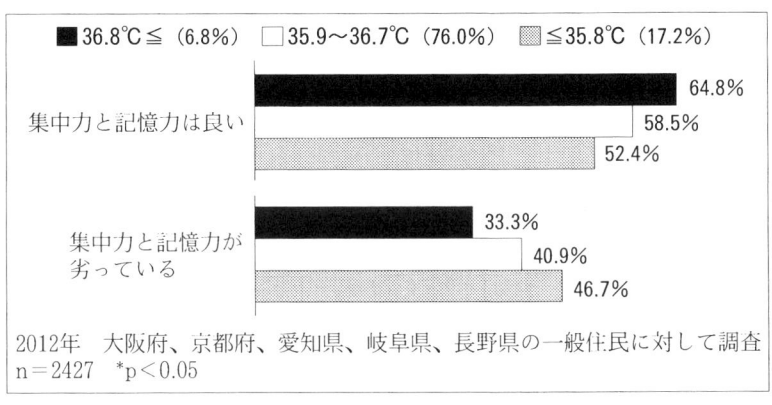

図11　集中力と記憶力が劣っている者と体温

7－2　アレルギーの原因はストレスであると訴えている者と集中力と記憶力が劣っている関係

アレルギーの原因はストレスであると訴える者と、集中力と記憶力が劣っ

ている関係において、集中力と記憶力の劣っている者のうちアレルギーの原因はストレスであると訴えている者の43.3%は、ストレスのない者の26%よりも多く、集中力の劣っていない者では逆にストレスのない者の69.8%はアレルギーの原因はストレスである者の55.8%よりも多かった。

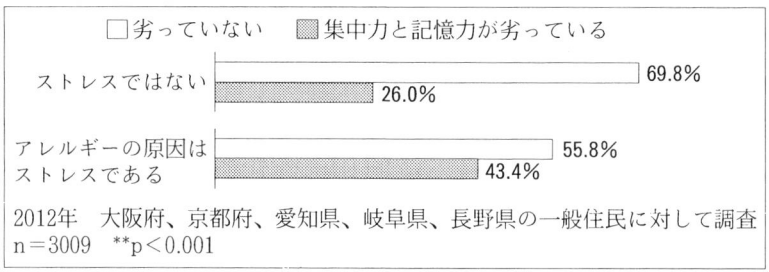

図12　アレルギーの原因はストレスである者と集中力と記憶力が劣っている関係

8．だるくて疲れやすいと集中力と記憶力が劣っている関係の出生年代推移

近年「疲れていて、休んでも疲れが取れない」人が2004年の文部科学省の研究において、15歳から60歳の回答者の6割が今疲れていると答えている。

渡辺恭良は、「体のだるさ」や「集中力の低下」としての症状はグルタミン酸やGABA（γ-アミノ酪酸）などの神経間の情報を伝える神経伝達物質の生合成を低下させて現われると示唆している。

「だるくて疲れやすい」・「だるくなく疲れない」と「集中力と記憶力が劣っている」関係において、「集中力と記憶力が劣っている」者の割合で、「だるくて疲れやすい」者は1913～39年（75歳以上）生まれは77%であり、1940～49年（65歳以上）69.8%、1950～59年（55歳以上）74.8%、1960～69年（45歳以上）61.7%と低下をたどり、その後1970～79年（35歳以上）50.2%、1980～89年（25歳以上）52.6%、1990～94年（20歳以上）51.4%、1995～2010年（19歳

以下）45.4％と低下していた。一方で、「だるくなく疲れない」者は1913～39年（75歳以上）生まれは40.1％であり、1940～49年（65歳以上）40.5％、1950～59年（55歳以上）36.2％、1960～69年（45歳以上）31.3％、1970～79年（35歳以上）20.1％、1980～89年（25歳以上）12.8％、1990～94年（20歳以上）16.4％、1995～2010年（19歳以下）19.5％と減少した。「だるくて疲れやすい」・「だるくなく疲れない」者と「集中力と記憶力が劣っている」者の出生年代において有意な差「p<0.001」が認められた。

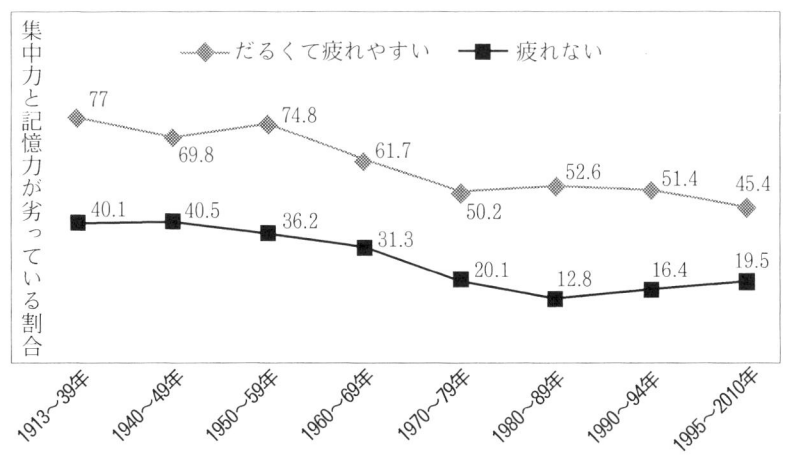

2012年　日本人の一般市民に対して平塚が調査　n＝4454　**p＜0.001

図13　だるくて疲れやすいと集中力と記憶力が劣っている関係の出生年代別推移

9．体温と日常生活について

　家の中で一人でゆっくりしていればストレスがないように思えるかもしれない。しかし、まったく刺激もなく身体的ストレスもないことが、かえってストレスになってしまうので、外に出て適度なストレスを求めたほうがよく、ドーパミン的な幸せ、セロトニン的幸せは、上手く働いていれば、快や喜び、こころの平穏をもたらす。

「切り替え脳」や「共感脳」はセロトニン神経が働いている。ノルアドレナリンの活性が適度であれば「仕事脳」が上がる。

"家事中心である者"・"職業のある者"・"その他"と体温との関係において、"職業のある者"の最多は35.9～36.7℃で、次いで36.8℃≦、最少は≦35.8℃であった。"家事中心である者"の最多は、≦35.8℃で、次いで35.9～36.7℃、最少は36.8℃≦であった。"その他の者"の最多は、36.8℃≦で、次いで≦35.8℃、最少は35.9～36.7℃であった。

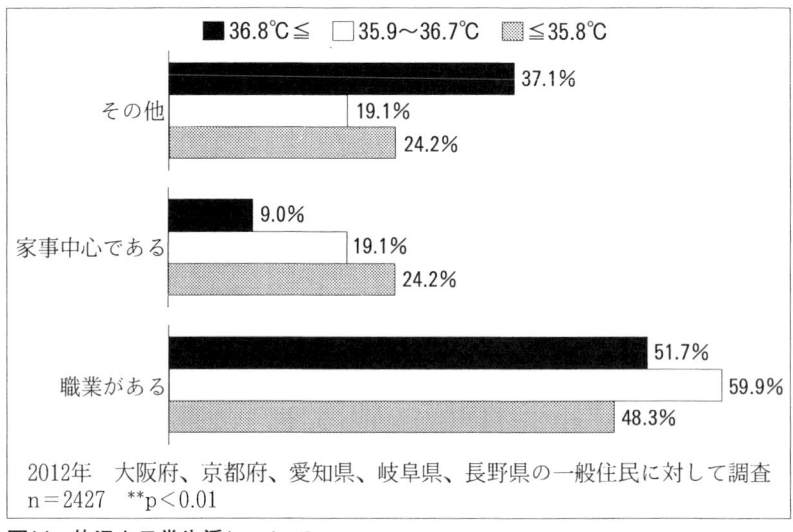

図14　体温と日常生活について

10. 体温と筋力が落ちている

ドーパミン神経は、集中力ややる気等の精神機能を高めて、運動機能に関係しているが、不足すると、物事の関心が薄らぎ、精神機能の低下、運動機能の低下となる。

1回当たりの運動の時間が短すぎると有酸素運動にならないし、長すぎる

と疲労を蓄積してしまう。有酸素運動としての効果は、少なくとも運動を始めて20分は糖質（炭水化物）がエネルギー供給源であり、20分以降は脂質が主要なエネルギー供給源となる。運動の疲労の蓄積を起こさないためには個人の体力によっても異なるが、長くて90分以内、標準的な時間として60分以内を推奨している。

10-1　筋力が落ちている者と低体温の関係

運動機能の低下のある者と運動機能の低下のない者と体温の関係において、筋力の低下がある者での最多は、35.5～35.9℃で、次いで34.0～35.4℃、36.4～36.0℃、36.5～36.9℃の順で、最少は、37.0℃以上であった。筋力の落ちていない者の最多は、37.0℃以上の71.4%で、次いで36.5～36.9℃の64.2%、36.4～36.0℃の57.2%、34.0～35.4℃の54.2%の順で、最少は35.5～35.9℃の48.6%であった。

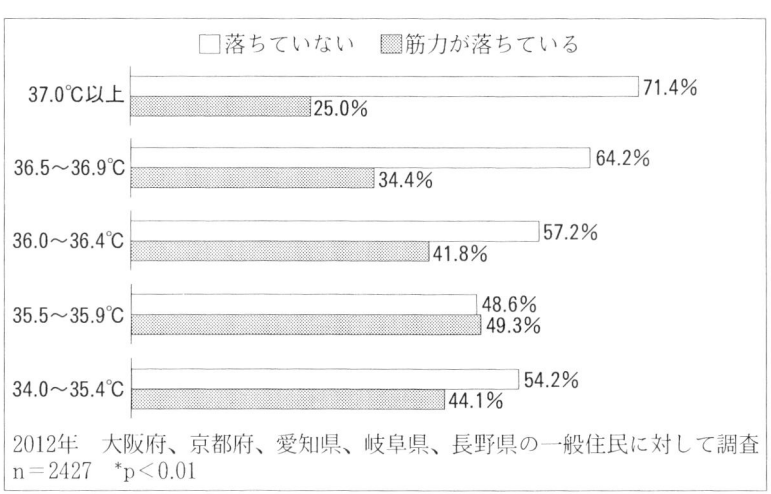

図15　筋力が落ちている者と低体温

10-2 体温と腹筋や背筋の強い弱い関係

腹筋や背筋が弱くなって、すぐに座りたくなる者、腹筋や背筋は弱くない者と体温の関係において、腹筋や背筋が弱くなって、すぐに座りたくなる者の最多は≦35.8℃で、次いで35.9～36.7℃、最少は36.8℃≦であった。一方、腹筋や背筋は弱くない者の最多は36.8℃≦で、次いで35.9～36.7℃、最少は≦35.8℃であった。

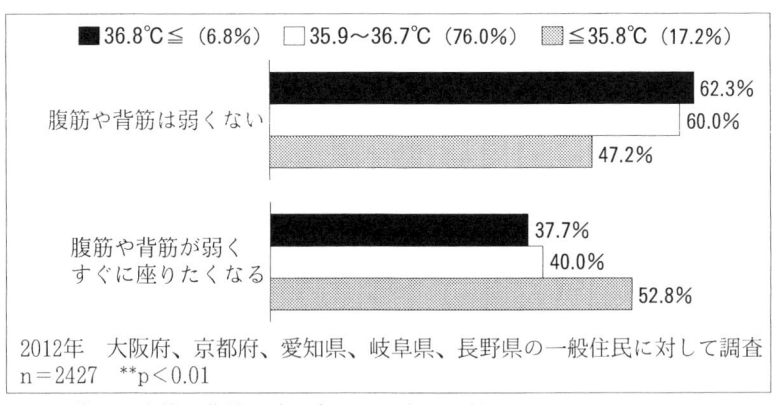

図16 体温と腹筋や背筋の強い者・弱い者の関係

11. 体温と頭痛の有無の関係

緊張型頭痛は日本人の約22%が悩まされている。原因は姿勢の悪さや枕があっていないことによる肉体的ストレス、目の疲れ、うつ状態の精神的なストレスが要因であり、今回の頭痛は、後頭部と肩の筋肉は有意の差があったので、肩こりに伴って緊張型頭痛として現れている。この原因は、肉体的、精神的なストレス、うつむき姿勢である。緊張型頭痛は、ストレッチなどで体を動かしたり、マッサージをしたり、入浴したりすると、症状が改善できる。精神的ストレスを溜めない様に、運動したり、音楽を聴いたりと、自分にあったストレス解消法を見つけることが大切であることを鈴木則宏らが著

している。

11－1　頭痛がある者と体温

頭痛ある者、頭痛のない者と体温の関係において、頭痛のある者の最多は≦35.8℃で、次いで36.8℃≦、最少は35.9～36.7℃であった。一方、頭痛のない者の最多は35.9～36.7℃で、次いで36.8℃≦、最少は≦35.8℃であった。

```
■36.8℃≦ （6.8%）　□35.9～36.7℃ （76.0%）　▨≦35.8℃ （17.2%）
```

頭痛はない
　　■ 68.5%
　　□ 74.8%
　　▨ 64.6%

頭痛がある
　　■ 29.7%
　　□ 24.6%
　　▨ 33.3%

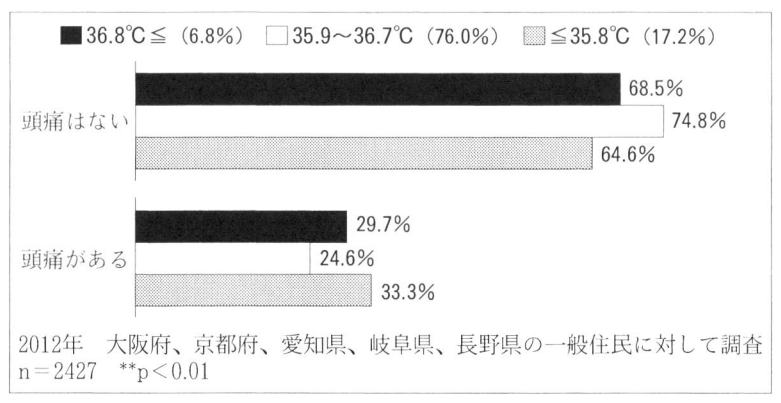

2012年　大阪府、京都府、愛知県、岐阜県、長野県の一般住民に対して調査
n＝2427　**p＜0.01

図17　体温と頭痛の有無の関係

11-2 体温と肩こりの有無の関係

肩こりがある者、肩こりのない者と体温の関係において、肩こりがする者の最多は≦35.8℃で、次いで35.9～36.7℃、最少は36.8≦であった。一方肩こりのない者の最多は36.8≦で、次いで35.9～36.7℃、最少は≦35.8℃であった。

■ 36.8℃≦（6.8%）　□ 35.9～36.7℃（76.0%）　▨ ≦35.8℃（17.2%）

肩こりはない
- 52.1%
- 48.8%
- 40.9%

肩こりがする
- 46.1%
- 50.7%
- 57.9%

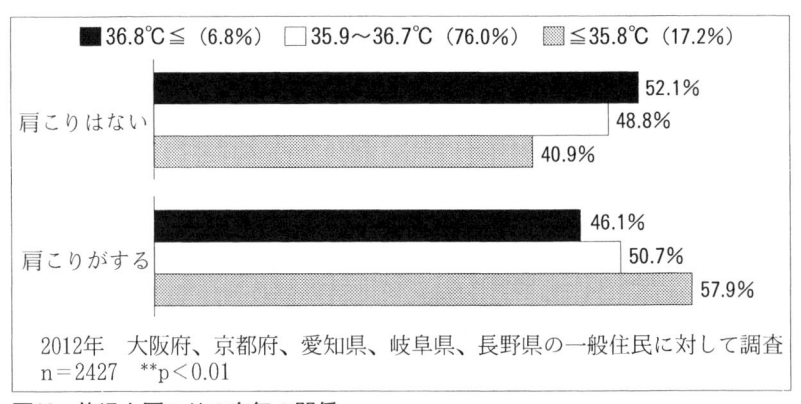

2012年　大阪府、京都府、愛知県、岐阜県、長野県の一般住民に対して調査
n＝2427　**p＜0.01

図18　体温と肩こりの有無の関係

11-3 頭痛と肩こりの関係の出生年代推移

頭痛と肩こりの出生年代との関係において、頭痛のある者は1912～39年生まれ（102～75歳）の肩こりの割合は66.7%で、1942～49年（65歳以上）は最多の82.4%で、次いで1950～59年（55歳以上）80.5%、1960～69年（45歳以上）76%、1970～79年（35歳以上）70.2%、1980～89年（25歳以上）68.4%、1990～94年（20歳以上）56.0%と低下を示し、1995～2010年（19歳以下）71.4%と再び増加した。

1912～39年生まれ（102～75歳）の肩こりの割合は36.8%で、1942～49年（65歳以上）は40.1%で、次いで1950～59年（55歳以上）44.6%、1960～69年（45歳以上）51.4%、と増加して、その後1970～79年（35歳以上）45%、1980～89年（25歳以上）39.5%、1990～94年（20歳以上）31.1%と低下を示し、1995～2010

体温低下傾向のある日本の若年層　37

年（19歳以下）10.0%と低下の傾向を示めした。頭痛のある者・頭痛のない者と肩こりの関係において、$p<0.001$と有意な差があった。

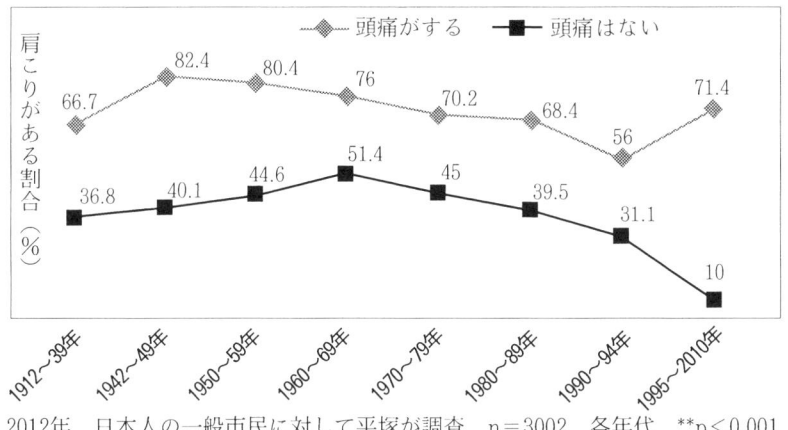

[グラフ：頭痛と肩こりの関係の出生年代別推移]

頭痛がする：66.7、82.4、80.4、76、70.2、68.4、56、71.4
頭痛はない：36.8、40.1、44.6、51.4、45、39.5、31.1、10

縦軸：肩こりがある割合（%）
横軸：1912〜39年、1942〜49年、1950〜59年、1960〜69年、1970〜79年、1980〜89年、1990〜94年、1995〜2010年

2012年　日本人の一般市民に対して平塚が調査　n＝3002　各年代　**$p<0.001$

図19　頭痛と肩こりの関係の出生年代別推移

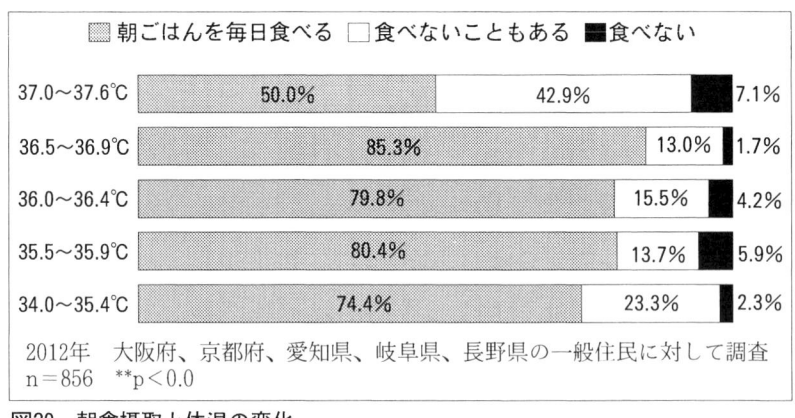

12. 朝食摂取と体温の変化

　朝食摂取と体温の関係において、朝ごはんを毎日食べる者の最多は36.5～36.9℃の85.3％で、次いで35.5℃の80.4％、36.0～36.9℃の79.8％の順で、最少は34.5～35.5℃の74.4％であった。

　食べないと、食べないこともある者の最多は37.0～37.6℃の50％で、次いで34.5～35.5℃の25.6％、36.0～36.4℃の19.7％、35.5～35.9℃の19.6％の順で、最少は36.5～36.9℃の13.8％であった。

体温	朝ごはんを毎日食べる	食べないこともある	食べない
37.0～37.6℃	50.0%	42.9%	7.1%
36.5～36.9℃	85.3%	13.0%	1.7%
36.0～36.4℃	79.8%	15.5%	4.2%
35.5～35.9℃	80.4%	13.7%	5.9%
34.0～35.4℃	74.4%	23.3%	2.3%

2012年　大阪府、京都府、愛知県、岐阜県、長野県の一般住民に対して調査
n＝856　**p＜0.0

図20　朝食摂取と体温の変化

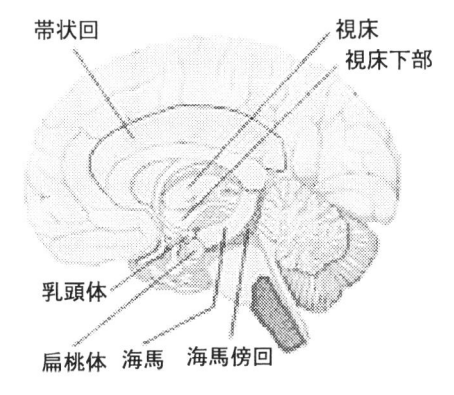

図21

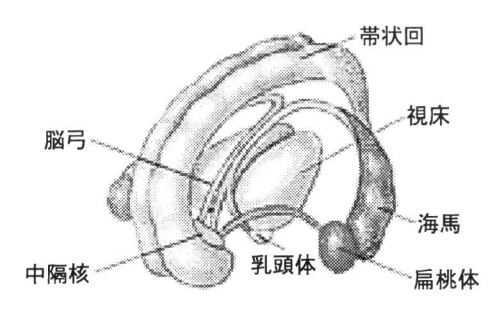

図22 大脳辺縁系の脳部位と位置

13.「手続き記憶」「海馬」はなくても覚えられる

　「手続き記憶」（体の動かし方に関する記憶、技の記憶）で中心的な役割をはたしているのは、海馬だけではなくて脳のずっと奥にある「大脳基底核（だいのうきていかく）」と、後ろ側の下のほうについている「小脳（しょうのう）」である。

　「大脳基底核」は脳が体の筋肉を動かしたり止めたりするときに、「小脳」は筋肉の動きを細かく調整してスムーズに動くために働く。

　私たちが一生懸命に身体を動かし、何度も失敗をくりかえしながら練習するうちに、「大脳基底核」と「小脳」のニュートロンネットワークが正しい動きを学び、記憶していく。

参考文献

Catherine Parker Anthony、嶋井和世訳、Anatomy and Physiology、廣川書店、1980年2月
本川弘一、和田正男、生理学講義上巻、南山堂、1970年10月
中島綾子、子どもの体と心　白書2011、ブックハウス・エイチディ、2011年12月
野井信吾、子どものケガをとことんからだで考える、旬報社、2009年12月
和田正男、南山堂、1970年10月　梶原哲郎、美しい人体図鑑、笠倉出版、2013年7月
吉川武彦、精神保健マニュアル、南山堂、2003年4月
有田秀穂、心も脳も元気になるストレス生理術、ワック株式会社、2011年6月
梶原哲郎、美しい人体図鑑、笠倉出版社、2013年7月
吉川武彦、精神保健マニュアル、南山堂、2003年、4月
渡辺恭良、Newton別冊、慢性疲労から最新がん治療まで、体のしくみと病気、株式会社ニュートンプレス、2012年5月
上田伸男、動く、食べる、休むScience、―健康づくりの生理学―、アイ・ケイコーポレーション、2009年3月
鈴木則宏・間中信也、Newton別冊、体のしくみと病気、2012年5月

社会の変化が日本・中華人民共和国(天津市)・スウェーデン人に与えた影響

平塚儒子

1. 若年者のモラトリアム状態と自己効力感の変化

　生まれながらにして自分の職業や結婚相手が決まっていた前近代的社会とは異なっている現在、社会で生きる若者は、自らの判断で、どのように生きるかを、職業や結婚相手を決めなければならない。一方、人は孤立して、「引きこもり」に陥ると、自尊感情をぼろぼろにして、自分を責め続けた結果、生きることへのエネルギーを枯渇させて、生きることへの意欲も消失させて、モラトリアム状態に陥っている。社会が流動化している現在は、現代人の職業や結婚・家族、政治観にアイデンティティを確立することには難しくなってきている。日本人のいまを生きる「モラトリアム」状態は約30％になっている。エリクソンは、経済成長時代の申し子で「アイデンティティ」を確立できないままの保留状態を「モラトリアム」と名付けた。青年期以降は、自分自身を自立させて、肯定的に受け入れ、他者に関心を向けて、結婚し、より良い社会づくりが必要であるが、国立社会保障・人口問題研究所の平成22年の、我が国の独身層の結婚観と家族間の調査による、結婚観について、未婚者の生涯の結婚意志について、「一生結婚するつもりはない」者と「不祥」者についは、表1において「結婚する意志を持つ未婚者」は男性86.3％、女性89.4％であり、「一生結婚するつもりはない者」は、男性9.4％、女性6.8％となっている。なお、態度「不祥」者では、男性では4.3％、女性は3.8％である。結婚しない者は、13.7％で、女性は10.6％となっている。少子化の歯止めの要因としてのは、結婚意欲については、男性では、自営業等、正

規雇用で高く、パート・アルバイト、無職・家事などはかえって、低い傾向が見られる。女性の結婚への利点を考えている者は62.4%である。

表1　未婚者の生涯の結婚意志（総体18～34歳）

	生涯の結婚意志	1987年	1992年	1997年	2002年	2005年	2010年
男性	いずれ結婚するつもり	91.8%	90.0%	85.9%	87.0%	87.0%	86.3%
	一生結婚するつもりはない	4.5%	4.9%	6.3%	5.4%	7.1%	9.4%
	不祥	3.7%	5.1%	7.8%	7.7%	5.9%	4.3%
女性	いずれ結婚するつもり	92.9%	90.2%	89.1%	88.3%	90.0%	89.4%
	一生結婚するつもりはない	4.6%	5.2%	4.9%	5.0%	5.6%	6.8%
	不祥	2.5%	4.6%	6.0%	6.7%	4.3%	3.8%

国立社会保障・人口問題研究所　平成22年　我が国独身層の結婚観と家族観の調査より作成

つぎに、教育観と追い詰められて自己決定を回避する若者について述べると、大企業や公務員（教員を含む）でも、結婚後は基本的に男性の収入に頼って生活するという性別役割分業の慣行は変化してない状況である。

一方、若年の男性の20～24歳の非正規雇用36%、25～29歳の非正規雇用18.6%の中で、女性の20～24歳の非正規雇用43.2%%、25～29歳の非正規雇用37.7%の中30歳以降の年齢では非正規雇用者が5割となっている。なお、大学・大学院卒では男性の12.9%が非正規職員であり、女性は36.4%が非正規職員であった。女性の非正規職員は高卒で65.8%、短大・高専・専門学校では53.5%であった。高学歴ほど正規雇用率は高い。しかしながら女性は今も専業主婦を望んでいる。

表2　2013年の正規雇用と非正規雇用の男女比

2013年	（男）正規雇用	非正規雇用	（女）正規雇用	非正規雇用
20～24歳	68.9%	36.1%	56.8%	43.2%
25～29歳	81.2%	18.6%	62.3%	37.7%
30～34歳	87.4%	12.6%	54.2%	45.8%
35～39歳	90.1%	9.9%	46.1%	53.9%
40～44歳	91.1%	8.9%	40.3%	59.7%
45～49歳	92.3%	7.9%	38.7%	61.3%
50～54歳	92.0%	9.0%	38.5%	61.5%
55～59歳	86.1%	13.9%	38.4%	61.6%

　現在の社会のなかで、苦しみや危機に直面して、それを乗り切り、人間的成長や開発に自ら導くことができるためには、親や学校、地域社会が、この問題とどう取り組むのかは現職の教員時代からの課題であった。

　そこで、国連子ども委員会は日本政府に対して、『就学年齢にある子どもの間の「いじめ」、「精神障害」、「不登校・登校拒否」、「中退」、「自殺」を懸念する』と示唆してきた。

　教育の基本は友達を作り、人間関係が深まっていくことが学びの基本であるはずである。しかしながら、子どもを取り巻く環境の特徴は、核家族や少子化、格差問題の進展に伴う地域社会での対人交流の減少傾向があって、その上、知識偏重の学歴社会があって、親は過保護で過干渉、あるいは放任など歪んだ養育態度などは、人間関係が病んでいくと考えられる。

　地域社会でも、少子高齢化は子どもたちの対人交流の減少傾向をきたして、歯止めがきかない状態にある。こどもの人間関係の量や質が希薄になって、人間関係の訓練の不十分さを招いて、思いやりや、協調性を育くむこと、そして対人交流を通して満足感を得ることの機会が減少している。

　未来のある若年者に、情緒的、社会文化的影響を与えられない家庭環境は、創造力を生み育てる能力の低下が考えられる。さらに日々変わる物質的な豊

かさや効率化を追求しすぎて人間関係に軋みが生じる。物質的な豊かさは、短絡的な問題解決の手段を取っていることについて、山本雅美が示唆している。

国連子ども委員会2010年5月25日の、日本政府に対しての勧告において、『男性及び女性の双方において、仕事と家庭の適切なバランスを助長すること、親子関係を強化すること、及び、子どもの権利に関する意識の向上を含む、家庭を援助し強化するための措置を導入することを勧告』している。

『日本の学校制度が並はずれて優れた学力を達成していることを認識しているものの、学校及び、大学の入学をめぐって競争する子どもの数が減少しているにもかかわらず、過度な競争への不満が増加している。高度に競争主義的な学校環境が、就学年齢にある子どもの間の「いじめ」、「精神障害」、「不登校・登校拒否」、「中退」、「自殺」を懸念する』と示唆している。さらに、大学を含む学校システム全体を見直すことが勧告されている。

精神的健康度に対して、『驚くべき数の子どもが情緒的幸福度の低さを訴えていることを示すデータ、並びにその決定要因が子どもと親および子どもと教師との間の貧困さにあることを示すデータに留意する』と表している。

不登校の発症例の多くは、「ストレス」を自分で処理できない状態で、「自己効力感」が自覚できない状態であって、ストレス兆候を対処して、回避することができず、「イライラ」から攻撃性を増して、「キレ」やすくなり、「嫌なことから逃げる」行為に至り、「脳疲労」を引き起こして、「不登校」や「いじめ」・「無気力」・「慢性疲労」や「心身のだるさ」を引き起こしている。

人間関係の発達は、社会的文化的環境影響を受けて、他者との範囲は成長に伴って、家庭から学校、そして社会の人々へと広がって発達の影響をうけていくのである。

現在の若者達は、「自分をはっきりさせない」で、「相手に合わせている」状態が、かえって「相手の気持ちを受け取ることができない」状態である。そのために「充足感や感動のない」状態となって、「対人的なコミュニケー

ションを上手く取れない」、「葛藤が生じても処理する力が低く、「自己決定を回避する」傾向にある。

次の図1は、家族一緒にスポーツをしたり出かけたりした思い出が残っている若年者には情緒的な能力が備わっていることが表れている。芸術が好きでない親の下で育った子はなかなか新しい能力が身につかないことは山田昌弘が著している。

情緒的幸福度の低さは、想像力（creativity）の低さにつながり、日本の若年者の力が新しい研究開発に適さない1つとして危惧される。

	家族一緒にスポーツ、出かけたりした思い出がない	家族一緒にスポーツ、出かけたりした思い出が残っている
読書・映画・スポーツ・絵画を見て感動しない	37.7%	60.9%
読書・映画・スポーツ・絵画を見て感動する	9.4%	90.0%

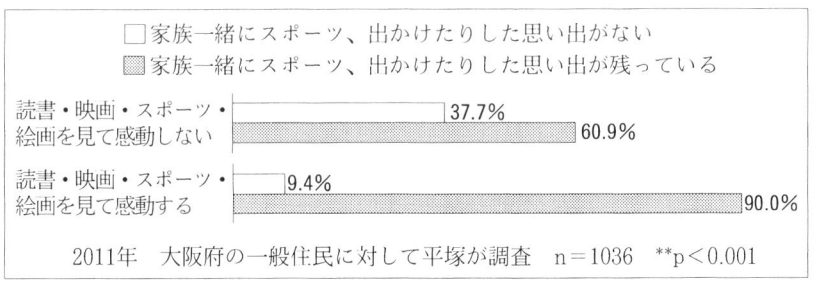

2011年　大阪府の一般住民に対して平塚が調査　n＝1036　**$p<0.001$

図1　家族一緒にスポーツ、出かけたりした思い出が残っている若年者は読書・映画・スポーツ・絵画を見て感動する

2．何をしたらよいか決められない（モラトリアム状態）者は経済的な不安と社会の閉塞感があって未来に希望が持てない状態である

1969年に、日本経営者団体連盟が発表した「能力主義管理」では、QCサークル小集団主義が強調され、勤続重視の年功主義を克服するものであって、年功賃金の要素を残して職場集団の協調性を重視していた。しかし、1995年になると大企業を中心に「個の確立」による成果主義が導入された。「成果主義的」な「自由と自己責任のマネージメント」には自立した「強い個人」を要求しているのに対して、若者は、なかなか思う職業に就けない。

「何をして良いか決められない」者は、自ら生きる意志そのものを、自分の中に認める力が弱く、未来に対して「経済的な不安と社会の閉塞感があって、未来に希望が持てない」とする64.0％は、「経済的な不安や社会の閉塞感のない」36.0％よりも多かった。他方、「何をするとよいか決められる」決断の責任の強い個人は、「経済的な不安や社会の閉塞感はない」が73.0％と高く、「経済的な不安と社会の閉塞感があって、未来に希望が持てない」は26.3％と低い値を示していた。

```
□経済的な不安や社会の閉塞感はない
■経済的な不安と社会の閉塞感があって未来に希望が持てない

何をしたらよいか
決められる              26.3%          73.0%

何をしたらよいか       36.0%
決められない                           64.0%

2013年　日本の一般住民に対して平塚が調査　n＝426　**p＜0.001
```

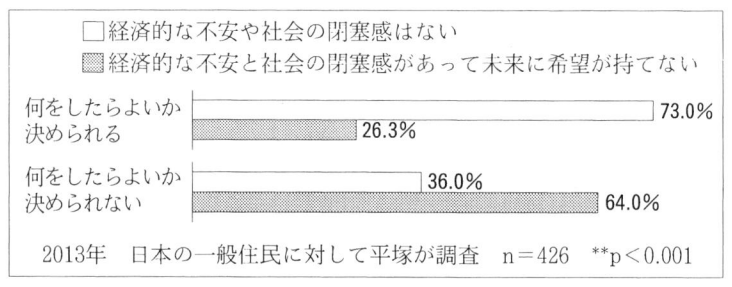

図2　何をしたらよいか決められない者は経済的な不安と社会の閉塞感があって未来に希望が持てない

2-1　スウェーデンと日本の携帯電話普及率の比較

　スウェーデンは、1932年に社会民主党内閣が成立して、世界恐慌の影響を克服するとともに多様な福祉政策を実現して、1976年まで政権を維持して、それ以後保守党と交互に政権を担当していて、政治面では中立を守り通して、1995年にはEUに加盟して各国と連携を保って政策を遂行している。

　平成16年度の内閣府政策統括官によれば、「自分はどんな人間であるかわからなくなることがあるか」と聞いたところ、日本は「ある」(10.8%)、「たまにある」(39.8%)、「ない」(16.1%)、「あまりない」(30.0%)、であった。

　スウェーデンは「ある」(11.1%)、「たまにある」(30.9%)、「ない」(34.8%)、「あまりない」(22.4%) であった。

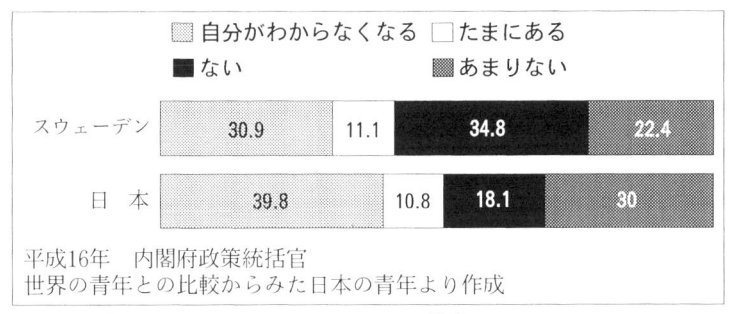

	自分がわからなくなる	たまにある	ない	あまりない
スウェーデン	30.9	11.1	34.8	22.4
日本	39.8	10.8	18.1	30

平成16年　内閣府政策統括官
世界の青年との比較からみた日本の青年より作成

図3　日本とスウェーデンのモラトリアム状態

　スウェーデンは1990年代以降、就職も就労もしていない若者「ニート」を「アウトサイダー」と称している、この若者が増加した。青年政策の主な柱は、教育政策、労働市場政策、文化・余暇政策、社会政策、住宅政策で、国家レベルで政策の調整と分析を行い、地方レベルで支援やフォローアップしている。「自立」、「現在および将来において若者がメンバーとして社会に参画し影響力を持つこと」、「若者のコミットメント、創造性、批判的思考力を社会が資源として活かすこと」、という3項目が青年政策の目標である。

　アウトサイダーに対して実施されているのは、「地方自治体若者プログラム」で18～20歳未満の失業者は、教育または職業実習を公的機関や民間において受けることができる。

　若者の自立を促して、就職活動に生かすために、教育または実習先は若者自身で見つけることを原則としている。早めの対策で長期失業を防止するために、地方自治体は失業して100日以内にプログラムを提供しなければならない。20～24歳の若者を対象にした「発達保証」プログラムで、若者の能力・可能性を発達させ、就職や進学の可能性を高めることが目的である。地方自治体や職業センターと本人とが話し合い、教育や職業体験を受けることができる。

　日本の現在では、コミュニケーションが身についていない大学生は珍しくないが、デジタル時代に入って、携帯やPCでコミュニケーションをとって

いる若者は多い。老若男女を問わず電車やバスの中で絶えず携帯電話を握りしめて、メールを送受信する人が増えている。情報の収集・整理の仕方において、夕食の惣菜の買い物途中に、スーパーの籠を持って、買い物の内容を打ち合わせする。以前は、買い物をする者の権限で、その日の食材を使うことの想像力を駆使して、その日の夕食の内容が工夫され、決定され作られてきた。家族はわくわくして、夕食の匂いや色彩、味、盛り付けも楽しみにして帰宅した。家族の団らんの中でも様々な変化が日常となってきている。青少年を取り巻く生活の変化は、青少年の問題や、教育問題、成長発達や社会のありようを考えるために重要な要素である。戦後教育60年の変転において、戦後中学校が義務教育化した6.3制の教育がスタートして10年は経験主義教育の時代であって、子どもたちが日々生活している家庭や学校、地域などの生活の場で直面している問題を見つけて、その問題を解決するために、皆で話し合ったり、関連する資料を集めたり、自分たちで独自の調査をしたり、「問題を解決する」ために必要な知識や方法などを主体的に学びながら、「自分の頭で考え」、「判断し」、「行動できる人間を育てる」教育であった。その後、経済復興が進み、所得が増え、生活が豊かになるにつれて高まってきた高校や大学への進学競争の過熱化によって、「判断し」、「行動できる人間を育てる」教育は葬り去られた。高校進学率は1974年には90％を超すようになり、系統だった知識を教える教育に変わり、入学試験に合格するには高い学力、多くの知識が必要とされた。1975年代に入ると「不登校」が社会問題化して、1977年では「モラトリアム人間」や「家庭内暴力」の増加があって、「子どもの群発自殺」があり、1978年の第2次オイルショックに入ると、「非行化の低年齢化」、「粗暴化」、「集団化」、が現われて、1980年では「校内暴力」、「家庭内暴力激化」、「荒れる子どもたち」、「金属バット両親殺人事件」が現われて強い教育病理が表れ始めた。なお、1989年には「教育内容にゆとり」を持たせる方向転換をして、「新しい学力」とは、「自ら学ぼうとする学習意欲」や「思考力」「判断力」「表現力」などを基本として、物事に対して高い関心を持ち何事にも積極的に取り組む前向きな態度があり、「なすべき

ことをやり遂げる達成意欲がある」こととされた。しかしながら、「思考力」「判断力」「表現力」が教育の基本とされているが、青少年の親たちは、教育とは有名校に入るための勉強であると考えていて、その上大学生になってもコミュニケーションは下手である。

　本来、日本の伝統文化は、面と向かって本当の自分の気持ちを表現することはしない、そこで、「言葉に出さなくても分かり合える」精緻な社会構造が家庭内や地域に存在している携帯電話は「顔を見ないですむ」という、日本人にとって、極めて都合のよいコミュニケーション手段であり、個人主義、自己表現、自己主張が個々人に追い付いていないのではないかと、農永光彦らが著している。

　ネット社会は、便利さの陰で、五感でのコミュニケーションの減退により人間の心が歪んでいくと渋谷は示唆している。現代の大学生のメールの不安について、メールが来なくなったら、「関係性がなくなったことになり、今後、連絡しないと連絡してくる」と話している。なお、謝罪や別れ話を伝える際に携帯電話が利用されていて、その割合について「謝罪の場合」は41％、「別れ話」で40％というかなりの高率である。スウェーデンと日本の携帯電話の比較を次の図４に示した。2008年スウェーデンは108.4％で、日本は87.24％で両国とも上昇の傾向を示し、2012年ではスウェーデンは122.6％、日本は108.73％であった。現在景気の回復による企業の新規採用の意欲も高まっている中で、若年雇用の改善が期待されているが、若年無業者の改善は、「人間関係が苦手」な、「未来に対して生きる希望を見いだせない」事が課題であって、ニートに対して何が問題であるのかを考えさせられる。

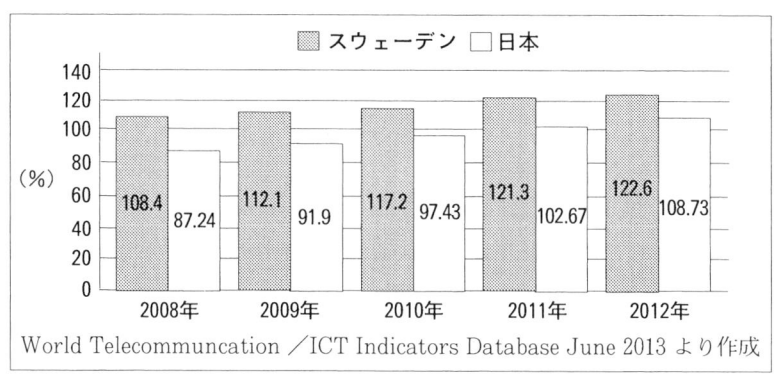

図4 スウェーデンと日本の携帯電話普及率

3．無気力化と日本とスウェーデンの自己効力感の出生年代の推移

　近年教育や家庭、地域社会、職場において、「別に」「どうでもいい」など無気力、無感動になっている若者に遭遇する。

　子どもが「無気力化」する背景には、統制不能な経験の蓄積によって、自分なりに一生懸命にやっても結果は変わらない事が一因となっている場合がある。しかし、統制可能である一輪車の操作や繰り返し行えばスキルが増して良い結果が得られるゲームなどで実感できる場面もあるが、失敗を努力によって克服できた経験の変化が無力感を修正し、あきらめずに粘り強い課題の取り組みができるようになる。現代の若者は、対人関係が上手くいかないことで、"鬱"になりやすく、"自殺"にまで発展することもある。人は、安定した調和的な社会的環境が崩れると、心身ともに不安定な状態になることは小川浩が示唆している。

　そこで、若者の最多は1990～1994年であり、次いで1935～1939年、1950～1954年、1955～1959年が高い値となり問題である。

　1990（平成2）年は少子化が進み1.57ショックがあって、1991（平成3）年にはバブルの崩壊があって、1992（平成4）年は不登校児童・生徒が増大し

て、いじめが問題となった。1993（平成5）年には平成不況となった。第1次産業就業人口割合は7.1〜6.0％であり、第2次産業は33.3〜31.6％、第3次産業は59.0〜61.8％である。この社会的背景には発達とともに無力感が形成されている。人がある行動を実施するときに、その行動を効果的にできる「きっと大丈夫」などと言葉による説得や自分や他人の成功体験により、高まることが知られている。

　人が「ストレス状態」にあっても、「上手く対処できた体験を示すこと」で、自信を高めることができる。この際、効果的に対処できることを「うまくいったね」と強調して伝えることが重要である。人が行動を起こす条件として、「結果予期」と「効力予期」の2つの予期機能で、自分の行動を実行した場合どのような結果が得られるかという予想であり、自分がその行動をどの程度、効果的に実行できるかの自信があることが、成功の可能性への期待を高められるのである。

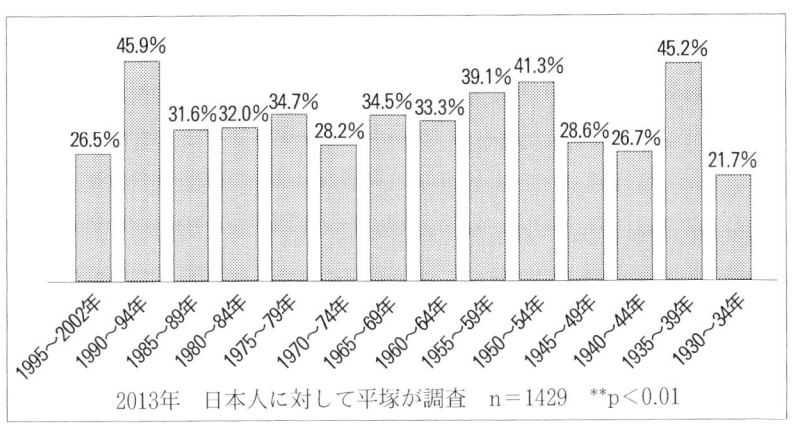

2013年　日本人に対して平塚が調査　n＝1429　**$p<0.01$

図5　無関心・意欲の低下がある者の出生年代推移

4．日本とスウェーデンの比較

4－1　生活満足度における日本とスウェーデンの比較

　欧米諸国では、対人関係の軸足になるのは、「職場」、「コミュニケーション」、「家族」のバランスのとれた生き方が良い市民であると考えられている。

　日本とスウェーデンの青少年にどのような変化を生じさせているか次の図が示している。

　青少年の生活と意識は、時代を映す鏡である。この資料は内閣府政策統括官による1972年より5年ごとに18歳から24歳までの青少年を対象にして世界青少年意識調査の2003年に実施されたものである。そのうち、次の図6は、日本とスウェーデンの生活諸側面で「満足」者の割合を示したものである。

　日本は世界的な社会的、経済的な要因が環境変化を進ませている中で、生活様式、人間関係、価値観、規範意識にも変化が起こっている。

　日本人の生活満足度の最多は友人関係の79.4％で、次いで家庭生活49％、地域社会40.6％、学校生活36.0％の順で、最少は職場生活の26.3％であった。なおスウェーデンの最多は友人関係の79.4％で、次いで家庭生活64.7％、地域社会53.7％、職場生活47.7％の順で、最少は学校生活の39.7％であった。日本の満足度の最少は職場生活で、スウェーデンは学校生活であった。対人関係の軸足である、職場生活、地域社会、家庭生活は、スウェーデン人は日本人より全てにおいて高く、対人関係や自尊感情も高いと考えられる。日本はまじめに働いても悲惨な境遇に陥る可能性があり、自分にもそのような可能性が生じる「生活の不安」が、非正規雇用者の処遇とも共通する問題がある。

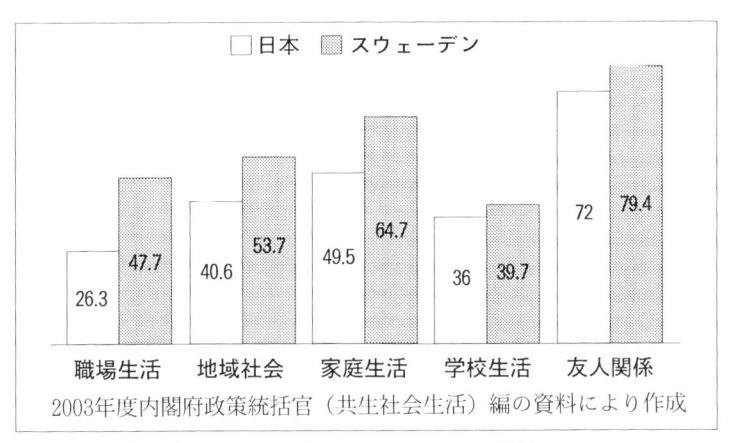

図6 生活満足度における日本とスウェーデンの比較

職場生活 日本26.3 スウェーデン47.7
地域社会 40.6 53.7
家庭生活 49.5 64.7
学校生活 36 39.7
友人関係 72 79.4

2003年度内閣府政策統括官（共生社会生活）編の資料により作成

4－2 自己効力感の形成過程と出生年代推移

自己効力感はバンデューラ（Bandura A. 1977）が社会学習理論を展開する中で重要な要因であることとして提唱された。

自己効力感の形成は、自己否定や自己卑下の状態にある若者層は、自己効力感を自覚することによって、成功の可能性の期待を高めて、自信を回復して活動の動機づけを高めることができるとした。

"自己効力感"形成は①、②、③、④の過程が重要である。

①最も重要なことを自身で達成したり、成功した確証がある。

②他人が達成したり、成功した代理体験がある。

③自分の能力のあることを励まされた。

④生理的、情緒的で気分が高揚する。

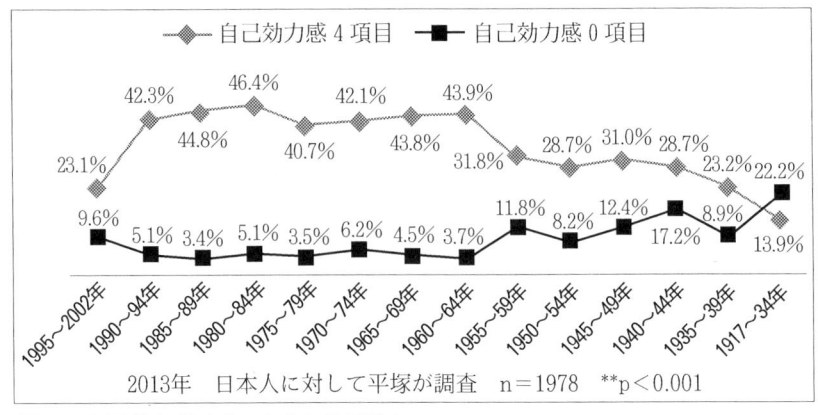

図7　自己効力感形成の出生年代推移

4-3 日本人の様々な場面に起こる「兆候」と「自己効力感の達成」への経過

自己効力感の達成の自覚の過程と1）から7）の心身の兆候とのクロス集計と、χ^2の検定の結果に有意な差があった兆候を表3に示した。

1）自尊感情のある者と、2）達成や成功に影響を与える目標は、自己効力感の数が上がるに従って上昇の傾向を示していることは、さらに成功可能性への期待を高めることが有効であった。

3）集中力と記憶力の劣っている者の脳は海馬の領域の機能の低下を起こしているが、4）物事の関心が薄らいでいる、5）簡単すぎる目標を選んでしまうは、マイナスの志向は低い傾向となり、成功可能性への期待を高めていると考えられる。

6）ストレス耐性が低く、ひどい心配性、不安感にとらわれると、7）難しすぎる目標を選んでしまうは、マイナスの思考を高めて、自己効力感が自覚できない状態で自信を回復しがたい状態にあると考えられる。

表3　自己効力感

自己効力感 「①最も重要なことを自身で達成したり、成功した確証がある、②他人が達成したり、成功した代理体験、③自分の能力のあることを励まされた、④生理的、情緒的高揚があった」	自己効力感（自覚無し）	自己効力感の項目（計1個）	自己効力感の項目（計2個）	自己効力感の項目（計3個）	自己効力感の項目（計4個）
1）大切な人間である	33.0%	45.0%	54.4%	70.6%	83.2%
2）目標に向かって進んでいる	24.1%	31.1%	48.3%	62.0%	75.6%
3）集中力と記憶力が劣っている	51.8%	65.6%	57.7%	52.3%	48.0%
4）物事の関心が薄らいでいる	42.0%	49.7%	44.8%	36.7%	28.0%
5）簡単すぎる目標を選んでしまう	41.1%	53.0%	37.9%	33.9%	28.2%
6）ストレス耐性が低く、ひどい心配性、不安感にとらわれる	26.8%	44.4%	34.7%	37.8%	33.5%
7）難しすぎる目標を選んでしまう	9.8%	15.2%	16.1%	21.1%	23.9%

2013年　日本人に対して平塚が調査　n＝1978　**p＜0.001

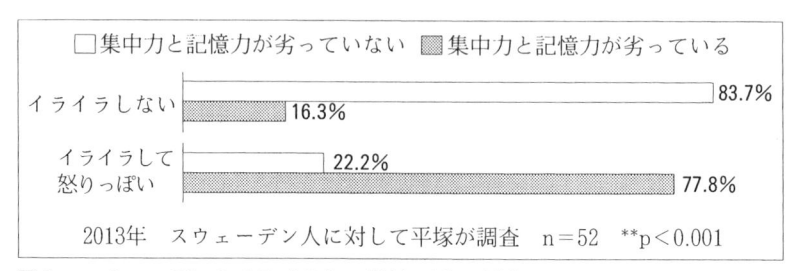

4-4 スウェーデンのイライラして怒りっぽい者は集中力と記憶力が劣っている

スウェーデン人の「集中力や記憶力の劣っている」者で、「イライラして怒りっぽい」者は77.8%で、「イライラしない」者の16.3%よりも極めて多い値であった。

スウェーデン人は「イライラして怒りっぽい」者の77.8%で、今回スウェーデンでは思春期から青年期であるため、アンドロゲンやエストロゲンの分泌急増の時期となっていて、「イライラして怒りっぽい」者は、アンドロゲンやエストロゲンが分泌を増加して、扁桃体の受容体に結合することによって、情動機能を高めて、攻撃性が「恐れてキレる」脳となり、緊張と不安が高まり、ストレスホルモンが高まると学習能力に欠陥が生じて海馬の領域である「集中力と記憶力が劣る」兆候が現れると考えられる。欧米人は、愛情が強いのと同時に、憎しみも強く、「肯定積極型」・「否定積極型」であることを祖父江孝男が表わしている。なお、西洋文化圏の人々が感情を共有する相手は家族や配偶者、恋人、親友など親密な人である。そして、自分の中で感情が発生すると、嬉しいことも悲しいこともすぐに他人に打ち明ける。

	集中力と記憶力が劣っていない	集中力と記憶力が劣っている
イライラしない	83.7%	16.3%
イライラして怒りっぽい	22.2%	77.8%

2013年　スウェーデン人に対して平塚が調査　n=52　**$p<0.001$

図8　スウェーデンのイライラして怒りっぽい者は集中力と記憶力が劣っている

4-5 日本のイライラして怒りっぽい者は集中力と記憶力が劣っている

日本人の「集中力や記憶力の劣っている」者は、「イライラして怒りっぽい」者が46.8%で、「イライラしない」者の27.7%よりも多い値であった。

日本の社会では「肯定受動型」・「否定消極型」とされ、「肯定受動型」は相手に対して肯定的感情を持つが、依存的、受動型で甘えている。「否定消極型」は恐れ、不安、逃避などの感情を相手に対して抱くものである。日本の社会では、面と向かうと相手を批判し討論することが少なく、陰では批判する。「イライラして怒りっぽい」者は、「集中力や記憶力の劣っていない」者で53％とスウェーデンよりも多い値であった。日本人の場合は嬉しいことや恐怖はすぐに他人に話し、社会的共有をして、「怒り」や「悲しみ」の感情は約2～3日経ってから他人に話すことが多いと農永光彦が著している。

そこで、日本人のストレス対処方は感情の社会的共有というシステムでソーシャル・サポートしていることも推測される。

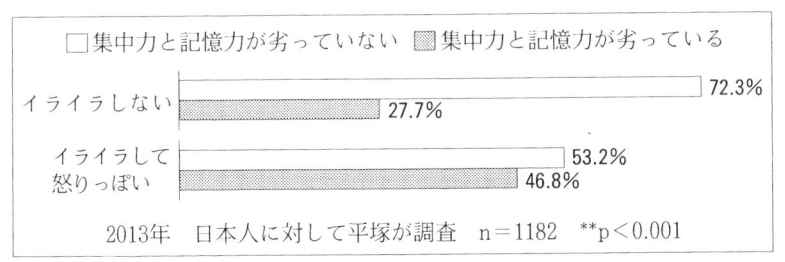

図9　日本のイライラして怒りっぽい者は集中力と記憶力が劣っている

4-6　スウェーデンのイライラして怒りっぽい者は精神的な疲れが取れない

スウェーデン人の「精神的な疲れが取れない」者は、「イライラして怒りっぽい」者が66.7％で、「イライラしない」者の4.7％よりも極めて多い値であった。

「精神的な疲れはない」者では、「イライラしない」者は95.3％で「イライラして怒りっぽい」者の33.3％よりも極めて多い値であった。

```
□精神的な疲れはない  ■精神的な疲れが取れない
イライラしない      4.7%                        95.3%
イライラして
怒りっぽい         33.3%              66.7%
   2013年  スウェーデン人に対して平塚が調査  n=52  **p＜0.001
```

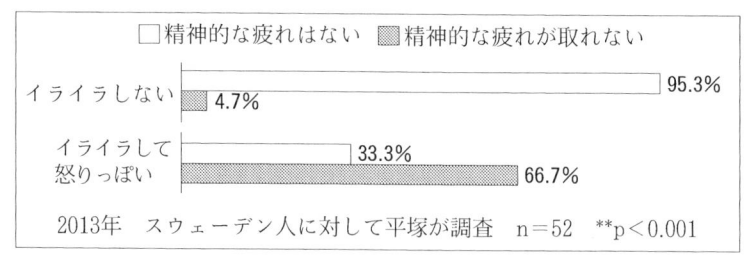

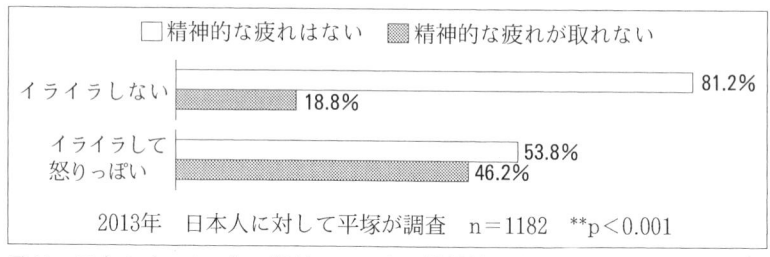

図10　スウェーデンのイライラして怒りっぽい者は精神的な疲れが取れない

4－7　日本のイライラして怒りぽい者は精神的な疲れが取れない

　日本の「精神的な疲れが取れない」者は「イライラして怒りっぽい」者が46.2％で、「イライラしない」者の18.8％よりも多く、「精神的な疲れのない」者では「イライラしない」者の81.2％は「イライラして怒りっぽい」者の53.8％よりも多い値であった。

```
□精神的な疲れはない  ■精神的な疲れが取れない
イライラしない         18.8%                81.2%
イライラして
怒りっぽい            53.8%
                      46.2%
   2013年  日本人に対して平塚が調査  n=1182  **p＜0.001
```

図11　日本のイライラして怒りっぽい者は精神的な疲れが取れない

4－8　スウェーデンと日本の比較における自尊感情は日本は低い

　スウェーデンと日本の比較「自尊感情」において、私は大切な人間であると認識している者と大切な人間と認識できない者の関係において、「私は大切な人間であると認識している」者は、スウェーデンが45.3％で、日本の19.6％よりも高い値を示して、「大切な人間であると認識できない」者では、日本は80.4％で、スウェーデンの54.7％よりも極めて多い値であった。スウェ

ーデン人は、自分の能力に対する自信や自分を価値ある者とみなす認知や感情が高く、日本人は低くなっていると考えられる。

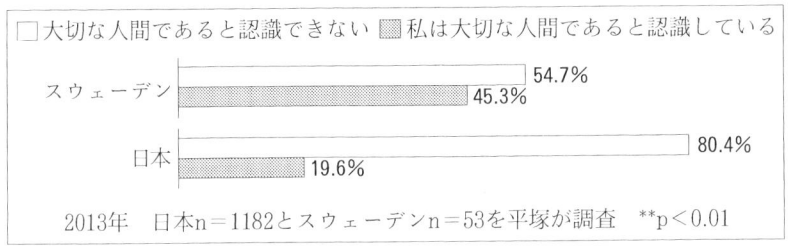

```
□大切な人間であると認識できない  ▨私は大切な人間であると認識している
スウェーデン                                     54.7%
                                          45.3%
日本                                          80.4%
                                        19.6%
   2013年  日本n＝1182とスウェーデンn＝53を平塚が調査  **p＜0.01
```
図12　スウェーデンと日本の比較「自尊感情」

4－9　スウェーデンと日本の比較「対人関係」

　サリバンは、分化された社会の中で、「全面的に人間」になるには、発達の順序性の原則が存在していて、各段階に求められる対人的な場を経験し、通過しなければ、統合された人格を持つことは難しいとしている。スウェーデンと日本の比較において、「他人と話し合い上手く仕事ができる」者は、スウェーデンが49.1%で、日本の29.2%よりも多く、「他人と話し合いをして上手く仕事ができない」者では、日本は70.8%で、スウェーデンの49.1%よりきわめて多い値であった。

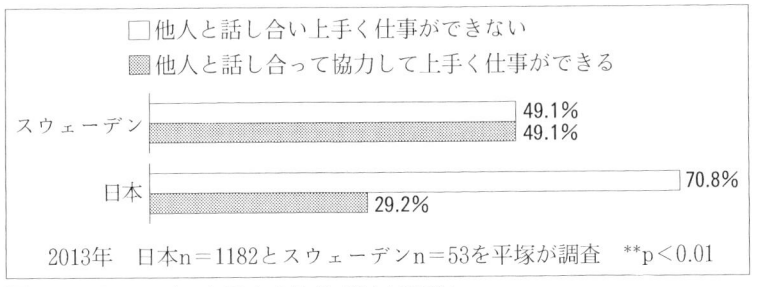

```
□他人と話し合い上手く仕事ができない
▨他人と話し合って協力して上手く仕事ができる
スウェーデン                              49.1%
                                      49.1%
日本                                       70.8%
                                29.2%
   2013年  日本n＝1182とスウェーデンn＝53を平塚が調査  **p＜0.01
```
図13　スウェーデンと日本の比較「対人関係」

4－10　スウェーデンと日本の比較「私生活の満足感」について
　人生や生活に対する満足度は、心理的な良好さの代表的な指標とされる。①日常生活における活動に喜びを見出しているか、②人生を意義あるものとみているか、③人生の主要な目標を達成するという点について成功を表明しているか、④自己に対するポジティブなイメージを持っているか、⑤楽観的かどうかである。
　スウェーデンと日本の比較「私生活の満足感」では、スウェーデンと日本の比較において、「私生活に満足していない」者は、日本が80.4％で、スウェーデンの54.7％よりも多く、「私生活に満足している」者では、スウェーデンが45.3％で、日本の19.6％よりも高い値であった。社会環境や生活環境、人生における境遇への社会心理的な適応は、スウェーデンは、日本よりも良好な生き方をしていると推測される。

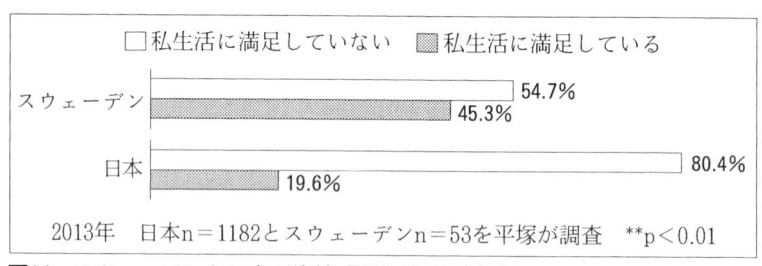

　　　□私生活に満足していない　■私生活に満足している
　　スウェーデン　54.7％
　　　　　　　　　45.3％
　　日本　　　　　　　　　　　　80.4％
　　　　　　　　　19.6％
　　2013年　日本n＝1182とスウェーデンn＝53を平塚が調査　**p<0.01

図14　スウェーデンと日本の比較「私生活の満足感」

4－11　スウェーデンと日本の比較「朝早く起床できなくて行動がのろい」
　不眠では、睡眠時間の長さだけでなく、朝起きた時の不満感、日中の不快症状（頭痛、倦怠感、集中力や意欲低下、情緒不安定など）日常生活への支障等があり、個人差もある。一方脳の科学的物質である、メラトニンは脳の中の松果体で作られるホルモンであって、眠っている間は、セロトニンからメラトニンが作られる。太陽が上がるとともにセロトニンが作られ始め太陽が沈むとともにメラトニンが作られ、脳の体温を下げて睡眠を誘発する。セロト

ニンの材料は、必須アミノ酸のトリプトファンであり、メラトニンが十分に作られるには、セロトニンが十分に作られなければならず、セロトニンが不足していると、メラトニンも不足して、よく眠れない。夜メラトニンが十分に出て深い睡眠がとれるためには、昼間セロトニンが十分に分泌されていることが前提である。近年は、退職後の高齢者は、ジャージを着て、朝早く起床して日光を浴びて、体の重効力筋を働かせて、ウォーキングしているところを見かける。セロトニン神経の活性化をさせて、筋力アップのみだけでなく、夜の睡眠に効果があると言われている。

スウェーデンと日本の比較において、「朝早く起床できなくて行動がのろい」者は、日本が38.7％で、スウェーデンの17.0％よりも多く、「朝早く起床できる」者では、スウェーデンが83.0％で、日本の61.3％よりも高い値であった。我々の覚醒と睡眠のリズムは安定に保たれていて、このリズムが乱される睡眠障害で、いちばん多くの人に見られるのは不眠であって、その原因は精神的な不安や緊張であることは加藤忠史等が著している。

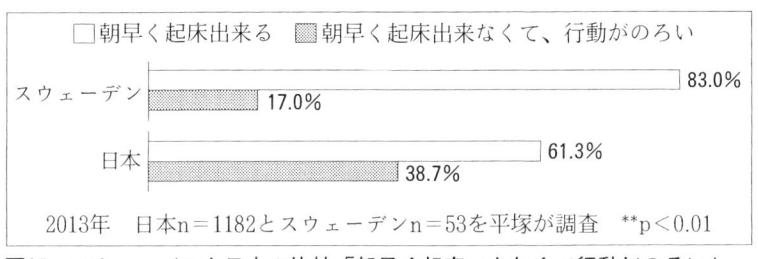

図15　スウェーデンと日本の比較「朝早く起床できなくて行動がのろい」

スウェーデン　朝早く起床出来る 83.0%　朝早く起床出来なくて、行動がのろい 17.0%
日本　朝早く起床出来る 61.3%　朝早く起床出来なくて、行動がのろい 38.7%
2013年　日本n＝1182とスウェーデンn＝53を平塚が調査　**p＜0.01

4−12　スウェーデンと日本の比較「倦怠感」

慢性疲労は、様々なストレスによって、免疫力が低下した体にウイルスなどが感染したり潜伏感染していたものが再活性化する。弱っている免疫細胞がウイルスを完全に封じ込めないために神経細胞の機能異常（セロトニンやドーパミンなど）の神経系の機能の低下を引きおこし、疲労は自律神経症状を引き起こしている。

スウェーデンと日本の比較において、「だるくて疲れやすい」者は、スウェーデンが60.4％で、日本の43.3％よりも多く、「だるくない、疲れない」者では、日本が56.7％で、スウェーデンの39.6％よりも多かった。最初に疲れを感じる中心は「情動／意欲」の部分だと考えられる。

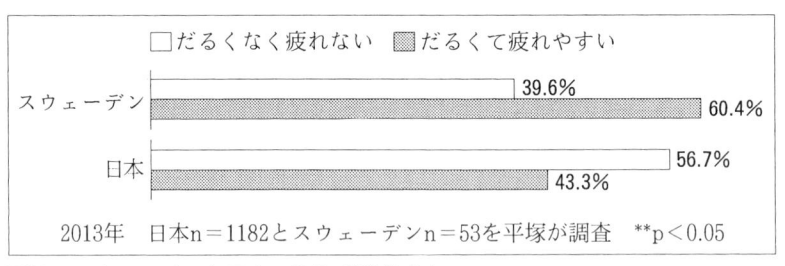

	だるくなく疲れない	だるくて疲れやすい
スウェーデン	39.6％	60.4％
日本	56.7％	43.3％

2013年　日本n＝1182とスウェーデンn＝53を平塚が調査　**$p<0.05$

図16　スウェーデンと日本の比較「倦怠感」

4−13　日本人の自尊感情＝私は大切な人間であると認識している者はやりたいことを達成する方法を自分で見つける

今後の成果主義の社会では、個人の能力を最大限に生かして、問題解決にあたり、課題の実現に当たることを喜びにするような教育が必要であると考える。

日本人において、「やりたいことを達成する方法を自分で見つけられる」者は、「自尊感情＝私は大切な人間であると認識している（セルフ・エスティーム）」者が47.7％で、「大切な人間であると認識していない」者の17.8％よりも多く、「やりたいことを達成する方法を自分で見つけられない」者では「大

切な人間であると認識できない」者が82.2％で、「大切な人間であると認識できる」者の52.3％よりも多かった。

```
         □自分で見つけられない  ▨自分で見つける
  認識していない                           86.2%
                    13.8%
私は大切な人間であると認識している       52.2%
                                        47.8%
   2013年　スウェーデンの一般住民に対して平塚が調査　n＝52　p＜0.05
```

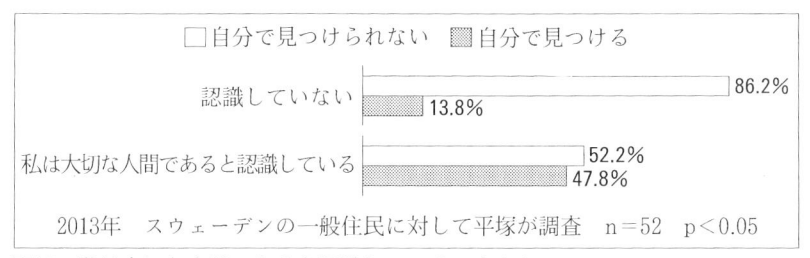

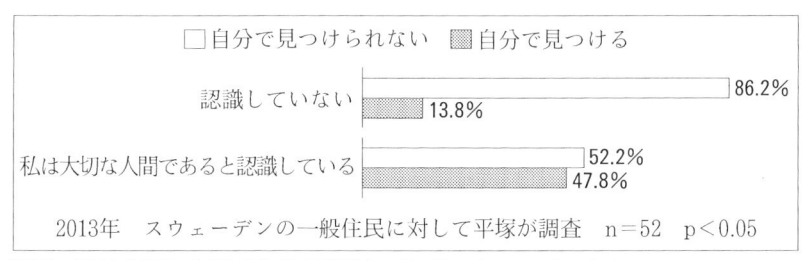

図17　私は大切な人間であると認識している日本人と
　　　やりたいことを達成する方法を自分で見つける日本人の関係

4－14　スウェーデン人の自尊感情＝私は大切な人間であると認識している者はやりたいことを達成する方法を自分で見つける

スウェーデン人において、「やりたいことを達成する方法を自分で見つけられる」者は、「自尊感情＝私は大切な人間であると認識している（セルフ・エスティーム）」者が47.8％で、「大切な人間であると認識していない」者の13.8％よりも多く、「やりたいことを達成する方法を自分で見つけられない」者では「大切な人間であると認識できない」者が86.2％で、「大切な人間であると認識できる」者の52.2％よりも多かった。

```
         □自分で見つけられない  ▨自分で見つける
  認識していない                           86.2%
                    13.8%
私は大切な人間であると認識している       52.2%
                                        47.8%
   2013年　スウェーデンの一般住民に対して平塚が調査　n＝52　p＜0.05
```

図18　私は大切な人間であると認識しているスウェーデン人と
　　　やりたいことを達成する方法を自分で見つけるスウェーデン人の関係

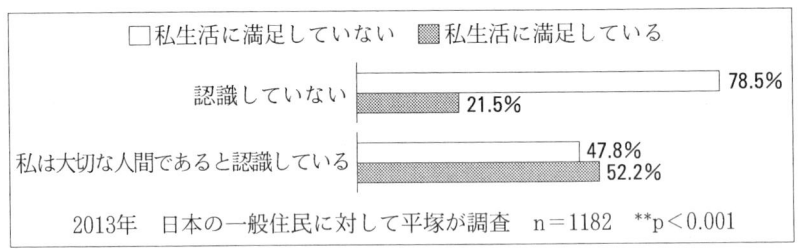

4−15 私は大切な人間であると認識している日本人と私生活に満足している日本人の関係

　社会が成熟して、物質的に豊かになった現代は、青年期が長くなり、人生の重要な決定をすることを先送りにする。社会の関りの中で、身につける自分の役割や価値観によって、自分は価値ある人間だとする自尊感情（セルフ・エスティーム）を持つことがアイデンティティの確信と言えるが、日本人においては、「私は大切な人間であると認識している＝自尊感情（セルフ・エスティーム）」者のうち、「私生活に満足している＝アイデンティティの確立のある」者は52.2％であった。逆に「私は大切な人間であると認識してない」者では「私生活に満足していない」者は78.5％であった。

	私生活に満足していない	私生活に満足している
認識していない	78.5%	21.5%
私は大切な人間であると認識している	47.8%	52.2%

2013年　日本の一般住民に対して平塚が調査　n＝1182　**p＜0.001

図19　私は大切な人間であると認識している日本人と私生活に満足している日本人の関係

4−16 私は大切な人間であると認識しているスウェーデン人と私生活に満足しているスウェーデン人の関係

　スウェーデン人の「私は大切な人間であると認識している＝自尊感情（セルフ・エスティーム）」者は「私生活に満足している＝アイデンティティの確立のある」者では73.9％と高く、逆に「私は大切な人間であると認識してない」者では「私生活に満足していない」者は58.6％であった。

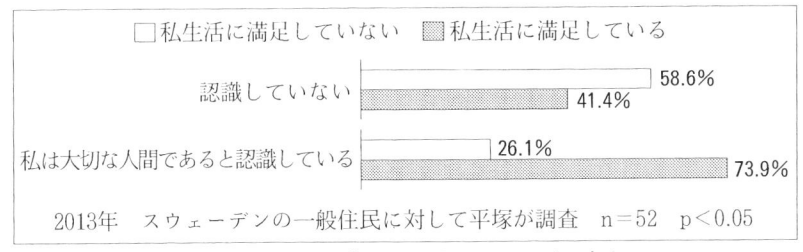

```
            □私生活に満足していない    ■私生活に満足している
    認識していない                               58.6%
                                        41.4%
私は大切な人間であると認識している    26.1%
                                                73.9%
      2013年　スウェーデンの一般住民に対して平塚が調査　n＝52　$p<0.05$
```

図20　私は大切な人間であると認識しているスウェーデン人と
　　　私生活に満足しているスウェーデン人の関係

4－17　他人と話し合って協力して上手く仕事ができる日本人と私生活に満足している日本人の関係

　2004年では独立行政法人労働政策研究・研修機構「労働者の働く意欲と雇用管理の在り方に関する調査」において、「仲間と協力して仕事をしようとする雰囲気が弱まった人」は、「強まった人」に比べて、会社の業績が下がっている。職業につくことによって、人生のアイデンティティを獲得する基礎であり、自己実現を図ることができることにつながる、しかしながら、とりわけパートやアルバイトで働く人たちは、雇用不安や人間関係の悪さによるストレスを感じていて、職場の人間関係からも阻害されて、仲間とみなされていないことが、非正規雇用者のやる気をそいでいる。

　現在の若者の貧困は、モラトリアム状態と関連があり、青年層における貧困の拡大について、「働かない」からではなく、劣悪な条件で働かざるを得ないこと、加重に働くこと（働かされること）が、社会的自立の可能性を狭め、貧弱にしている。働くこと（就業）は自立の最も基本的な条件・目安とされてきたが、「働きの貧困」は自立を阻害する。これは、勤勉でないこと、努力しないことが、貧困をもたらすという偏見の通念とは逆の事態である。働いても、働いても、ますます自立が遠ざかってしまうとされる。

　日本人の「他人と話し合って協力して上手く仕事ができる」者と、「私生活に満足している」者との関係において、「私生活に満足している」者は、「他人と話し合って協力して上手く仕事ができる」者が42.0％で、「他人と話し

合って協力して仕事ができない」者の21.5%よりも多い状態である。「私生活に満足していない」者では「他人と話し合って協力して仕事ができない」者は78.5%で「他人と話し合って協力して上手く仕事ができる」者の58.0%よりもきわめて多く、私生活に満足できない状態にある。

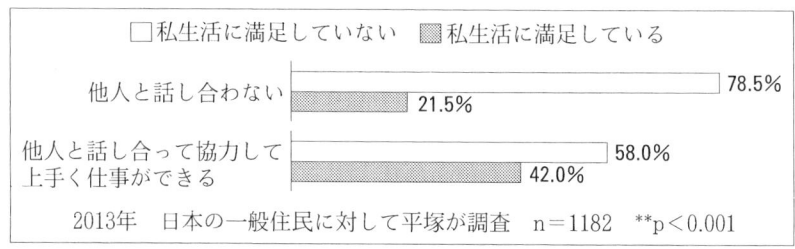

```
□私生活に満足していない    ■私生活に満足している
他人と話し合わない                     21.5%     78.5%
他人と話し合って協力して              58.0%
上手く仕事ができる                     42.0%
    2013年  日本の一般住民に対して平塚が調査  n＝1182  **p＜0.001
```

図21　他人と話し合って協力して上手く仕事ができる日本人と
　　　私生活に満足している日本人の関係

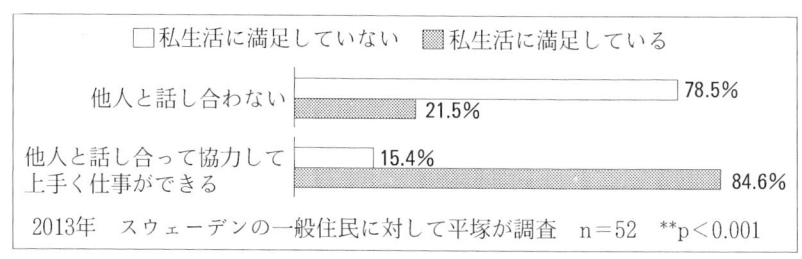

4－18　他人と話し合って協力して上手く仕事ができるスウェーデン人と私生活に満足しているスウェーデン人の関係

スウェーデン人の「他人と話し合って協力して上手く仕事ができる」者と、「私生活に満足している」者の関係において、「私生活に満足している」者は、「他人と話し合って協力して上手く仕事ができる」者が84.6%で、「他人と話し合って協力して仕事ができない」者の24.0%よりも究めて多い状態である。

```
□私生活に満足していない    ■私生活に満足している
他人と話し合わない                     21.5%     78.5%
他人と話し合って協力して              15.4%
上手く仕事ができる                               84.6%
    2013年  スウェーデンの一般住民に対して平塚が調査  n＝52  **p＜0.001
```

図22　他人と話し合って協力して上手く仕事ができるスウェーデン人と
　　　私生活に満足しているスウェーデン人の関係

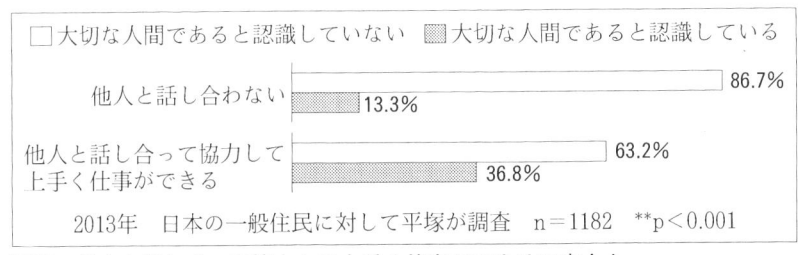

4－19 他人と話し合って協力して仕事ができる日本人と私は大切な人間であると認識している日本人の関係

日本人の「他人と話し合って協力して上手く仕事ができる」者と、「私は大切な人間であると認識している」者の関係において、「私は大切な人間であると認識している」者は、「他人と話し合って協力して上手く仕事ができる」者が36.8％で、「他人と話し合って協力して仕事ができない」者の13.3％よりも多い状態である。

	大切な人間であると認識していない	大切な人間であると認識している
他人と話し合わない	86.7%	13.3%
他人と話し合って協力して上手く仕事ができる	63.2%	36.8%

2013年　日本の一般住民に対して平塚が調査　n＝1182　**p＜0.001

図23　他人と話し合って協力して上手く仕事ができる日本人と私は大切な人間であると認識している日本人の関係

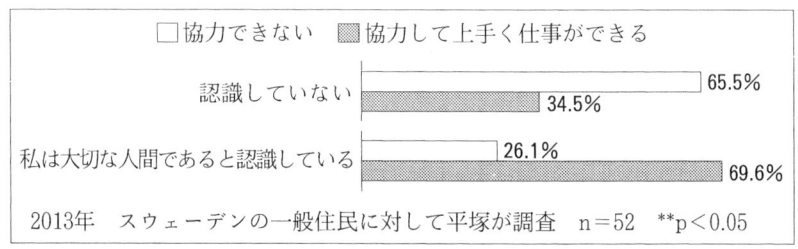

4−20 他人と話し合って協力して仕事ができるスウェーデン人と私は大切な人間であると認識しているスウェーデン人の関係

スウェーデン人の「他人と話し合って協力して上手く仕事ができる」者と、「私は大切な人間であると認識している」者の関係において、「私は大切な人間であると認識している」者は、「他人と話し合って協力して上手く仕事ができる」者が69.6％で、「他人と話し合って協力して仕事ができない」者の26.1％よりも多い状態である。

```
□協力できない  ■協力して上手く仕事ができる
認識していない                  65.5%  34.5%
私は大切な人間であると認識している  26.1%  69.6%
2013年　スウェーデンの一般住民に対して平塚が調査　n=52　**p<0.05
```

図24　他人と話し合って協力して上手く仕事ができるスウェーデン人と私は大切な人間であると認識しているスウェーデン人の関係

4−21 話し合って協力して上手く仕事ができる日本人と新しい事に挑戦するのが好きな日本人の関係

日本人の「他人と話し合って協力して上手く仕事ができる」者と、「新しい事に挑戦するのが好き」な者の関係において、「新しい事に挑戦するのが好き」な者は、「他人と話し合って協力して上手く仕事ができる」者が58.3％で、「他人と話し合って協力して仕事ができない」者の27.4％よりも多い状態である。

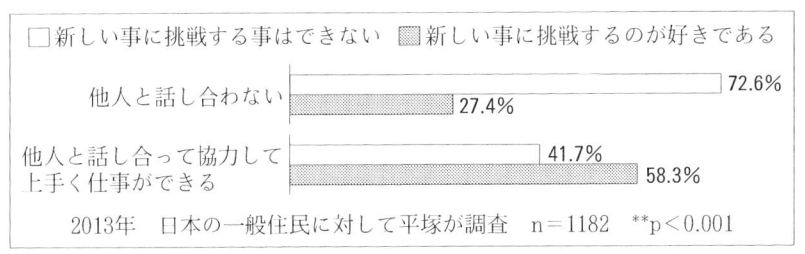

図25 他人と話し合って協力して上手く仕事ができる日本人と新しい事に挑戦するのが好きな日本人の関係

□新しい事に挑戦する事はできない　■新しい事に挑戦するのが好きである

- 他人と話し合わない：72.6%／27.4%
- 他人と話し合って協力して上手く仕事ができる：41.7%／58.3%

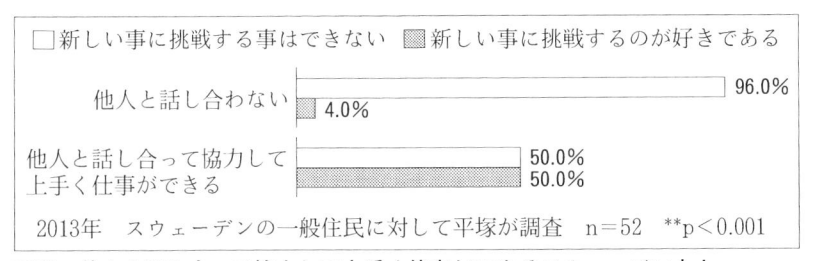

2013年　日本の一般住民に対して平塚が調査　n＝1182　**p＜0.001

4－22　話し合って協力して上手く仕事ができるスウェーデン人と新しい事に挑戦するのが好きなスウェーデン人の関係

スウェーデン人の「他人と話し合って協力して上手く仕事ができる」者と、「新しい事に挑戦するのが好き」な者の関係において、「新しい事に挑戦するのが好き」な者は、「他人と話し合って協力して上手く仕事ができる」者が50.0％で、「他人と話し合って協力して仕事ができない」者の4.0％よりもきわめて多い状態である。

図26 他人と話し合って協力して上手く仕事ができるスウェーデン人と新しい事に挑戦するのが好きなスウェーデン人の関係

□新しい事に挑戦する事はできない　■新しい事に挑戦するのが好きである

- 他人と話し合わない：96.0%／4.0%
- 他人と話し合って協力して上手く仕事ができる：50.0%／50.0%

2013年　スウェーデンの一般住民に対して平塚が調査　n＝52　**p＜0.001

4-23 朝早く起床できなくて行動がのろい者の日本とスウェーデンの比較

「朝早く起床できなくて行動がのろい」者は、日本では38.7%でスウェーデンの17.0%よりも多い状態である。

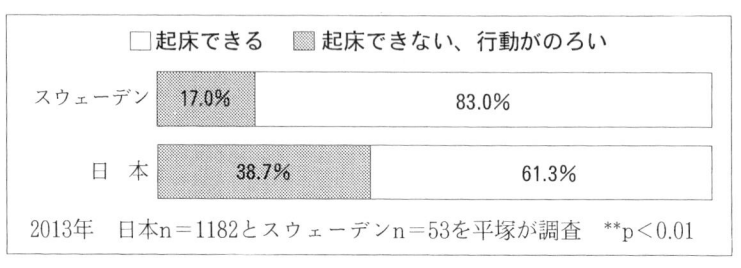

	起床できる	起床できない、行動がのろい
スウェーデン		17.0% / 83.0%
日本		38.7% / 61.3%

2013年　日本n＝1182とスウェーデンn＝53を平塚が調査　**$p<0.01$

図27　朝早く起床できなくて行動がのろい者の日本とスウェーデンの比較

4-24 何をしたらよいか決められない＝モラトリアム状態の者は他人や自分にも興味がない

　現代の日本では、就職において、すぐに決断しなくても、親の経済的援助があったり、アルバイトをして、ある程度の生計は立てられる。その結果、「フリーター」や、「ニート」になる若者が増加している。本調査において、モラトリアム状態の者は「何をやりたいか決められない」者のうちで、「他人や自分に興味がない」者では、「何をしたらよいか決められない」者は25.3％で、「何をしたらよいか決められる」者の11.1％よりも多く、一方「他人や自分に興味がある」者では、「何をしてよいか決められる」者は88.7％で、「何をしたらよいか決められない」者の74.5％よりも多い値であった。

　アイデンティティの拡散による混乱状態に陥っている、人との関係がうまく取れない若者は、他者との距離を置いたり、または、無理に親密にすることがあって、かえって、人間関係が上手くいかないことになる。そこで、トレーニングの場所は自分を受け入れてくれる「グループ・トレーニング」の場があること、日頃、気づく事がなかった自分自身の思考経験を、率直な話し合いを重ねることで、無意識の固定観念を気付かせることがきた。

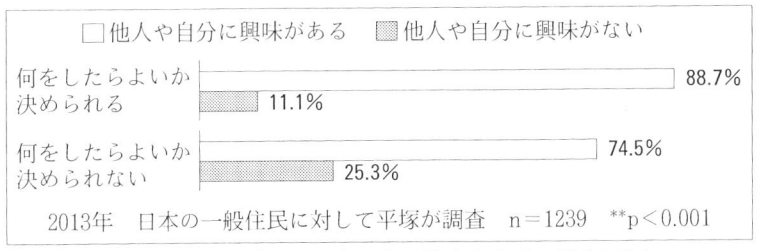

```
          □他人や自分に興味がある    ■他人や自分に興味がない
何をしたらよいか                                              88.7%
決められる       11.1%
何をしたらよいか                                        74.5%
決められない       25.3%
    2013年　日本の一般住民に対して平塚が調査　n＝1239　**p＜0.001
```

図28　何をしたらよいか決められない者は他人や自分に興味がない

5．中華人民共和国の文化的背景

　1949年10月、中華人民共和国の成立時人口は5億4,167万人であった。これによる生活の安定と改善、医療の向上によって、1969年では人口は8億671万人となった。1966年中国プロレタリア文化大革命に関する決定、北京に紅衛兵運動が起こる。

　中国は長い間、家族第一主義だったが、毛沢東が、家族間の争いをやめさせ、国民のアイデンティティの基礎を自分に置くようにしようと意図して、文化大革命のときに、家族内における密告を奨励するような施策を行った。このため、肉親の間で、あるいは夫婦の間で、密告が盛んとなり、それはお互いの間に強い憎しみや恨みを生ぜしめることになった。毛沢東のこの政策は大いに成功したが、彼が失脚した後に国民の間にアイデンティティ喪失の危機が生じた。結局、その後、誰にも頼れないのなら、頼れるのは「お金」だというようになってきた。1979年には、人口の急増対策として、少数民族は対象外として、改革開放を唱える鄧小平政策によって「一人っ子政策」が導入された。しかしながらその影響を受けた1980年代生まれの若者—「八〇後」といわれる若者—は、一人っ子として親に甘やかされて育ち、自由気ままで干渉されるのが嫌いで、ヒト付き合いも苦手である。その中国の宅男、宅女はコミュニケーションが下手で家にこもりがちで、そしてネットに依存しがちな人々とされ、彼らは「仕事以外の時間はできるだけ家で過ごしたい」

と考え、誰にも干渉されない空間で自由な時間を楽しむ方がよいというわけである。1978年からの改革開放の影響を受けた「新世代の若者」として注目される。

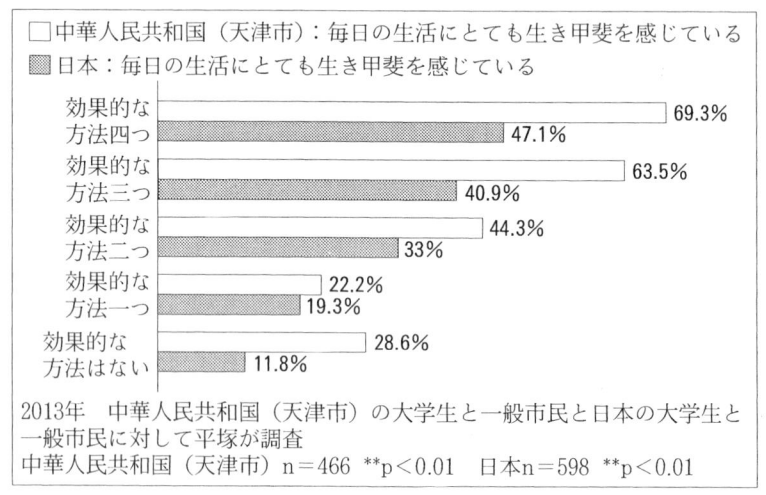

5－1　中華人民共和国（天津市）と日本の自己効力感と毎日の生活にとても生き甲斐を感じている者の比較

「毎日の生活にとても生き甲斐を感じている」者は中華人民共和国（天津市）も日本も自己効力感の自覚が上昇すると、さらに「毎日の生活に生き甲斐を感じて」更なる成功可能性への期待を高めることが有効である。

中華人民共和国（天津市）では効果的な方法なしの28.6％から効果的な方法４つでは69.3％まで上昇の傾向があり、日本でも効果的な方法なしの11.8％から効果的な方法４つでは47.1％まで上昇していた。中華人民共和国（天津市）は日本よりも「自己効力感」の数が増えるほど「毎日の生活にとても生き甲斐を感じている」者の上昇の傾向が大きく現われていた。

□中華人民共和国（天津市）：毎日の生活にとても生き甲斐を感じている
▨日本：毎日の生活にとても生き甲斐を感じている

	中華人民共和国（天津市）	日本
効果的な方法四つ	69.3%	47.1%
効果的な方法三つ	63.5%	40.9%
効果的な方法二つ	44.3%	33%
効果的な方法一つ	22.2%	19.3%
効果的な方法はない	28.6%	11.8%

2013年　中華人民共和国（天津市）の大学生と一般市民と日本の大学生と一般市民に対して平塚が調査
中華人民共和国（天津市）n＝466　**p＜0.01　日本n＝598　**p＜0.01

図29　中華人民共和国（天津市）と日本の自己効力感と毎日の生活にとても生き甲斐を感じている者の比較

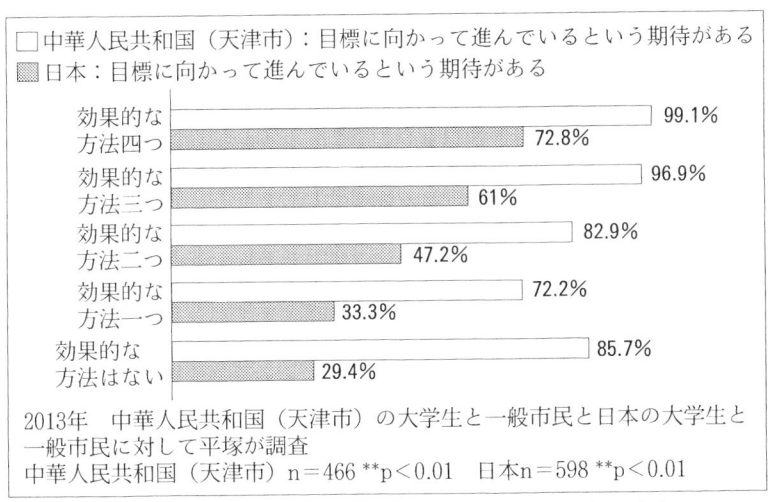

5－2　中華人民共和国（天津市）と日本の自己効力感と目標に向かって進んでいるという期待がある者の比較

「目標に向かって進んでいるという期待がある」者は中華人民共和国（天津市）も日本も自己効力感の自覚が上昇すると、さらに「目標に向かって進んでいるという期待がある」更なる成功可能性への期待を高めることが有効である。

中華人民共和国（天津市）では効果的な方法なしの85.7％から効果的な方法4つでは99.1％まで上昇の傾向があり、日本でも効果的な方法なしの29.4％から効果的な方法の4つでは72.8％まで上昇していた。中華人民共和国（天津市）は日本よりも「自己効力感」の数が増えるほど「目標に向かって進んでいるという期待がある」ことによって、達成動機やモチベーションが上昇する。

	中華人民共和国（天津市）	日本
効果的な方法四つ	99.1%	72.8%
効果的な方法三つ	96.9%	61%
効果的な方法二つ	82.9%	47.2%
効果的な方法一つ	72.2%	33.3%
効果的な方法はない	85.7%	29.4%

2013年　中華人民共和国（天津市）の大学生と一般市民と日本の大学生と一般市民に対して平塚が調査
中華人民共和国（天津市）n＝466　**p＜0.01　日本n＝598　**p＜0.01

図30　中華人民共和国（天津市）と日本の自己効力感と目標に向かって進んでいるという期待がある者の比較

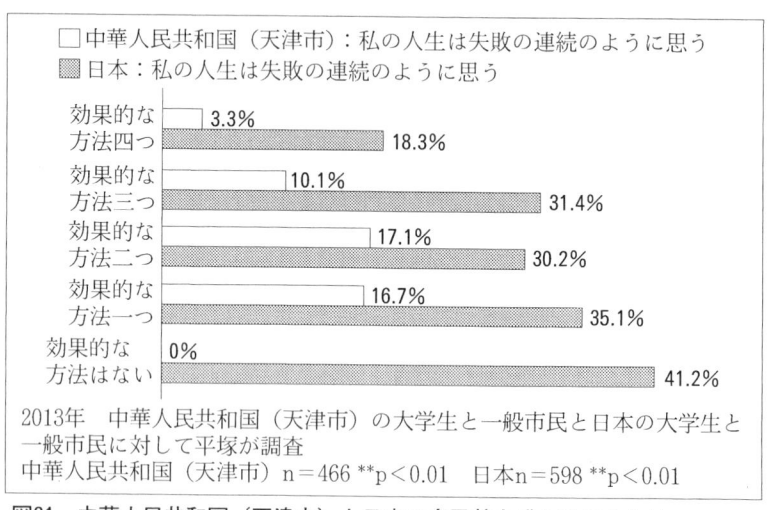

5－3 中華人民共和国（天津市）と日本の自己効力感と私の人生は失敗の連続のように思う者の比較

「私の人生は失敗の連続のように思う」者は中華人民共和国（天津市）も日本も自己効力感の自覚が上昇すると、さらに「私の人生は失敗の連続のように思う」者は効果的な自覚がない者よりも減少傾向にある。減少することが「人生の失敗」を低下させていることが現われている。この結果は努力によって克服されてきたと考えられる。中華人民共和国（天津市）では効果的な方法なしの41.2%から効果的な方法4つでは18.3%まで低下の傾向があり、日本でも効果的な方法1つの16.7%から効果的な方法4つでは3.3%まで低下していた。中華人民共和国（天津市）は日本よりも「自己効力感」の数が増えるほど、「人生の失敗」に対して低下の傾向が大きく現われて適応を示していた。

□中華人民共和国（天津市）：私の人生は失敗の連続のように思う
▨日本：私の人生は失敗の連続のように思う

	中華人民共和国（天津市）	日本
効果的な方法四つ	3.3%	18.3%
効果的な方法三つ	10.1%	31.4%
効果的な方法二つ	17.1%	30.2%
効果的な方法一つ	16.7%	35.1%
効果的な方法はない	0%	41.2%

2013年　中華人民共和国（天津市）の大学生と一般市民と日本の大学生と一般市民に対して平塚が調査
中華人民共和国（天津市）n=466 **p<0.01　日本n=598 **p<0.01

図31　中華人民共和国（天津市）と日本の自己効力感と私の人生は失敗の連続のように思う者の比較

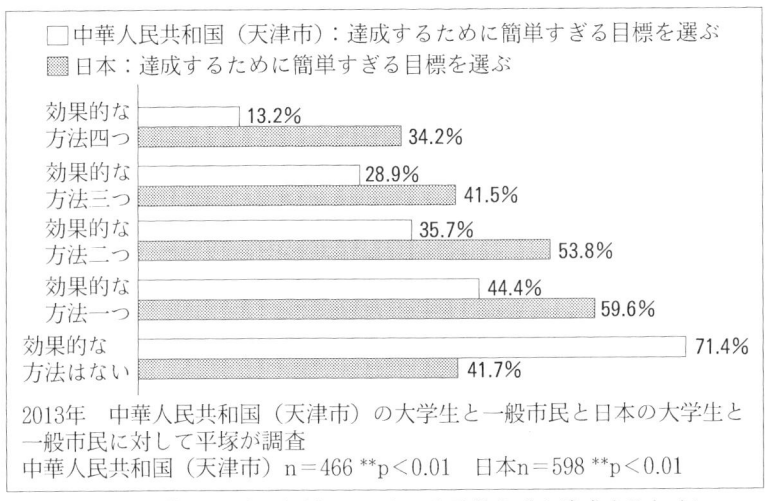

5－4　中華人民共和国（天津市）と日本の自己効力感と達成するために簡単すぎる目標を選んでしまう者の比較

「達成するために、簡単すぎる目標を選んでしまう」者は中華人民共和国（天津市）も日本も自己効力感の自覚が上昇すると、さらに「達成するために、簡単すぎる目標を選んでしまう」者は効果的な自覚が上がることによって「達成するために、簡単すぎる目標を選んでしまう」者は減少傾向にある。減少することは達成動機の低い、モチベーションの低い「低すぎる目標設定」を低下させていることが現われている、この結果は達成動機の努力によって克服されてきたと考えられる。中華人民共和国（天津市）では効果的な方法なしの71.4%から効果的な方法4つでは13.2%まで低下の傾向があった。日本も効果的な方法なしの41.7%から効果的な方法4つでは34.2%まで低下していた。中華人民共和国（天津市）は日本よりも「自己効力感」の数が増えるほど、「低すぎる目標設定」に対して低下の傾向が大きく現われ、モチベーションが高く働いていると考えられる。

	中華人民共和国（天津市）：達成するために簡単すぎる目標を選ぶ	日本：達成するために簡単すぎる目標を選ぶ
効果的な方法四つ	13.2%	34.2%
効果的な方法三つ	28.9%	41.5%
効果的な方法二つ	35.7%	53.8%
効果的な方法一つ	44.4%	59.6%
効果的な方法はない	71.4%	41.7%

2013年　中華人民共和国（天津市）の大学生と一般市民と日本の大学生と一般市民に対して平塚が調査
中華人民共和国（天津市）n＝466 **p＜0.01　日本n＝598 **p＜0.01

図32　中華人民共和国（天津市）と日本の自己効力感と達成するために簡単すぎる目標を選んでしまう者の比較

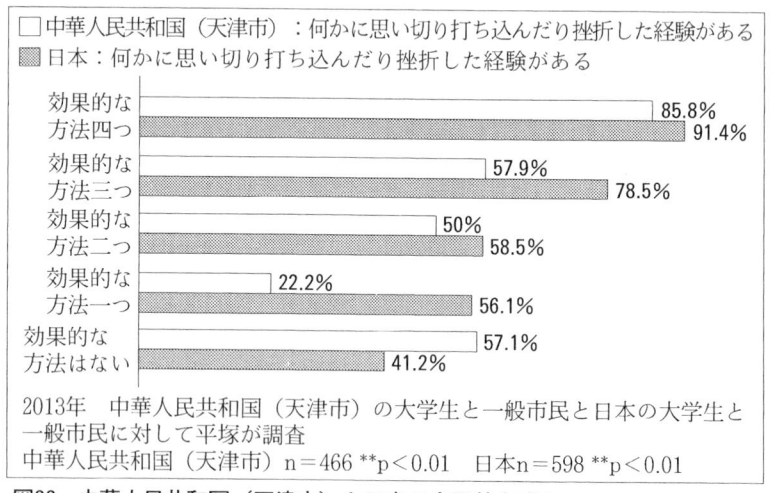

5－5 中華人民共和国（天津市）と日本の自己効力感と何かに思い切り打ち込んだり挫折した経験がある者の比較

「何かに思い切り打ち込んだり、挫折した経験がある」者は中華人民共和国（天津市）も、日本も自己効力感の自覚が上昇すると、さらに「何かに思い切り打ち込んだり、挫折した経験がある」者は効果的な自覚が上がることによって「何かに思い切り打ち込んだり、挫折した経験がある」者は上昇傾向にある。上昇することは失敗や挑戦を繰り返し経験して成長していく、「何かに思い切り打ち込んだり、挫折した経験がある」を上昇していくことは、この傾向は「何をしてよいかわからない＝モラトリアム状態」の対極にある行動である。中華人民共和国（天津市）は効果的な方法なしの57.1％から効果的な方法4つでは85.8％まで上昇の傾向があった。日本も効果的な方法なしの41.2％から効果的な方法4つでは91.2％まで上昇していた。日本は中華人民共和国（天津市）よりも「自己効力感」の数が増えるほど、「低すぎる目標設定」に対して上昇の傾向が大きく現われ、内発的動機づけが働き、挑戦行動が高く働くと考えられる。

□ 中華人民共和国（天津市）：何かに思い切り打ち込んだり挫折した経験がある
▨ 日本：何かに思い切り打ち込んだり挫折した経験がある

	中華人民共和国（天津市）	日本
効果的な方法四つ	85.8%	91.4%
効果的な方法三つ	57.9%	78.5%
効果的な方法二つ	50%	58.5%
効果的な方法一つ	22.2%	56.1%
効果的な方法はない	57.1%	41.2%

2013年 中華人民共和国（天津市）の大学生と一般市民と日本の大学生と一般市民に対して平塚が調査
中華人民共和国（天津市）n＝466 **$p<0.01$　日本n＝598 **$p<0.01$

図33 中華人民共和国（天津市）と日本の自己効力感と何かに思い切り打ち込んだり挫折した経験がある者の比較

6．日本の産業構造の変化

6-1　日本の産業別生産構造と人々の動揺と他人指向型

　日本の産業別生産構造の推移について考えると、近年の第3次産業はサービス業やIT産業は、製造業のような大量生産が困難となって、技術革新が進みにくくなっていて、課題達成型の価値観を重視しているが、人々は他人指向型を示している。

①日本の産業別構造は1946年では、第1次産業（農林水産業・狩猟・鉱業）が最も多い38.8％であったが、2001年においては1.7％と減少している。

②第2次産業（工業）は初期的人口の減少をきたす社会である。最も多いのは1970年44.5％であったが、その後は減少の傾向を示して、2001年では31.4％と最も低い値となっている。

③第3次産業（商業・コミュニケーション・サービス）は1946年では34.9％であったが、その後は増加の傾向を示し、2001年では66.9％と極めて高い値で、増加している。

④現在の第3次産業（66.9％）で、こうした産業社会ではヒトは他人指向型の傾向を現わし、判断のモデルは、他人との関わりによって決断する。

　1960年からの10年間の産業構造の変化に伴って、産業部門別の就業者構成も大きく変わり、第1次産業の急落、第2次産業の増加、第3次産業の大幅増加で人口は農村から都市への移動が大きくなった。さらに急激的な社会の変化は、人は常に動揺して、変化する。このような状態では、手短にある目標に従って、いつでも周囲の人々に調子を合わせるようになり、自分の行動を決めるにあたり、他の人はどうするのか、他の人は自分をどう見るだろうかによって決める。このような内面化は、幼少時代から両親や大人たちから教え込まれていることについて、デビット・リースマンが表わしている。さらに、1995年に日本経営者団体連盟が発表した「新時代の日本的経営」では、「個性重視」や「個人の主体性の確立」といわれる経営と労働が提唱され、

このころから大企業を中心に能力主義から成果主義が導入されて、本格化していった時代である。能力主義は、職場集団に依存したもので、「人と人との間」の空気を読むことが重要であり、そのために自分と他人との境界線が、曖昧であることが重要な要素でもあった。しかし、近年の日本では、大手の企業は成果主義を導入した。その結果、集団主義による年功序列においては、周りに合わせてみんなで一緒に頑張る強調性があった一方で、成果主義は、強い自己主張によって自分らしさを強調し、給料もふさわしいと、大野正和が著している。

図34に示すように、1980年代より第3次産業が57.1%となり、雇用率は第2次産業よりも低くなった。

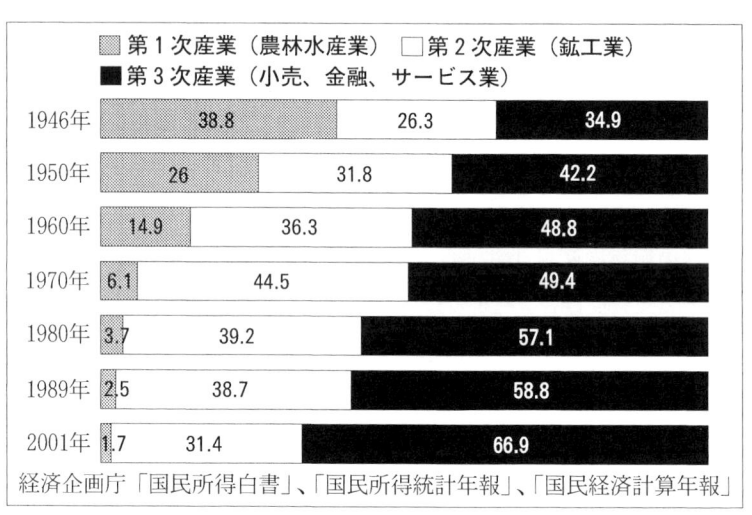

年	第1次産業（農林水産業）	第2次産業（鉱工業）	第3次産業（小売、金融、サービス業）
1946年	38.8	26.3	34.9
1950年	26	31.8	42.2
1960年	14.9	36.3	48.8
1970年	6.1	44.5	49.4
1980年	3.7	39.2	57.1
1989年	2.5	38.7	58.8
2001年	1.7	31.4	66.9

経済企画庁「国民所得白書」、「国民所得統計年報」、「国民経済計算年報」

図34　日本の産業別生産構造の推移

6-2　時代背景と心身相関

子どもの遊びの変化は、終戦から1955年までの復興期、1956年から1973年までの高度成長期、オイルショック後の1974年以降バブル景気（1986～91年）があり、安定成長期と言えるが大量消費と情報化が進み、「豊かな社会」が

子どもの遊びは、都市、農村を問わず、「空地」の減少と玩具・遊具の発達、子どもの遊び場の減少によって「外遊び」から「内遊び」へ、「むれ型」から「孤独型」へと変化していった。

　思春期からの人間関係は友人との関係が重要になって、友人の能力や人格を評価して、友人と自分との違いを意識できて、理解も進む。しかし第３次産業構造は収入を得ることもできない児童や生徒、大学生でも携帯電話を所有してコミュニケーションをとっている。

　もともと、日本社会では、面と向かうと相手を批判して討論することは苦手である。携帯電話でコミュニケーションを取れることは、相手と顔を合わせて否定消極型の反応を避ける傾向がある。友人関係を維持するため、友達を失わないためにもお金がかかる。自分の代償を満たす代金は親の口座から、それができなければアルバイトをすることは必須である。

　これは便利性、快適性を追求する生活であって、常にだれかに監視されている状態であって、親が子ども達に対し、今どこにいるかを把握するのによいが、児童期になると、集団をつくって遊ぶ時代といわれてきた。しかしテレビゲーム、携帯電話で遊ぶ子供たちが圧倒的に多くなった。子どもの社会性の発達が阻害される危惧の声もある。家族関係も良く、家族家庭内で、ある程度社会性の発達が保障されている場合は、問題が生じないとされる。その後、下校中に友達と寄り道をして、話し込みをして、秘密の共有をして、将来の夢を語り、適度に親から離れて、進路を決定していったことも青年期の自立であった。

　教育学的には、心は人と人との関係で成長することができる、年少期から長じるにしたがって、その基本は、「依存」を受けとめられる人が現れて、「依存」と「充足」のバランスがとれていることの縦軸関係である。それは親・教師・上司から子供の関係から「信頼」する心が育成され、子供から見て自分より小さな子・下級生・後輩の関係からは、セルフコントロール（自制心）が生まれる縦軸の関係である。なお横軸の関係として同年の子・同級生・同輩の関係は「自己・他者認識」を育て、自立や友情を成長されるとさ

れる。人は長じるに従いその関係も螺旋状に高くなり経験していく。この過程において急いで階段を飛ばしたり、踏み外すと、人間関係や関心にひずみを生じ、やりたいことや、チャレンジする勇気が育つことができないで、「引きこもり」が生じると吉川が示唆している。

表4において、1967（昭和42）年母親に暴力をふるう子どもが現われる。1971（昭和46）年では授業についていけない「落ちこぼれ」が約半数認められて、非行も遊び方非行があらわれた。1974（昭和49）年で、暴走族、マイホーム主義、高校進学率が90％を超えた。1975（昭和50）年で、不登校が社会問題化して、学童の肥満化が現われた。1980（昭和55）年になると、校内暴力、家庭内暴力が激化して、金属バット両親殺人事件が引き起こされた。なお不況は1980～1984年であった。1985（昭和60）年、家庭内離婚が現われて、1990（平成2）年になると少子化1.57ショックが現われて、1991年以降は平成不況であった。1997（平成9）年、携帯電話が普及して、不登校は10万人に達した。

表4　時代背景と心身相関

	1970～1974年	1975～1979年	1980～1984年	1985～1989年	1990～1994年	1995～1998年	1999～2003年
社会問題	71ドルショック 73第1次オイルショック 74狂乱物価 74戦後初のマイナス成長	79第2次オイルショック	80自動車生産台数世界第1位	85靖国神社参拝問題、家庭内離婚 87男女雇用機会均等法施行、新人類、究極 ○円高 ○地価高騰 ○いじめ ○ブランド志向、グルメブーム	90結婚しないかもしれない症候群 91湾岸戦争、ソ連崩壊 ○株価暴落 ○地価下落 ○リストラ	95阪神淡路大震災、無党派層、ボランティア、オウム真理教事件 98金融破綻、銀行・企業倒産、和歌山毒物殺人事件	99大手銀行に公的資金投入 99ユーロ始動 00IT革命、『官』対『民』 01貸し剥がし 02銀行再編成、ノーベル賞ダブル受賞
景気			不況 (80～83)	バブル景気 (86～91)	平成不況 (91～)		

社会の変化が日本・中華人民共和国（天津市）・スウェーデン人に与えた影響　81

| 子どもの事件 | 55学校に行きたい、行けない
70校内暴力＋登校拒否＋家庭内暴力
71落ちこぼれ半数、遊び型非行
73ニューファミリー
74暴走族、マイホーム主義、高校進学率90％を越す | 75不登校が社会問題、学童の肥満
76合計特殊出生率の低下、思春期やせ症の増加
77モラトリアム人間、カラオケ、家庭内暴力の増加、こどもの群発自殺
78非行の低年齢化、粗暴化、集団化
79国際児童年、養護学校の義務制、母原病 | 80校内暴力・家庭内暴力激化、荒れる子どもたち、金属バット両親殺人事件
81個性化・多様化の強調、指示待ち世代
82弱いものいじめ、ネアカ・ネクラ
83中学生浮浪者襲撃事件、子どもの8割が自室を持つ
84荒れる学校、教育荒廃、校内暴力からいじめ | 85家庭内離婚、バブル始まる
86葬式ゴッコ（中学生いじめ自殺事件）
87男女雇用機会均等法、育児相談センター開設
88ファミコン症候群
89子どもの権利条約、児童虐待、口臭防止への関心の高まり、女子高校生コンクリート殺人事件 | 90少子化（1.57ショック）、オタク族
91バブルの崩壊、保健室登校
92不登校児童・生徒数増大、いじめ問題、ドメスティックバイオレンスの用語が定着
93サッカーブーム、山形県マット死事件、コギャル
94子どもの権利条約発効、中学生いじめ自殺事件 | 95いじめ急増、学校からのドロップアウト急増・不登校
95スクールカウンセラー派遣
96たまごっち、援助交際、親父狩り、金属バット長男殺人事件、「生きる力」がいわれるようになった
97不登校10万人を超える、携帯電話の普及、神戸少年児童連続殺傷事件
98学級崩壊、ポケモンテレビ失神事件、キレル少年 | 99対教師暴力の増加、不況自殺、団子3兄弟
00佐賀バスジャック事件を発端に「17歳問題」が宣伝された、引きこもり激増、学級崩壊、中・高生の凶悪犯罪 |

参考文献：吉川武彦、精神保健マニュアル、2003年
　　　　村上弥生、人間論の21世紀的課題、1999年4月
　　　　E・F・ボーゲル、佐々木徹郎訳、日本人の親子関係と育児様式、現代のエスプリ、昭和44年
　　　　池本薫、社会の変化と教育改革、文久堂、1999年
　　　　斉藤学、壮大な民主化実験、1946年4月7日米教育使節団報告、毎日新聞、2006年4月7日
　　　　久保田信之、病める現代社会と人間関係、酒井書店、1998年

6－3　人件費の安価なパートやアルバイトなどの非正社員の増加

　厳しい国際競争に直面する日本の企業において、景気が回復の中にあっても、コスト削減のために、人件費のかかる正社員の数を抑制し、人件費の安価なパートやアルバイトなどの非正社員の増加が現れている。

　15～34歳の男性又は未婚の女性（学生を除く）で、パート・アルバイトをして働く者またはこれを希望する者の年代推移の各年代ごとの、フリーター比率において1990年で10.4%であったが、2001年にかけて上昇の傾向を示し、1993年では11.5%、1996年で12.9%、1999年で19.4%、2001年にいたって21.2%と2倍に上昇している（図35）。

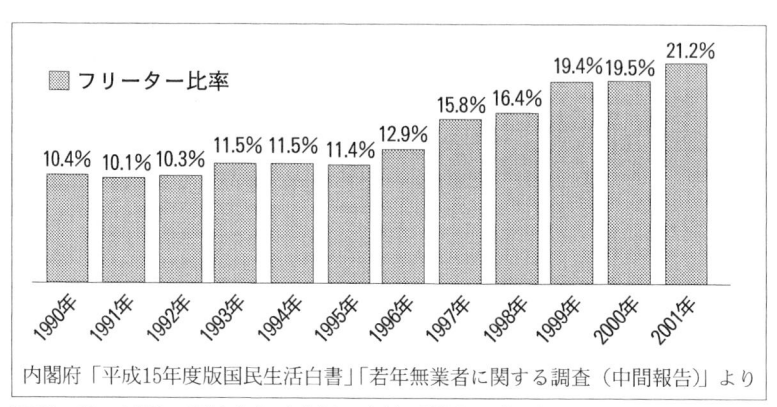

図35　15～34歳の男性または未婚の女性（学生を除く）でパート・アルバイトで働く者またはこれを希望する者の年代推移

　標準的な短時間労働者の生涯所得は18歳から60歳まで働くことを前提にすると、金額は4,692万9,959円にとどまり、大卒男子の平均的な生涯所得の22.7%にすぎない。短時間労働者の場合は、退職金が支給されないのである。また、正社員にあっても、厳しい中小零細企業や個人事業で働く人たちは、ワーキングプアもしくは、限りなくワーキングプアに近い低所得にある。「就業構造基本調査」によると、2002年では、10人に1人は年収が200万円未満となっている。一度ワーキングプアに陥ると構造的にその状況から脱却する

ことが難しいと門倉貴史が表している。

　1992年には20代前半で最も多かったフリーターが2001年には20代後半にピークがシフトして30代でも急増していることはフリーター生活の長期化が懸念される。

　日本の不安定雇用の若者の多くは親同居未婚者で、基本的に親に生活を依存し、収入は自分の小遣いで、失業すれば親の扶養家族となっている。やがて親の死後、日本の生活困難な若者が社会にあふれる。孤立する独身者の増加に対して、彼らを社会に統合する仕組みが必要である。

　フリーターの問題点として、未婚化、晩婚化、少子化が一層促進され、年金など社会保障制度にも影響が生じる。次に、若年者の職業能力が高まらないことから、日本産業の競争力や経済全体の成長の制約となる。さらに、本人の将来に対する不安が社会全体の不安につながる可能性がある。

　現在、生涯未婚の男子は20.1％、女子は10.6％で、この傾向は少子化傾向と合計特殊出生率及び生涯未婚率と相関がある。

　さらに、2010（平成22）年では共働き世帯は1,012万世帯、男性雇用者と無業の妻は797万世帯となっている。

　人口減少の制度設計と労働力不足解消策として、高齢者や女性の職場参加を進めることが重要である。

　親や兄弟、友人との関係が希薄化していて、とりわけ、親、教師、年下の縦軸の人間関係の下半分、年下の年齢との経験がない子どもは、①存在を充足され、満足の上に生まれた信頼の関係だけしか経験していない、②自分の「力」を誇示した経験がなく、これを認められたという経験もないので、自信が持てない、③弱い者、小さい者との付き合いの経験がないことから、これらに、どのように対処してよいかわからない、④同年代どうしで、補いあったり、認めあったりの経験がないので、自分を確立できていない。その結果、自己や他者の認識がなく、自立や愛情が育っていないので、浅い人間関係を作ろうとする。自分の力量を知らないので、むやみに力を発揮しようとする。相手との力関係を推察できないために、極端な攻撃をする。一旦、関

係が結ばれると、相互依存的になるだけで、互いに離れられない関係になると吉川が著している。

筆者の調査において「今、何をすべきか解らない」は自我の発達の遅れがあって、対人的なコミュニケーションをうまく取れない、葛藤を処理する能力が低く、自己決定を回避する傾向が社会の状況に適応しきれない。人間の関係性の希薄化の弊害を引き起こして、日本では、①やりたい放題、②ゴネ得、③ルール違反をする行動は、自己中心的で、モラルが低下している。当然、近年は、トラブル訴訟が増加の傾向にある。

日本は親子関係のカプセル化のために社会に適応しきれない若者が多く、「不登校」や「引きこもり」をきたして、その後に「フリーター」や「無業者」にいたり、近年の非婚化・少子化となっている。

6-4　成熟した日本社会で求められる社会人

日本の教育は「勝ち組」と「負け組」に分断するような教育に、見切りをつけるべきで、互いに他者を理解し合い、信頼し合い、互いに問題解決にあたり、課題の実現に当たることを喜びにするような人間を育てる教育に移行すべきであると門脇敦司が著している。

バブル経済が崩壊して、終身雇用制や年功序列賃金慣行の見直し、そして90年代後半には雇用の規制緩和が進み、職場では正社員だけでなく派遣社員やアルバイトなど様々な人が働いて、第2次世界大戦後以来の集団主義の会社組織を維持していくことが成り立たなくなっている。

古代ギリシャの哲学者プラトンは、「人間は社会的な動物である」社会を営んでいくためには人間同士が助け合うことが不可欠である。われわれは他者と結びつき、他者から賞賛されたいという欲求を持っている。他者の目にどのように映っているかが自尊心である。「自尊心が高い」人は一般的に幸福、健康、生産的で、自信があって、チャレンジ精神が旺盛であるとされる。「自尊感情の低い」人は、現実の自己と理想の自己のずれが大きいと意気消沈、欲求不満、悲しみが生じる。

7．ストレスサイン

　ストレスの概念はセリエ（Selye. 1936）が、提唱した全身適応症候群（general adaptation syndrome）と呼ばれる学説によって、医学や心理学の領域で多く取り扱われるようになった。

　ラザルス（lazarus. 1966）は「心身のストレッサー」をどのように評価するか、または、「ストレッサーに対してどのように対処するか（ストレス対処方法）」という個人の認知や行動によって決定されると考えた。「ストレス・コーピング」は健康を保つ目的で、現在、学校や職場などで取り組みが広まりつつある。ストレスに直面した時に、生理的に、心身症的な過程を経験するのかが考えられる、自律神経系とホルモン系である。交感神経系と副交感神経によって、敏速に成体に働き、血圧や心臓の拍動数をあげ、呼吸と循環の促進をさせる。次にホルモン系を介したストレスは、視床下部からCRH（副腎皮質刺激ホルモン放出ホルモン）、脳下垂体前葉ACTH（副腎皮質刺激ホルモン）、副腎皮質（ホルモングルココルチコイド）を介しての、肝臓や筋肉に作用して血糖を高めることによって、エネルギーを蓄積して認知された危険に対処しようとする。

図36 ストレス反応は、ホルモンを介して起こる

自律神経系を介したストレス
- 体温や血圧、心拍数などの体内環境が一定に保たれている(恒常性の維持)
- 「ストレス」は、この、安定が保たれなくなった状態、「体温が上がる」・「心拍数が増える」
- 視床下部
- 自律神経系
- 心臓や血管に作用する

ホルモン系を介したストレス
- 扁桃体を経て視床下部
- 視床下部からCRH(副腎皮質刺激ホルモン放出ホルモン)
- 脳下垂体前葉ACTH(副腎皮質刺激ホルモン)
- 副腎皮質(グルココルチコイド)
- 肝臓や筋肉に作用して血液に血液中に糖が増える

「生理的反応とストレスサイン」

①非常にイライラしたり、逆にすっかり落ちこんでしまう。

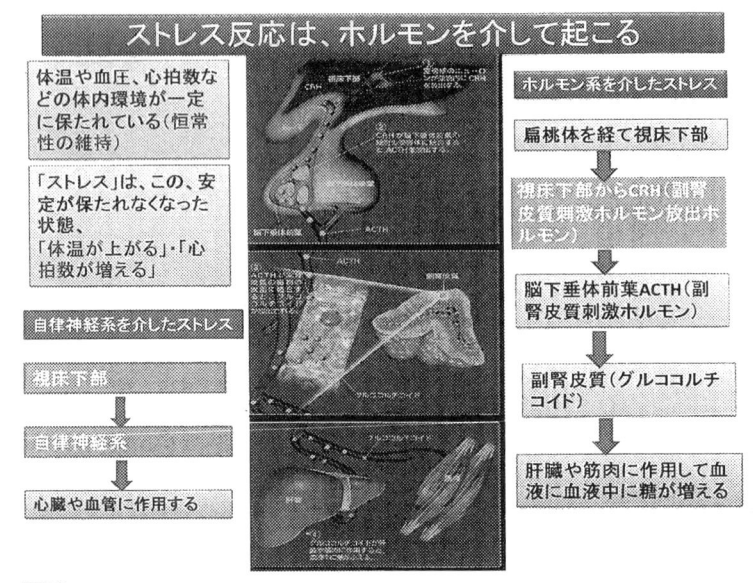

②脈拍の急増と心悸亢進で胸がドキドキしてくる。

③くちのなかや喉がからからに渇いてしまう。

④なきわめいてみたり、ただうろうろしたり、突然衝動的行動にでたりする(典型的危機の徴候)。

⑤わけのわからない不安に包まれる。

⑥情緒的不安定に陥る。

「疾患と性格(ストレス)」

①喘息

②腸カタル

③高血圧

④偏頭痛
⑤神経性皮膚病
⑥胃潰瘍
⑦自律神経失調症

　ストレスの「危険信号」について布施豊正が著している。ストレスの対処は、ストレスにかかったときに現れる、「ストレス・サイン」を知ることがまず大切で、頭痛や不眠、抑うつストレスを受けた際の「ストレス・サイン」を知ることである。次にストレスの原因となったものは何であるかを自分で考えて、その原因を自分の力で解消、取り除く対処がベストである。我々の多くは、周囲の人間とのコミュニケーションによって解決していて、「スッキリ」させることは、その後に発展する心理障害を阻止する要素の1つであり、さらに感情の社会的共有として処理している。日本人の場合は、嬉しいことや恐怖はすぐに他人に話すが、「怒り」や「かなしみ」の感情は体験から2～3日経過して、他人に話すことが多く、西洋文化圏の人々の感情を共有する対象は家族や配偶者、恋人、親友で、密接な関係の人である。しかし、東洋文化圏では、家族や配偶者など密接な相手には打ち明けられず、友人や知人など、適度な距離のある人を対象にしている。難しい場合はリラックス法によって「ストレス」を和らげるために効果的な方法を探ることである。辛い出来事、「ストレス」や「ショッキング」な体験を書いて、整理してみることも有効である。

7－1　日本人の他人と話しあって協力して仕事するときに生じるストレスのストレス・コーピングの割合

「他人と話しあって協力して仕事ができる」までに生じるストレス、それに対する、人々がとる「ストレス・コーピング」の最多は、「眠る」の79.2％で、次いで「雑談する」25.3％、「マッサージする」21.2％、「外を見る」19.4％の順で、最少は「深呼吸する」の12.5％であった。日本人は消極的な「眠る」ストレス・コーピングが高い傾向を示している。原因となる問題が何であるかを、国連子ども権利委員会が指摘している問題を考慮することが緊急の課題である。

項目	割合
眠る	79.2%
雑談する	25.3%
マッサージする	21.2%
外を見る	19.4%
深呼吸する	12.5%

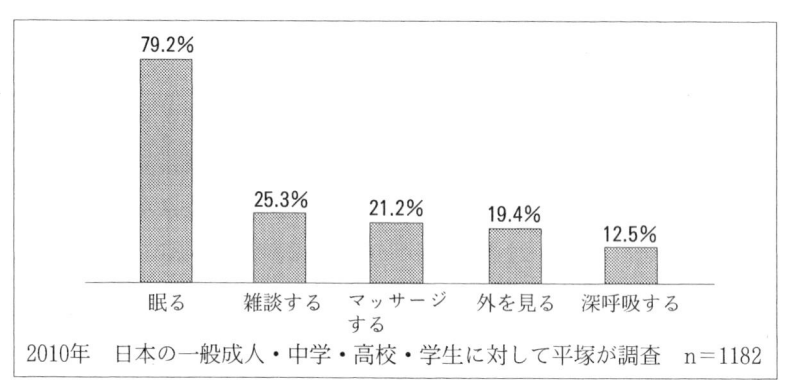

2010年　日本の一般成人・中学・高校・学生に対して平塚が調査　n＝1182

図37　日本人の他人と話しあって協力してうまく仕事ができる者が行っているストレス・コーピング

7-2　だるくて疲れやすい者の日本とスウェーデンの比較

　心労や疲労の蓄積もセロトニン神経を機能不全に陥らせる重大な因子であることは有田秀穂が著している。こうした場合は、休養が大切である。放置すれば、パニック発作やうつ病が現われるとされる。だるくて疲れやすい者はスウェーデンでは60.4%、日本は43.3%であった。

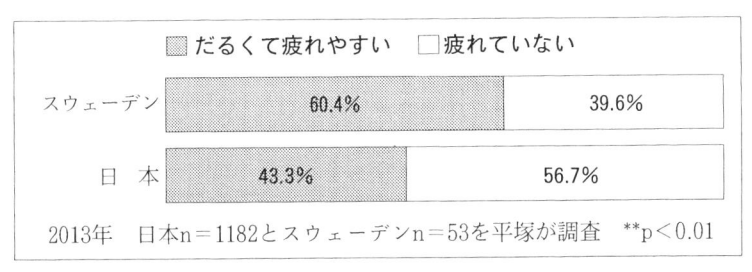

図38　だるくて疲れやすい者の日本とスウェーデンの比較

7-3　日本人の他人と話し合って協力して上手く仕事ができる者に現れるストレスサイン

　「他人と話し合って協力して上手く仕事ができる者」と「肩こり」兆候の関係において、上手く仕事ができる者は36.1%で、できない者の22.8%よりもストレスサインが多く現われていた。

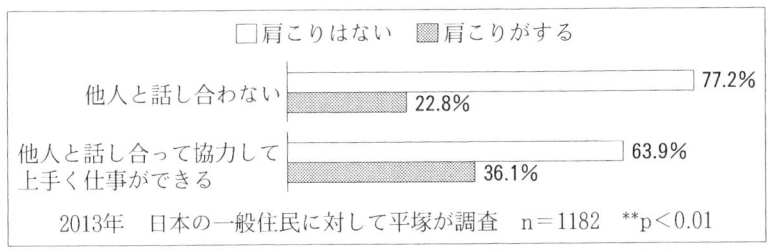

図39　日本人の他人と話し合って協力して上手く仕事ができる者に現れる肩こりの兆候

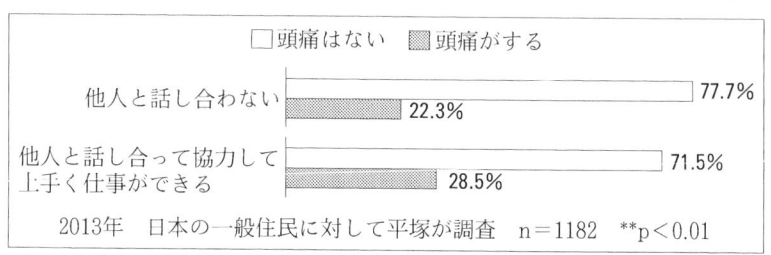

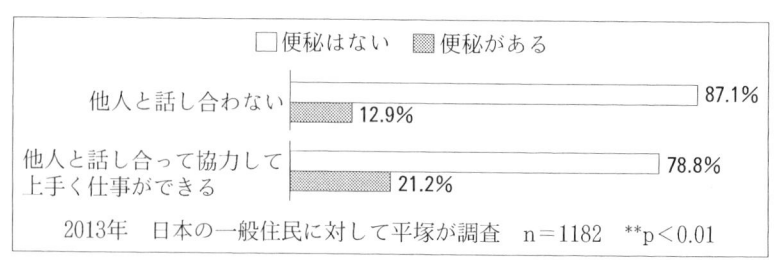

7－4　日本人の他人と話し合って協力して上手く仕事ができる者に現れる頭痛の兆候

「他人と話し合って協力して上手く仕事ができる者」と「頭痛」の兆候の関係において、上手く仕事ができる者は28.5％で、できない者の22.3％よりもストレスサインが多く現われていた。

```
□頭痛はない　■頭痛がする
他人と話し合わない                    77.7%
                  22.3%
他人と話し合って協力して              71.5%
上手く仕事ができる   28.5%
2013年　日本の一般住民に対して平塚が調査　n＝1182　**p＜0.01
```

図40　日本人の他人と話し合って協力して上手く仕事ができる者に現れる頭痛の兆候

7－5　日本人の他人と話し合って協力して上手く仕事ができる者に現れる便秘の兆候

「他人と話し合って協力して上手く仕事ができる者」と「便秘」の兆候の関係において、上手く仕事ができる者は21.2％で、できない者の12.9％よりもストレスサインが多く現われていた。

```
□便秘はない　■便秘がある
他人と話し合わない                    87.1%
                  12.9%
他人と話し合って協力して              78.8%
上手く仕事ができる   21.2%
2013年　日本の一般住民に対して平塚が調査　n＝1182　**p＜0.01
```

図41　日本人の他人と話し合って協力して上手く仕事ができる者に現れる便秘の兆候

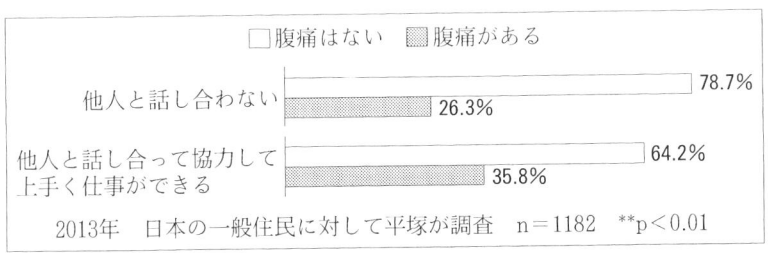

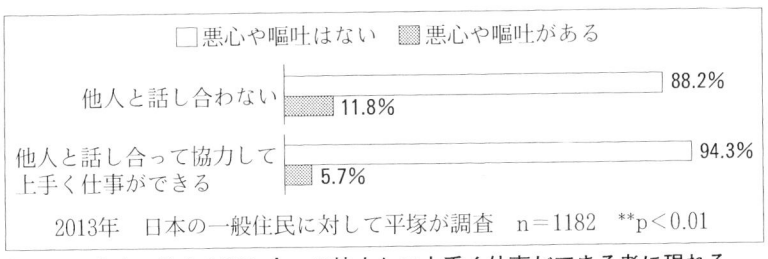

社会の変化が日本・中華人民共和国（天津市）・スウェーデン人に与えた影響　91

7－6　日本人の他人と話し合って協力して上手く仕事ができる者に現れる腹痛の兆候

「他人と話し合って協力して上手く仕事ができる者」と「腹痛」の兆候の関係において、上手く仕事ができる者は35.8%で、できない者の26.3%よりもストレスサインが多く現われていた。

```
         □腹痛はない  ▨腹痛がある
他人と話し合わない              78.7%
                    26.3%
他人と話し合って協力して         64.2%
上手く仕事ができる    35.8%
   2013年　日本の一般住民に対して平塚が調査　n=1182　**p＜0.01
```

図42　日本人の他人と話し合って協力して上手く仕事ができる者に現れる腹痛の兆候

7－7　日本の他人と話し合って協力して上手く仕事ができる者に現れる悪心や嘔吐の兆候

「他人と話し合って協力して上手く仕事ができる者」と「悪心や嘔吐」の兆候の関係において、上手く仕事ができる者は5.7%で、できない者の11.8%よりもストレスサインが低い傾向にあった。

```
         □悪心や嘔吐はない  ▨悪心や嘔吐がある
他人と話し合わない              88.2%
                  11.8%
他人と話し合って協力して         94.3%
上手く仕事ができる   5.7%
   2013年　日本の一般住民に対して平塚が調査　n=1182　**p＜0.01
```

図43　日本人の他人と話し合って協力して上手く仕事ができる者に現れる悪心や嘔吐の兆候

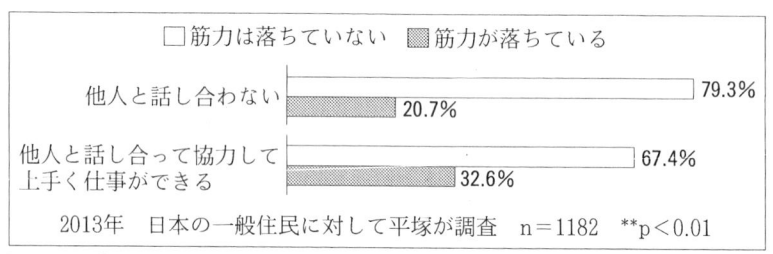

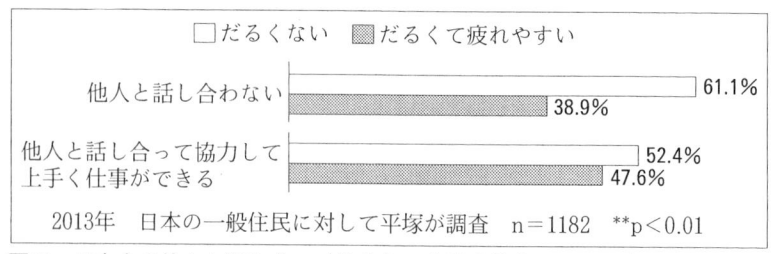

7－8　日本人の他人と話し合って協力して上手く仕事ができる者に現れる筋力の兆候

「他人と話し合って協力して上手く仕事ができる者」と「筋力が落ちている」兆候の関係において、上手く仕事ができる者は32.6%で、できない者の20.7%よりもストレスサインが多く現われていた。

```
□筋力は落ちていない　■筋力が落ちている
他人と話し合わない　　　　　　　　　79.3%
　　　　　　　　　　　　20.7%
他人と話し合って協力して　　　　　　67.4%
上手く仕事ができる　　　　　32.6%
　2013年　日本の一般住民に対して平塚が調査　n＝1182　**p＜0.01
```

図44　日本人の他人と話し合って協力して上手く仕事ができる者に現れる筋力の兆候

7－9　日本人の他人と話し合って協力して上手く仕事ができる者に現れるだるくて疲れやすい兆候

「他人と話し合って協力して上手く仕事ができる者」と「だるくて疲れやすい」兆候の関係において、上手く仕事ができる者は47.6%で、できない者の38.9%よりもストレスサインが多く現われていた。

```
□だるくない　■だるくて疲れやすい
他人と話し合わない　　　　　　　　　61.1%
　　　　　　　　　　　38.9%
他人と話し合って協力して　　　　　　52.4%
上手く仕事ができる　　　　　　47.6%
　2013年　日本の一般住民に対して平塚が調査　n＝1182　**p＜0.01
```

図45　日本人の他人と話し合って協力して上手く仕事ができる者に現れるだるくて疲れやすい兆候

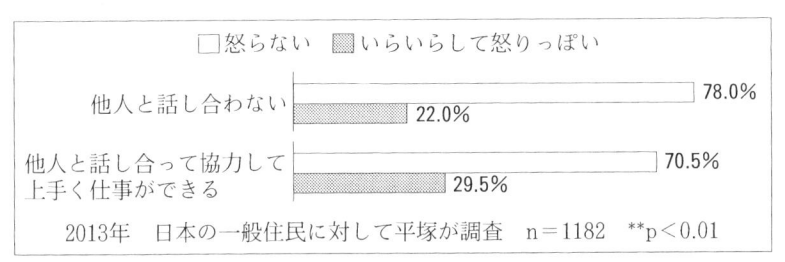

7－10　日本の他人と話し合って協力して上手く仕事ができる者に現れるいらいらして怒りっぽい兆候

「他人と話し合って協力して上手く仕事ができる者」と「いらいらして怒りっぽい」兆候の関係において、上手く仕事ができる者は29.5%で、できない者の22.0%よりもストレスサインが多く現われていた。

```
         □怒らない  ■いらいらして怒りっぽい
他人と話し合わない                           78.0%
                      22.0%
他人と話し合って協力して                      70.5%
上手く仕事ができる      29.5%
   2013年　日本の一般住民に対して平塚が調査　n＝1182　**p＜0.01
```

図46　日本人の他人と話し合って協力して上手く仕事ができる者に現れるいらいらして怒りっぽい兆候

8．日本人のストレス・コーピング

ストレス・コーピングはラザルスとフォルクマンによると2つのタイプに分けられる。1つは、回避、静観、気晴らしなど情緒的な苦痛を低減させるための情緒焦点型コーピングで、気分転換を図るなどはこのタイプである。2つ目は外部環境や自分自身の内部の問題を解消させる問題焦点型コーピングで、問題の明確化、情報収集、解決策の実行であることを渋谷昌三が著している。

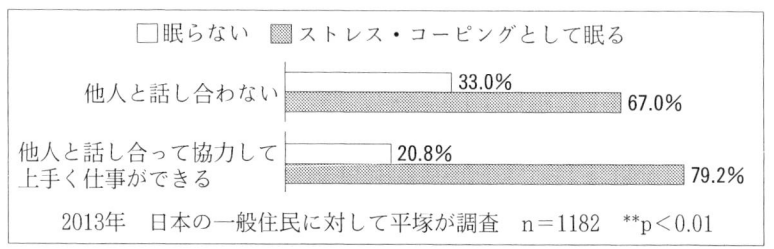

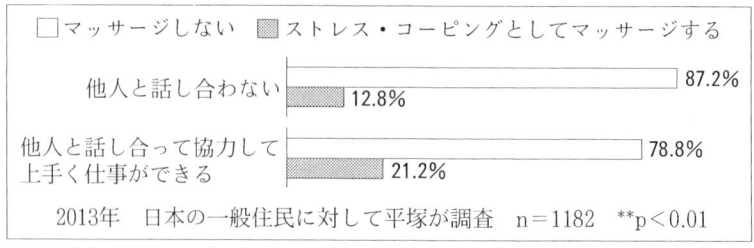

8-1　日本人の他人と話し合って協力して上手く仕事ができる者がとる眠るストレス・コーピング

「他人と話し合って協力して上手く仕事ができる」者がとる「眠る方法のストレス・コーピング」をとる者は、上手く仕事ができる者では79.2%で、できない者の67.0%よりもコーピングの実施が多かった。

	眠らない	ストレス・コーピングとして眠る
他人と話し合わない	33.0%	67.0%
他人と話し合って協力して上手く仕事ができる	20.8%	79.2%

2013年　日本の一般住民に対して平塚が調査　n＝1182　**p＜0.01

図47　日本人の他人と話し合って協力して上手く仕事ができる者がとる眠るストレス・コーピング

8-2　日本人の他人と話し合って協力して上手く仕事ができる者がとるマッサージするストレス・コーピング

「他人と話し合って協力して上手く仕事ができる」者がとる「マッサージをする方法のストレス・コーピング」をとる者は、上手く仕事ができる者では21.2%で、できない者の12.8%よりもコーピングの実施が多かった。

	マッサージしない	ストレス・コーピングとしてマッサージする
他人と話し合わない	87.2%	12.8%
他人と話し合って協力して上手く仕事ができる	78.8%	21.2%

2013年　日本の一般住民に対して平塚が調査　n＝1182　**p＜0.01

図48　日本人の他人と話し合って協力して上手く仕事ができる者がとるマッサージするストレス・コーピング

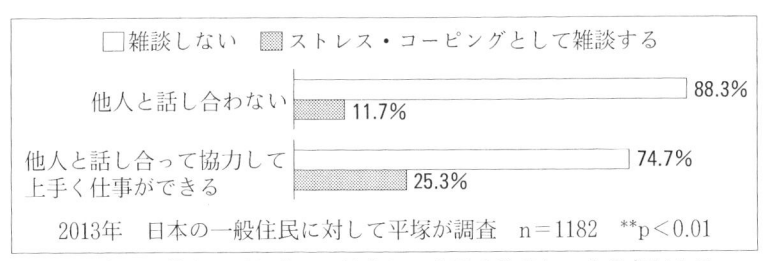

社会の変化が日本・中華人民共和国（天津市）・スウェーデン人に与えた影響　95

8－3　日本人の他人と話し合って協力して上手く仕事ができる者がとる深呼吸するストレス・コーピング

「他人と話し合って協力して上手く仕事ができる」者がとる「深呼吸をする方法のストレス・コーピング」をとる者は、上手く仕事ができる者では12.5%で、できない者の7.7%よりもコーピングの実施が多かった。

```
□深呼吸しない　■ストレス・コーピングとして深呼吸する
他人と話し合わない　　　　　　　　　　　　　92.3%
　　　　　　　　　　　7.7%
他人と話し合って協力して　　　　　　　　　87.5%
上手く仕事ができる　　　　　12.5%
2013年　日本の一般住民に対して平塚が調査　n=1182　**p<0.01
```

図49　日本人の他人と話し合って協力して上手く仕事ができる者がとる深呼吸するストレス・コーピング

8－4　日本人の他人と話し合って協力して上手く仕事ができる者がとる雑談するストレス・コーピング

「他人と話し合って協力して上手く仕事ができる」者がとる「雑談する方法のストレス・コーピング」をとる者は、上手く仕事ができる者では25.3%で、できない者の11.7%よりもコーピングの実施が多かった。

```
□雑談しない　■ストレス・コーピングとして雑談する
他人と話し合わない　　　　　　　　　　　　　88.3%
　　　　　　　　　　　11.7%
他人と話し合って協力して　　　　　　　　　74.7%
上手く仕事ができる　　　　　25.3%
2013年　日本の一般住民に対して平塚が調査　n=1182　**p<0.01
```

図50　日本人の他人と話し合って協力して上手く仕事ができる者がとる雑談するストレス・コーピング

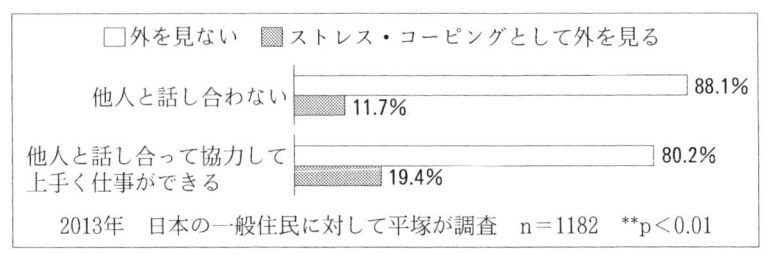

8-5 日本人の他人と話し合って協力して上手く仕事ができる者がとる外を見るストレス・コーピング

「他人と話し合って協力して上手く仕事ができる」者がとる「外を見る方法のストレス・コーピング」をとる者は、上手く仕事ができる者では19.4％で、できない者の11.7％よりもコーピングの実施が多かった。

	外を見ない	ストレス・コーピングとして外を見る
他人と話し合わない	88.1%	11.7%
他人と話し合って協力して上手く仕事ができる	80.2%	19.4%

2013年　日本の一般住民に対して平塚が調査　n＝1182　**p＜0.01

図51　日本人の他人と話し合って協力して上手く仕事ができる者がとる外を見るストレス・コーピング

9．自己効力感を自覚することで活動への動機づけの強化を高められる

ストレッサーに対する見通しや自信には、「どうすればよいか」という具体的な対処方法の見通しと「それが上手く実行できるか」という自信が必要である。具体的な対処方法の見通しは、バンデューラ（Bandura. 1977）によって「セルフ・エフィカシー（自己効力感）」が提唱されていた。教育現場においては、多くのストレスにさらされて、感情焦点型の対処で、自分自身の感情を抑圧して、一時的にストレスから解放されても、一定の期間が過ぎると、もとの状態に戻ってしまうし、ストレスを自分の中で解消することができなくなって、ストレスサインを知覚されることなく、「引きこもり」に至り、「うつ状態」を現して、若者の「自殺」をひきおこすという問題行動に至ってしまう。ストレスは生きていく上で避けられないものである。

自己効力感を自覚して、形成する効果的な過程がストレスの対処、職業選

択、危険行動の変容は自己効力感が影響力を持っている。その過程は4つの項目を効果的に教育して可能性の期待を高めることである。

①最も重要なことを自身で達成したり、成功した確証があること。
②他人が何かを達成したり、成功した代理体験を観ること。
③自分に能力のあることを言語的に励ましがあった。
④生理的、情緒的高揚があり、気分が高揚することがあった。

「人間関係が下手な」、「生きる希望を見いだせない」者は、日本社会のニート（無業者）から脱することは難しいとされる。若者が無力化する背景には若者自身が、自分なりに努力しても結果は変わらないと考えられる経験の蓄積によって生じる。そこで、人間関係の適応が下手な若者に対しては、人がある行動を実施する際に、その行動を効果的にできる「きっと大丈夫」等と言葉による説得や、自分や他人の成功体験を話すことにより、ストレス状況にあるときに「上手く対処できた体験を示すこと」で、自信を高めることができる。この際、効果的に対処できた時に「うまくいったね」と強調して伝えることが重要である。人が行動を起こす条件として、「結果予期」と「効力予期」の2つの予期機能で、自分の行動を実行した場合どのような結果が得られるかという予想であり、自分がその行動をどの程度効果的に実行できると思う自信が必要である。

9-1 自己効力感の0から4つを自覚することで活動への動機づけの強化を高める関係

「大切な人間である」とする「自尊心」や「自己受容」の感情は、自分の能力に対する自信や自分を価値ある者とみなす認知、感情などと密接に結びついている。

なお、高度に複雑化し、硬直化した管理社会は自己効力感を奪い、「無力感」を与えて適応を困難にしていくのである。

「目標に向かって進んでいる」という期待感は、「人生を意義あるものとみなし」て、「人生の主要な目標を達成する」点で、成功感を示している。

「大切な人間である」は、33.0%より上昇し、4つの自己効力感を自覚している者は83.2%であった。「目標に向かって進んでいる」者は24.1%と上昇して4つの自己効力感を自覚している者は75.6%と極めて高い値であった。これらは、人生や生活に対する満足度を示していて強い動機づけをしている。一方、無力感・無関心・意欲の低下にある者は31.6%より21.5%と値は低下を示している。なお物事への関心が薄らいでいる者は、42.0%であったものが、28.8%に減少している。自己効力感を自覚することで、活動への動機づけの強化を高められる事は、自己効力感を逆に高くしている。

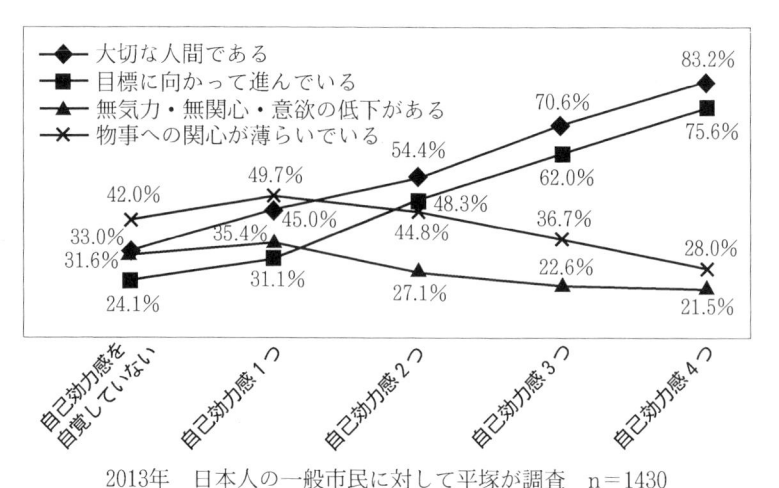

2013年　日本人の一般市民に対して平塚が調査　n＝1430

図52　自己効力感を自覚することで活動への動機づけの強化を高められる

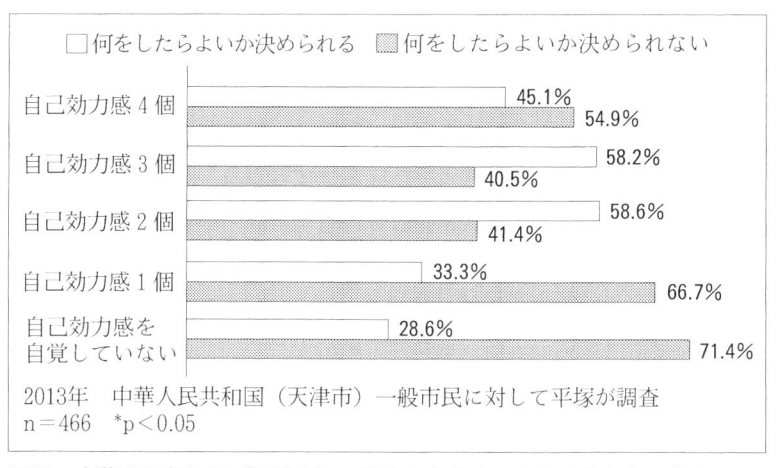

9-2　中華人民共和国（天津市）の何をしたらよいか決められない者と自己効力感の関係

「何をしたらよいか決められない」者と「何をしたらよいか決めることのできる」者との関係において、「何をしたらよいか決められない」者で自己効力感を自覚していない者は71.4%で4つのうちの1つの自己効力感を自覚すると66.7%となり、2つで41.4%、3つで40.5%となり4つの効力感が加わると54.9%となっている。なお、「何をしたらよいか決めることができる」者では45.1%に上昇した。

図53　中華人民共和国（天津市）の何をしたらよいか決められない者と自己効力感の関係

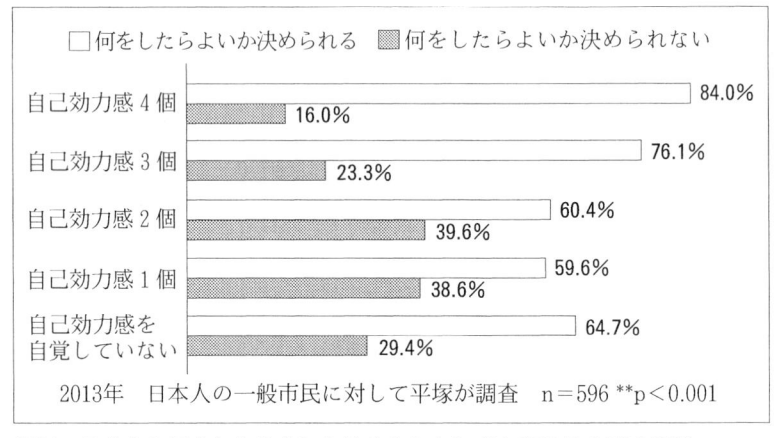

9－3　日本人の何をしたらよいか決められない者と自己効力感の関係

「何をしたらよいか決められない」者と「何をしたらよいか決めることのできる」者との関係において、「何をしたらよいか決められない」者で自己効力感を自覚していない者は29.4%で4つのうちの1つの自己効力感を自覚すると38.6%となり、2つで39.6%とさらに上昇し、3つで23.3%となり4つの効力感が加わると16.0%と極めて低い値となっている。一方、「何をしたらよいか決めることができる」者では84.0%と極めて高い自己効力感となっている。

図54　日本人の何をしたらよいか決められない者と自己効力感の関係

厚生労働省、経済産業省、文部科学省、経済財政政策担当からなる「若者自立・挑戦戦略会議」は平成15年に「若者自立・支援プラン」を取りまとめて、教育、雇用、産業政策の連携を強化して、若者の職業的自立を促進することとした。同年9月「若者の人間力を高めるための国民宣言」を発表して、総合的な若者支援のための指針を示した。ニートになるきっかけは、中学・高校・大学卒業時の進路・就職活動の失敗が要因になる。今回スウェーデンの包括的青年政策などは、日本にも参考になるが、「人間関係が下手な」、

「生きる希望を見いだせない」者は、日本社会のニートから脱することは難しいとされる。

若者に未来の自分を考えられる機会は、人の尊厳性と自己決定をテーマで、アルバイトや家族の問題について、あきらめ対処の予防や、逃避・回避対処させない目的で、毎回、思考させて言語的に発表させて肯定し、励ますことによって、若者の自立を考えさせた。

日本人としてのアイデンティティと日本人の国民性は、過去から未来にわたって、「イエ」という観念が人間の集まりの上に受け継がれて、家風、家柄、家格、家名が、個人の完成や幸福より大切で、それを重んじ、添って、身を持すものが、人として生きる道であった。子どもは「イエ」の権威に従う模範的なメンバーであり、「イエ」の権威を代表する父親によって、如何ともしがたい人間の無力感とあきらめが生んだものとも考えられるが、家の中では、未だ、父親のみに権威があって、父親から後のメンバーは平等ではないのである。現在の若者の苦悩は、父親よりも高い教育を受けたにもかかわらず、若者は父親以上の職業に就くことができない焦りの現状と、今尚、期待される「イエ」社会的考えと、現在社会では、現実の親は社会的にも、年齢的にも、言いつけ通りに行動できる「魅力ある、ひきつける家庭の文化」を引き継ぐ父親像とはかけ離れて後退している。そのような現在の若者や親たちは無力感を感じていた。一方、リースマンの内部指向型に気付つかない間に、日本人は、他人指向型と世間体に結びついた偏見と「イエ」権威が現在まで反映されていて、暗黙のルールに従って行動していることを学生は自覚できた。結果、何が重要なのかに気づき、自己決定に基づく進路や、就職にも繋がっていった。

自己効力感を自覚することは、自信を回復して活動の動機づけを高めるためであり、「私は大切な人間である」とする自己への信頼感（自尊心）のある者に、自己効力感の4つの過程を自覚することによって、さらに仲間も信頼感を持って受容することができて、仲間関係の中で、自由に自分を発揮することができる。自尊心は「自分の能力に対して自信や自分を価値ある」者と

する感情と密接にむすびついている。

　「目標に向かって進んでいる」とすることは、「困難なことをやり遂げる、競争で他人に勝つなどの目標を達成しようとする」原動力となっているのである。しかしながら、若者の多くは専門を学ぶことが有意義であると考えている、未来に向けての仕事は自分の学んだ専門知識を就職先で役立てたいと願っている。しかしながら、目標のある専門の教育を生かすことができない仕事に就くことが多い若者は、「何かに思い切り打ち込んだり、挫折しつつ」さまざまな場面でストレス対処をしながら個人及び集団に対しても、動機づけをして、モチベーションを高めていくことには繋がらないと考える。

参考文献
　山本雅美、子どものパーソナリティと社会性の発達、北大路書房、2000年5月
　山田昌弘、なぜ若者は保守化するか、東洋経済新聞、2009年12月
　農永光彦、面白いほどよくわかる社会心理学、日本文芸社、平成15年8月
　渋谷昌三、深層心理、日本文芸社、平成21年7月
　小川浩、保健医療行動科学事典―適応、メヂカルフレンド社、1999年9月
　David Riesman、孤独な群衆、みすず書房、2006年4月
　加藤忠史、ニュートン、脳と心、―脳の最新科学、そして心との関係―、2010年11月
　大野正和編集、畠中宗一、現代のエスプリ―対人関係の再発見―、至文堂、2006年7月
　吉川武彦、精神保健マニュアル、南山堂、2003年4月
　布施豊正、心の危機と民族文化療法、中央公論社、1992年12月
　渋谷昌三、学校で教えない教科書―深層心理、日本芸術社、平成21年7月

自己効力感、達成目標の選び方と心身のストレス兆候

平塚儒子

　平成25年度版、子ども・若者白書によれば、自己効力感の低い社会参加が難しい若者について、15～34歳の若年無業者は63万人、15～34歳人口に占めその割合は穏やかに上昇して、平成24年は2.3％となっている。同じく15～34歳のフリーターは平成20年を底に上昇傾向にあり、平成24年180万人、6.6％である。広義の引きこもりは69.6万人と推計されて、そのきっかけは、仕事や就職に関するものが多いとされる。平成24年の若年無業者の年齢階級別では、15～19歳が9％、20～24歳が17％、25～29歳が18％、30～34歳が18％、35～39歳は23％であり、若年無業者の割合は平成12年から24年度まで上昇の傾向にある。現代の「引きこもり者」は種々のストレスサインが現れている。筆者の調査において、思春期・青年期の若者は「イライラ・モヤモヤ」を抱えながら、心身のストレス兆候から筋肉系、自律神経系、記憶の機能や憂鬱、不眠、慢性疲労感の兆候を現している。それでも努力や挑戦の中で、他方では挫折や逸脱を繰り返し展開している。ストレスについては、distress（不快ストレス）過激なストレスとeustress（快ストレス）適度なストレスであって、セリエの説では「ストレスは人生のスパイスである」とも言っていて、ストレスとの付き合い方が今後ますます重要であると考えられる。

　近年の学童期から青年期にかけて、競争原理の下、教育熱心な親は強制的に勉強中心的な生活を子どもに強いて、小学校の下校時に校門で待ち受けて「ランドセル」と「塾のカバン」の交換のために手渡しをしている姿は珍しくない。公園などで、子どもたちの遊びへの能動的な動き方は見られない、子どもは全般的に抑制的な生活が強いられて子どもの自立性や主体性を育てら

れずに学童期・思春期に至っている。

　他方で、親子のコミュニケーションがほとんど成立していないことが要因となっている親は、それなりの世話はしているが、仕事に追われて、情緒的なかかわりがなく、とりわけ、一人親の5割は貧困化のために、土曜日や祝日も働いていて、母親自身に経済的、精神的に不安が強く、会話がなく、子どもに対する情緒的な関係が不十分となっている。

　人は、最も重要なことは①自分で達成したり、成功したりした経験が大切であり、②自分以外の他人が何かを達成したり成功したりすることを代理体験して観察することが重要であり、③自分に能力があることを言語的に説明されたりした経験があること、④生理的、情緒的高揚や、その他で気分が高揚する経験があることがストレス対処になったり、職業選択や危険行動の変容に効果があることが、バンデューラ（Bandura A., 1977）によって提唱されている。

　子ども自身も、自分の気持ちを素直に現しにくくなっており、興味や気力の欠如のために、活動をはじめたり、遂げたりできなくなっていて意欲的な生き方はできない者もある。

　一方、アトキンソン（J. W, Atkinson）は、意慾的な行動（達成傾向）は成功志向傾向と失敗回避傾向の合成によって成立すると示唆している。近年の日本の若年者から成人は"高すぎる達成目標を選んだり"、"低すぎる達成目標を選ぶ"者が多く、意欲的に行動する生き方に懸念がある。とりわけ、意慾的な行動（達成傾向）として、①高い、難しすぎる達成傾向を選ぶ、②低い達成傾向を選ぶ、③自分にあったちょうど良い達成傾向を選ぶ、3項目を調査して、さらに3項目と「日本」、「中華人民共和国」の年代推移の相関関係を求めた。

　そこで日本と中華人民共和国天津市の両国では少子化傾向にあり、中華人民共和国天津市の若年者から中・高齢者の320名と、日本の若年者と中・高齢者の600名を対象に、同じ調査用紙を使用して"自己効力感"と"達成目標の選び方"について調査した。

次に産業構造の変化と人間行動のあり方は、伝統指向型、内務指向型、他人指向型に移行することは、デビット・リースマンが表わしている。そこで、日本と中華人民共和国の出生年代と産業構造の変化が人々にいかなる影響を与えているか明らかにするために、出生年代と産業構造を比較調査した。その国の意慾的な行動（達成傾向）は社会変化によっても（達成傾向）は異なることが現れていた。なお日本人の「人間関係の適応のあり方」や日本人の「自然の好み」そして、日本人の「ストレスサイン」と相関関係があり、現代の日本人の心の特徴が明らかに表われていた。

1．日本の自己効力感の出生年代別推移

　1960年代から、70年代にかけての第1次産業は減少傾向にあり、IT産業を中心とする第3次産業は5割弱となっている。1970年より2015年は70.0％に上昇していて、第1次産業や第2次産業とは対照的な推移である。第3次産業は他人指向型になっている時代と考えられる。
　自己効力感はバンデューラ（Bandura A., 1977）による、社会的認知理論の重要な要因の1つとして提唱された。人が行動を起こす選考条件として、結果予期と効力予期の2つの予期を想定した。自己効力感を形成する最も効果的な方法は、①成功するために必要なことは何でもできるという確証が持てる体験がある、②他者の体験の観察から得られる代理体がある、③能力があることを社会的に説得されること、④生理的・感情的状態の変化の体験である。この4つは、さまざまなストレス対処、職業選択、薬物や性的な危険行動の変容、禁煙や身体的運動、栄養、体重のコントロールの健康増進の受容などの自己効力感が影響力を持つことが示唆されている。
　この変化の社会的背景について、第二次世界大戦後は経済発展につれて町から空き地が消滅して、テレビの普及で紙芝居も衰退して、手づくりの玩具から大量生産のゲーム機へと、「遊び」も大変貌をとげていった。1961（昭和36）年は高度経済成長と核家族化が進んだ時代であり、子どもは1963〜67

年では、シンナー遊びや家出少年が増加し、家庭の教育力が問題にされるようになり、母親に暴力を振るう子どもが急増した。1969年はカギッ子があらわれ、シンナー遊びで死者が増加した時代である。1971年になると授業についていけない「落ちこぼれ」は半数となり、遊び方非行が認められるようになって、1973年には第一次オイルショック、1974年高校進学率が90％を超し、1975年には不登校が社会問題視されてきた。1976年は合計特殊出生率の低下をきたして、1977年には自分はいまなにをして良いか決められない、モラトリアム人間が現れて、その一方で家庭内暴力の増加と子どもの群発自殺が現れた。1978年には第二次オイルショックがあって、非行の低年齢化、1980年になると校内暴力・家庭内暴力が激化し、金属バットによる両親殺人事件を引き起こした時代である。1971年は「仮面ライダー」が放映開始となり、1973年オセロゲームが発売され、1979年インベーダーゲーム、1983年ファミリーコンピュータが発売された。自己効力感のうち、自分自身で達成したり成功した経験は1980年から1990年代にかけて低下傾向を示し、自分に能力のあることを説明されたり励まされた経験は1970年から1990年代にかけて減少をきたして、生理的・情緒的高揚の変化は、1980年より90年代にかけて減少をきたしている。

自己効力感、達成目標の選び方と心身のストレス兆候 107

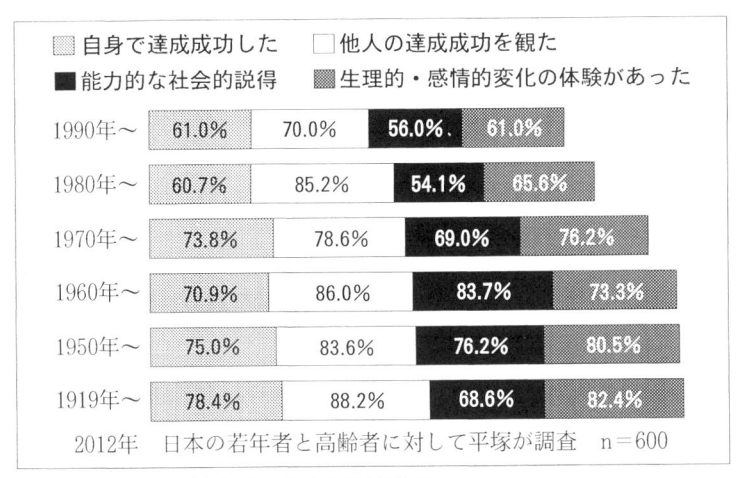

	自身で達成成功した	他人の達成成功を観た	能力的な社会的説得	生理的・感情的変化の体験があった
1990年～	61.0%	70.0%	56.0%	61.0%
1980年～	60.7%	85.2%	54.1%	65.6%
1970年～	73.8%	78.6%	69.0%	76.2%
1960年～	70.9%	86.0%	83.7%	73.3%
1950年～	75.0%	83.6%	76.2%	80.5%
1919年～	78.4%	88.2%	68.6%	82.4%

2012年　日本の若年者と高齢者に対して平塚が調査　n＝600

図1　日本の自己効力感の出生年代別推移

2．中華人民共和国（天津市）の自己効力感の出生年代別推移

　自己効力感を形成する最も効果的な方法は、日本人の自己効力感でも述べたとおりであるが、4つの項目は、ストレス対処、職業選択、健康増進の受容などの自己効力感に影響力を持つことを示唆されている。2001年頃、世界の工場と呼ばれるようになって、経済の急成長によって、中国は市場経済へ移行する中で、勤勉で優秀な人物に「労働模範」という称号が与えている。「平均睡眠時間は毎日4時間で、慢性的な睡眠不足と過労で頭痛や胃痛に悩まされる」者や、職場で心筋梗塞によって突然倒れるものが現れていて、働きすぎによる過労死は、ホワイトカラーに限った問題でないことは、梁過が報告している。[1]

　自己効力感を形成する効果的な4つの方法の最多は1990～91年であり、次いで1980～89年、1970～79年、1950～59年、1960～69年の順で、最少は1923～49年であった。

　中国の1966年から1976年は文化大革命期であって、文化大革命中は大学入試も中止されていて、1950年代前半から60年代前半生まれの人たちは、文化

大革命の影響によって、中卒で農村に飛ばされた人が多く、中国で最も報われない世代とされている。そのために被害者意識、コンプレックスが強く、自分が勉強したいときにできなかった。そこで「80後」の親である、自分の子どもたちには勉強を強いたり、幼い時に消費ができなかったので、何でも買い与えたり、多くの愛情と、お金を注いで育て、その子どもは過保護に育ち、社会人になっても親から小遣いをもらうものが多く、それが子どもの性格に大きな影響を与えて、社会問題になっていると加藤嘉一らは表わしている[2]。

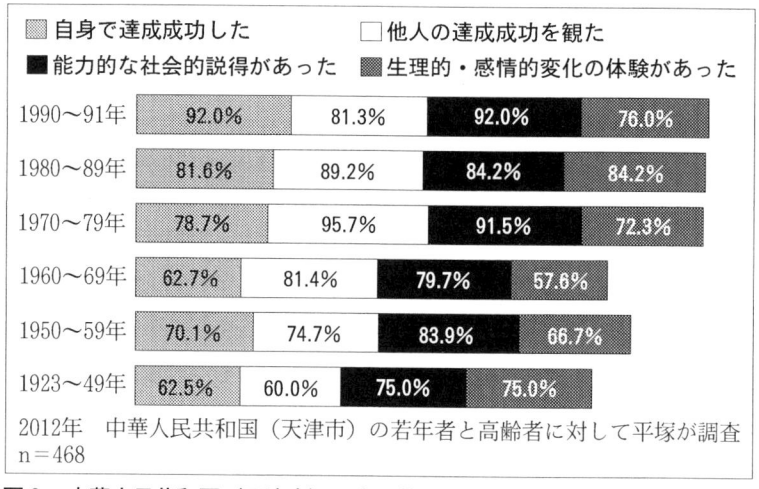

	自身で達成成功した	他人の達成成功を観た	能力的な社会的説得があった	生理的・感情的変化の体験があった
1990～91年	92.0%	81.3%	92.0%	76.0%
1980～89年	81.6%	89.2%	84.2%	84.2%
1970～79年	78.7%	95.7%	91.5%	72.3%
1960～69年	62.7%	81.4%	79.7%	57.6%
1950～59年	70.1%	74.7%	83.9%	66.7%
1923～49年	62.5%	60.0%	75.0%	75.0%

2012年　中華人民共和国（天津市）の若年者と高齢者に対して平塚が調査
n＝468

図2　中華人民共和国（天津市）の自己効力感の出生年代別推移

3．日本と中華人民共和国の目標達成と成功の比較について

「アトキンソン」のモデルによって日本と中華人民共和国の、意欲的な行動（達成行動）と出生年代を2次集計し、その結果について述べる。

3-1 日本の達成行動目標の選び方の出生年代について

「難しすぎる達成目標を選ぶ者」の最多は1990〜93年で、次いで1980〜89年、1919〜49年、1950〜59年、1970〜79年の順で、最少は1960〜69年であった。

「簡単すぎる達成目標を選ぶ者」の最多は1919〜49年で、次いで1970〜79年、1960〜69年、1990〜93年、1950〜59年の順で、最少は1980〜89年であった。

「自分にあったちょうど良い達成目標を選ぶ者」の最多は1950〜59年で、次いで1990〜93年で、1970〜79年、1919〜49年、1980〜89年の順で、最少は1960〜69年であった。

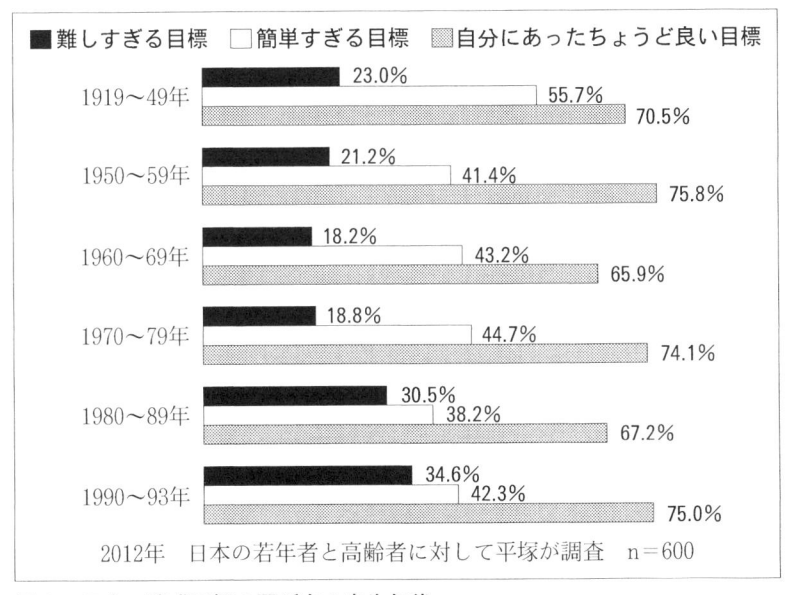

図3　日本の達成目標の選び方の出生年代

失敗回避傾向の強い者は絶対成功できそうな易しい課題、もしくは成功できそうもない難しい課題を好むとされる。

3－2　日本の産業別生産構造の推移について

　昭和20年代後半、朝鮮戦争の特需があって敗戦から立ち直り、1960（昭和35）年池田内閣は、「国民所得倍増計画」を決定して実現のために社会資本の充実、産業構造の高度化、人的能力の向上と科学技術の振興、農業の近代化を目標にあげた。道路や港湾の整備、工業用地の開発、住宅建設の公共投資がされ、鉄鋼、石油化学、機械、電気、などの関連産業に設備の投資が広がった。経済発展は工業化社会を実現させた結果、環境汚染が急激に拡大して、環境汚染である水俣病や四日市喘息の公害病が生み出された。

　生活の実態は、昭和35年からの6年間で、消費者物価は42％も上昇して、かけそば約3割増、理髪料は約3.4倍になっていた。1946年の産業別構造では、第1次産業（農林水産業・狩猟・鉱業）が最も多い38.8％であったが、2001年においては1.7％と減少している。

　第2次産業（工業）は、初期的人口の減少をきたす社会である。最も多いのは1970年の44.5％であったが、その後は減少の傾向を示して、2001年では31.4％と最も低い値となっている。

　第3次産業（商業・コミュニケーション・サービス）は、1946年では34.9％であったが、その後は増加の傾向を示し、2001年では66.9％と極めて高い値で、増加している。

　現在の第3次産業（66.9％）の産業構造社会では、ヒトは他人指向型の傾向を現わし、判断のモデルは、他人との関わりによって決断する。さらに急激的な社会の変化は、人は常に動揺して、変化する。このような状態では、手短にある目標に従って、いつでも周囲の人々に調子を合わせるようになる。人の内面化は、幼少時代から両親や大人たちから教え込まれていると、デビット・リースマンが表している。[3]

自己効力感、達成目標の選び方と心身のストレス兆候　111

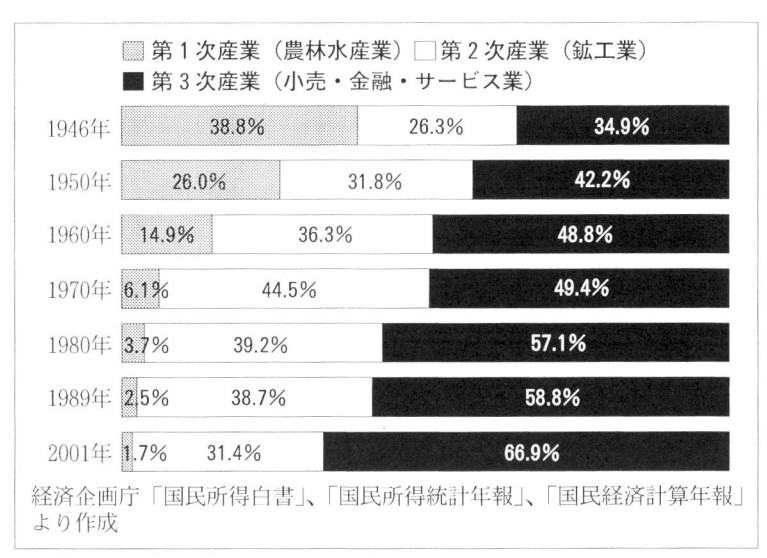

年	第1次産業（農林水産業）	第2次産業（鉱工業）	第3次産業（小売・金融・サービス業）
1946年	38.8%	26.3%	34.9%
1950年	26.0%	31.8%	42.2%
1960年	14.9%	36.3%	48.8%
1970年	6.1%	44.5%	49.4%
1980年	3.7%	39.2%	57.1%
1989年	2.5%	38.7%	58.8%
2001年	1.7%	31.4%	66.9%

経済企画庁「国民所得白書」、「国民所得統計年報」、「国民経済計算年報」より作成

図4　日本の産業別生産構造の推移

3-3　中華人民共和国の達成目標の選び方の出生年代

「80後」が現在から10年前に通用した若者の成功方程式は勉強して大学に入ったら、良い会社に就職できると考えられていたが、最近では通用しなくなってきている。それどころか「大学不要論」、「学歴無用論」などが広がって、大学卒業生の5人に1人が就職できない現実がある。

エリート中のエリートの北京大学でさえ本人が納得できる就職は20％未満であり、社会の不安定要因となっている。しかし、1970年以前に生まれた中華人民共和国の人々は、日本よりも急激的な社会変化の中にあって、今後は、常に動揺して、変化する傾向が懸念される。

「自分にあったちょうど良い達成目標を選ぶ者」の最多は1990～93年で、次いで1980～89年で、1950～59年、1960～69年、1970～79年の順で、最少は1923～49年であった。

失敗回避傾向の強い者は絶対成功できる易しい課題、もしくは成功できそうもない難しい課題を好むと考えられる。

その一方で急速な高齢化や男・女比の出生は1.2対1のアンバランスな人口構成の問題を引き起こしていると三河さつきが表わしている。[4]

1980年代から1990年代の出生者は「自分にあったちょうど良い達成目標を選ぶ者」は79.1％から84.0％と急激に増加している。

■難しすぎる目標　□簡単すぎる目標　▨自分にあったちょうど良い目標

1923～49年　32.5％／35.0％／42.5％
1950～59年　19.5％／19.5％／63.2％
1960～69年　20.3％／28.8％／57.6％
1970～79年　12.8％／34.0％／53.2％
1980～89年　24.7％／25.3％／79.1％
1990～93年　10.7％／10.7％／84.0％

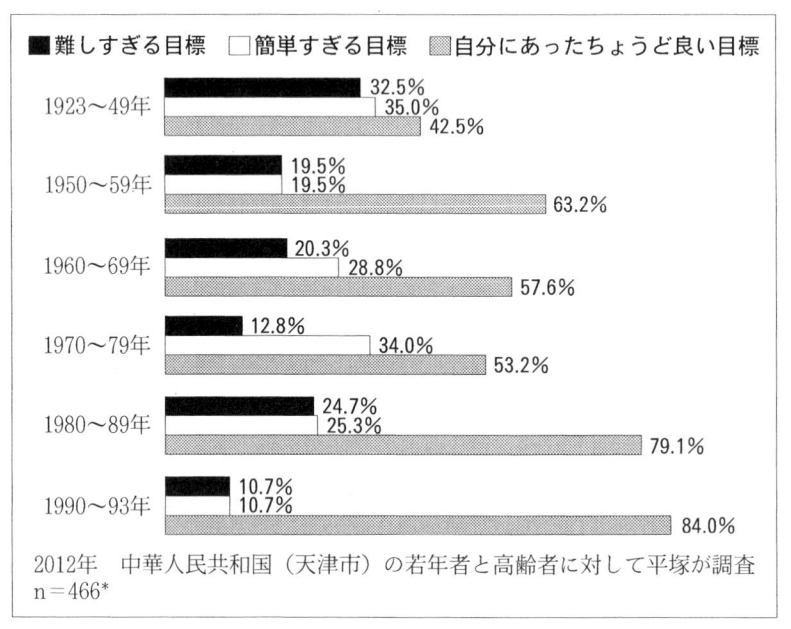

2012年　中華人民共和国（天津市）の若年者と高齢者に対して平塚が調査　n＝466*

図5　中華人民共和国（天津市）の達成目標の選び方の出生年代

3－4　中華人民共和国の産業別生産構造の推移について

産業別生産構造においても第2次産業も1946年での2割から1998年では5割弱と増加傾向を示していて、労働者が必要な鉱工業の時代である。しかしながら1979年より人口抑制政策（一人っ子政策）を取っていて、中国の人口のボーナス期は2010年までである。

中華人民共和国の産業別構造は1952年では、第1次産業（農林水産業・狩猟・鉱業）が最も多い50.5％であったが、1998年においては18.4％と減少してい

る。第2次産業（鉱工業）では1952年の20.9％から、1998年は48.7％と増加し、第3次産業では、1952年の28.6％から、1970年は24.3％、1980年は21.4％と減少して、1988年の30.2％から1998年は32.9％と増加へと変化が認められている。

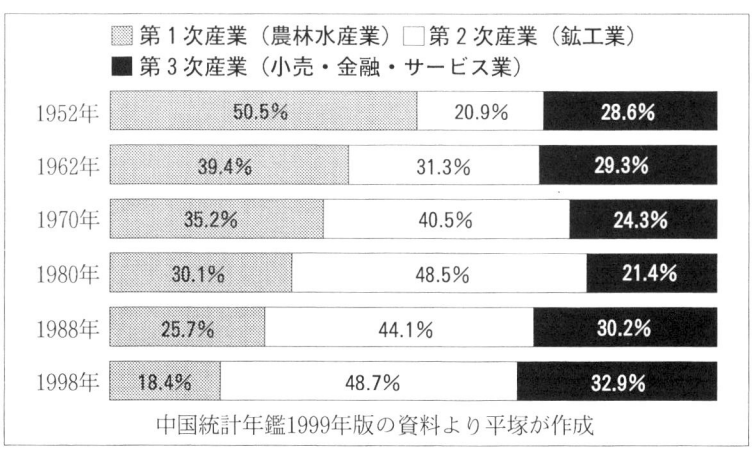

	第1次産業（農林水産業）	第2次産業（鉱工業）	第3次産業（小売・金融・サービス業）
1952年	50.5%	20.9%	28.6%
1962年	39.4%	31.3%	29.3%
1970年	35.2%	40.5%	24.3%
1980年	30.1%	48.5%	21.4%
1988年	25.7%	44.1%	30.2%
1998年	18.4%	48.7%	32.9%

中国統計年鑑1999年版の資料より平塚が作成

図6　中華人民共和国の産業別生産構造の推移

4．日本人の人間関係の適応と達成行動目標の選び方

　個々人の人格がいずれの段階に存在していようとも発達の順序性という原則が存在していて、各段階に求められる対人的な場を経験して通過しなければ「全面的に人間」になること、すなわち「統合された人格」を持つことは難しいことをハリー・スタック・サリヴァン（Sulivan, Harry, Stack）は示唆している。

　近年の若年者や学生たちは「相手にあわせる」事に神経を使い、自分をはっきりさせないことによって失っているものに鈍感である。そこで、自分と違う考え方をしている人と出会ったら、"自分と違う考えの人と無理をしてあわせる""上手くあわせる""あわすことができない"の関係において、

「上手くあわせる」ことのできる者の最多は「自分にあったちょうど良い達成目標を選ぶ」者で、ついで「達成目標を高く選ぶ」者、最少は「達成目標を低く選ぶ」者であった。

　「無理をしてあわす」者の最多は「達成目標を低く選ぶ」者で、ついで「達成目標を高く選ぶ」者、最少は「自分にあったちょうど良い達成目標を選ぶ」者であった。

　「相手にあわすことができない」者の最多は「達成目標を低く選ぶ」者で、ついで「自分にあったちょうど良い達成目標を選ぶ」者、最少は「達成目標を高く選ぶ」者であった。

　自分と違う考えをしている人と出会ったら「上手くあわせる」ことのできる者がとる行為で最も多いものは「自分にあったちょうど良い達成目標を選ぶ」者であった。

　現在、学校集団の不適応については学童期の精神保健上の問題は学校という集団への不適応が大きく影響を及ぼしているのは、とりわけ登校拒否と不登校である。小学校の低学年では母子分離が十分でないときにひき起こし、高学年では友人に対する信頼感が失われたときにひき起こし、中学・高校では自我の確立と関係が深くかかわり、生き方を模索していると、吉川武彦が示唆している[5]。

　不登校について、平成25年度版、子ども・若者白書によると、不登校になったきっかけについては、小学校では、不安などの情緒障害、無気力、親子関係、家庭の生活環境の急激な変化、友人関係、病気による欠席等となっている。中学生では、無気力、不安などの情緒障害、友人関係、あそび・非行が続く。高校生では無気力が多く、不安などの情緒障害、あそび・非行、友人関係、となっている[6]。

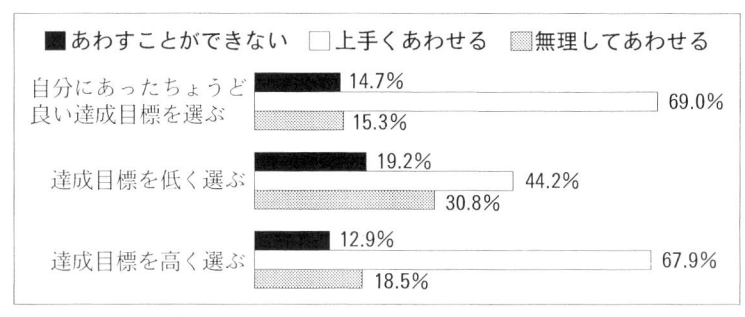

図7　日本人の自分と違う人との適応行動と達成目標の選び方

	あわすことができない	上手くあわせる	無理してあわせる
自分にあったちょうど良い達成目標を選ぶ	14.7%	69.0%	15.3%
達成目標を低く選ぶ	19.2%	44.2%	30.8%
達成目標を高く選ぶ	12.9%	67.9%	18.5%

5．日本人の自然の好みと達成目標の選び方

　日本人は四季のある自然の美と触れあう感情の心を根底に、道徳感を作っていったと考えられる。

　文部科学省中央教育審議会「今後の青少年の活動について」(平成25年1月25日)によれば、「自然の中で遊んだことや自然観察をしたことがありますか」の問いで、以下の表1の通りである。

表1　自然の中で遊んだことや自然観察をしたことがありますか

	当てはまる	どちらかといえば当てはまる	どちらかといえば当てはまらない	当てはまらない
小学校	62.5%	60.0%	58.7%	52.1%
中学校	55.7%	52.1%	49.5%	42.9%

　体験が豊富な大人ほど、意欲・関心や規範意識が高い方が多く、自然の中で遊んだことや、自然観察をしたことがある小・中学生の方が「全国学力・学習状況調査」での理科の平均正答率が高いと表わしている。

　戦後、驚異的な経済成長を果たした後、日本人は世界から「エコノミック・アニマル」となり、「心よりも物」に取り付かれた国民であるとされた。そ

の後、日本ではバブル経済崩壊後、「物より心」が叫ばれているが、日本の伝統的な文化が見直されている傾向にあることを黄自雄が表わしている[7]。

そこで、図8において、日本人の"山川草木の自然が好きである"、"自然はときには好きである"、"何も感動しない"者と「達成目標を高く選ぶ」者、「達成目標を低く選ぶ」者、「自分にあったちょうど良い達成目標を選ぶ」者との関係において、「山川草木の自然が好きである」と、「達成目標の選び方」において、「山川草木の自然が好きである」者の最多は「達成目標を高い目標を選ぶ」、次いで「達成目標は低い目標を選ぶ」、最少は「自分にちょうど良い目標を選ぶ」者であった。「自然はときに好きである者」の最多は「自分にちょうど良い目標を選ぶ」者で、ついで「達成目標を高い目標を選ぶ」、最少は「達成目標は低い目標を選ぶ」、であった。「何も感動しない」者の最多は「達成目標は低い目標を選ぶ」、次いで「自分にちょうど良い目標を選ぶ」、最少は「達成目標を高い目標を選ぶ」であった。

日本人の「山川草木の自然がときには好きである」者の最多は「自分にあったちょうど良い目標を選ぶ」者が多かった。

近年、子どもの体験活動の場や機会の減少が指摘されている。平成25年度版、子ども・若者白書によると、自然体験をほとんどしたことのない小・中学生の平成10年では、ロープウェイやリフトを使わずに高い山を登ったこと53.1%、大きな木に登ったこと43.3%、キャンプをしたこと38.2%、太陽が昇るところや沈むところを見たこと33.9%、海や川で貝を取ったり魚を釣ったりしたこと21.6%、夜空いっぱいに輝く星をゆっくり見たこと22.2%、蝶やトンボ、バッタ等の昆虫を捕まえたこと18.7%、野鳥を見たり野鳥の鳴く声を聞いたこと25.0%、海や川で泳いだこと9.8%である。

平成21年ではロープウェイやリフトを使わずに高い山を登ったこと67.0%、大きな木に登ったこと52.0%、キャンプをしたこと57.0%、太陽が昇るところや沈むところを見たこと38.0%、海や川で貝を取ったり魚を釣ったりしたこと42.0%、夜空いっぱいに輝く星をゆっくり見たこと26.0%、蝶やトンボ、バッタ等の昆虫を捕まえたこと41.0%、野鳥を見たり野鳥の鳴く声を聞いた

こと33.0％、海や川で泳いだこと30.0％で平成10年と比較して全般的には増加している[8]。

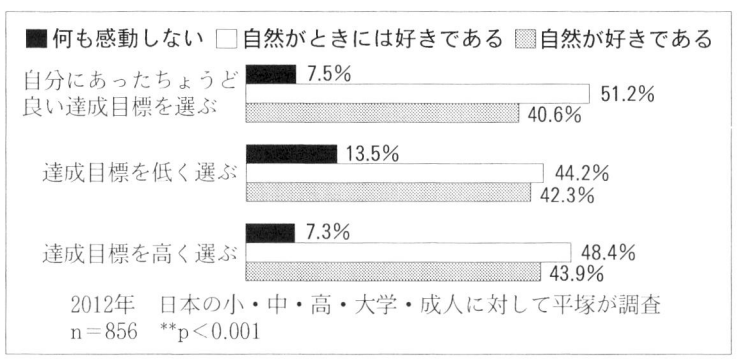

図8 日本人の自然の好み方と達成目標の選び方

6．日本人の自律神経系のストレスサインと達成目標の選び方

ストレス兆候については、セリエはstressor（ストレス刺激）を物理学的、化学的、生物学的、心理社会的の4つに分類し、刺激→反応的な医学モデルでストレスを説明した。ストレスは全身に生じる反応（汎適応症候群general adaptation syndrome：胸腺の萎縮、胃潰瘍、副腎皮質の肥大を主張とする反応）であるとした。

有田秀穂によると、「生きる力」をサイエンスの言葉で表現すると、脳内物質セロトニンである。ドーパミンとノルアドレナリンをコントロールするのはセロトニンであり、ノルアドレナリン神経が上手く機能せずに暴走すると、パニック障害のように大したことでもない場面でも、危機に対する反応をおこしかねない状態になる。ノルアドレナリンもドーパミンも、必要に応じて、適度に分泌されて働いていればいい状態であるが、多く出過ぎると暴走をする。逆に少ないと、活力が失われるなど、うつ病とのかかわりが指摘される。これらが誤作動を起こさないようにコントロールしているのが、セ

ロトニンであることを表わしている。

　日本人の「ストレスサイン」と「達成目標の選び方」によっては、各種ストレス兆候が現れることを見出した。達成目標は「達成目標を高く選ぶ」、「達成目標を低く選ぶ」、「達成目標をちょうど良い目標を選ぶ」の選択に対して、ストレス兆候である「腹筋や背筋が弱くなる」者の最多は「達成目標を低く選ぶ」者で、次いで「達成目標をちょうど良い目標を選ぶ」者、最少は「達成目標を高く選ぶ」者であった。

　「便秘をしやすい」、「頭痛がする」、「肩こりがある」、「体がだるい」の4つの兆候の最多は「達成目標を低く選ぶ」者で、次いで「達成目標を高く選ぶ」者、最少は「達成目標をちょうど良い目標を選ぶ」者であった。これらの4つの兆候は自律神経の兆候と考えらる。これらのストレッサーの感覚情報が大脳皮質で処理されると、扁桃体を経て視床下部に伝えられる。視床下部からCRH（副腎皮質刺激ホルモン放出ホルモン）から脳下垂体に、そこからACTH（副腎皮質刺激ホルモン）が分泌され、副腎皮質に、そこからは「グルココルチコイド」というホルモンが放出され、肝臓や筋肉に作用して活動する。

　この5つのストレス兆候（反応）の平均は「達成目標を高く選ぶ」者は48.8％、達成目標を低く選ぶ」者は32.42％、「達成目標をちょうど良い目標を選ぶ」者は34.34％であった。この結果から、5つの兆候は、ストレッサーの感覚情報が大脳皮質で処理され、扁桃体を経て視床下部に伝えられたと推測される。

　子どもたちの教育を考えるとき、社会的な問題傾向が現れたときに急激に、学校教育の対策を立てても、地域、家庭、学校の教育が自然に連携して働いていないと健康と幸福を保持することはできない。子どもが個室に閉じこもっていて、家族間のコミュニケーション不足から、家庭のホテル化や家庭崩壊が進行してしまうこともあり、また母親の育児と子育て能力不足や、親子のカプセル化から自立的な子育てができずに、不登校から「引きこもり」に入る者もある。

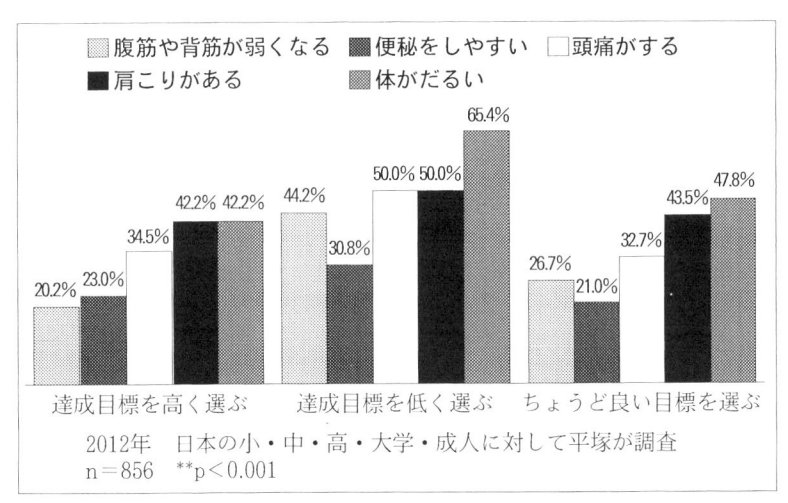

図9 日本人の自律神経系のストレスサインと達成目標の選び方

　日本の「自己効力感」を形成する効果的な4つの方法の最多は1919～69年であり、次いで1970～79年、1980～89年の順で、最少は1990～93年であった。
　中華人民共和国の「自己効力感」を形成する効果的な4つの方法の最多は1970～79年であり、次いで1950～59年、1960～69年の順で、最少は1923～49年であった。
　日本の「失敗回避傾向の強い者」は、1960～69年の出生が多く、現在の年齢は45～54歳であり、「達成動機の強い者」は1950～59年の出生の者に多く、64～55歳の年齢の者に多い傾向にあった。
　中華人民共和国の「失敗回避傾向の強い者」は、1923～49年の出生が多く、現在の年齢は65～91歳であり、「達成動機の強い者」は1990～93年の出生の者に多く、21～24歳の年齢の者に多い傾向にあった。
　直接家族が顔と顔を近い距離で見合い、語り合い、あわせて、コンピュータゲームやパソコンばかりでなく、生活の中で、自然の美とのつながりの中で育まれる事が自然であり、さらに、地域や他人との関係が子どもたちに必要であり、また体験を通した活動が必要である。言葉だけのコミュニケーシ

ョンはストレス解消につながらないと有田秀穂は示唆している。次に民族の感性はそれぞれの自然環境、文化的環境によって育てられるもので、感性も心も、民族によって違うことを黄文雄が表わしている。日本の四季の移り変わりははっきりしていて、人々は、自然にしたがって、自然とともに生きる「共生」は、森林から生まれた自然の思想がある。現在の日本人は今も自然の森林浴を好んで自然環境の中に入ることが好きである。現在まで森林浴が解明されて、疲労をもたらすメカニズムをもとに、疲労を取り除く治療方法が考えられている。近年、疲労を回復させる効果が証明されつつあるものに、「青葉アルコール (leaf alcohol)」や酸化されると「青葉アルデヒド」がある。

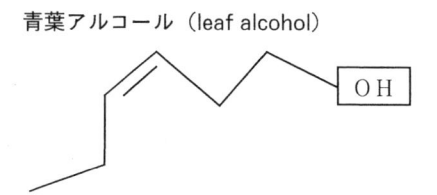

青葉アルコール（leaf alcohol）

化学式：$C_6H_{12}O$　モル質量：100.16　外観：無職液体　密度：0.846
液体融点：$-61-62$　沸点：156

　これらは、青葉の香りの成分であり、野菜など植物の青臭い香りの主成分である。人については、疲労が原因でおきる副交感神経失調症を防ぐ効果やストレスに対する植物の防御機構にかかわっていると見られている。森林や、緑あふれる公園の中を歩いていると疲れが取れた気がする。[9]
　セロトニンはドーパミンとノルアドレナリンをコントロールしていて、ドーパミンが過剰になれば依存症になり、ノルアドレナリンをコントロールできないと、興奮して怒るとすぐに「キレル」ことになる。そこで大きなストレスを溜め込まないようにして、自分なりに気分を切り替える方法を持ち体のほうから働きかけて、セロトニン神経を活性化させることが必要であり、具体的には、朝の太陽を浴びながら、重効力筋を使った適度な、ウォーキングをすることで、心地よい状態を作り出すことである。運動でも、勉強でも、

仕事でも「少しだけきつい」と思う、「自分にあったストレス」を少しずつかけながら、本人が「戦う姿勢が残っているかどうか」を決め手にすることである。

文　献

1）梁過、現代中国「解体」新書、講談社、2011年6月
2）加藤嘉一、原田曜平、これからの中国の話をしよう、講談社、2013年8月
3）デビット・リースマン、孤独な群衆、みすず書房、2013年9月
4）三河さつき、2010年日本VS中国、宝島社、2010年1月
5）吉川武彦、精神保健マニュアル、南山堂、2003年4月
6）平成25年度版、子ども・若者白書、生育環境、内閣府、2013年6月
7）黄文雄、青春出版社、日本人が知らない日本の遺産、2005年6月
8）平成25年度版、子ども・若者白書、体験活動、内閣府、2013年6月
9）水谷仁、慢性疲労、Newton別冊、「心はどこにあるか」脳と心、ニュートンプレス、2010年11月

脈圧が集中力と記憶力に影響を与える要因

平塚儒子・松尾拓哉

　子どものからだと心白書2011によると、教育現場による子どもの体の調査2010の子どもの"からだのおかしさ"の事象から、小学校で最近増えているという"からだのおかしさ"の実感ワースト5によると、「授業中、じっとしていない」は2000年は第3位で77.5％、2005年は第3位で72.5％、2010年には第2位に上昇して72.3％となっている。この事象から予想される問題は、「集中力の欠陥」が予想され、機能は「前頭葉機能」と、「睡眠・覚醒機能」に問題があると示唆している。なお保育所、幼稚園、小学校においても、「背中がぐにゃ」となった兆候が表れて、小学校の2000年、2005年、2010年でも現われている。予想される問題は「意欲・関心の低下」、「疲労」、「体調不良」、「抗重力筋の不良」、「体幹能力の低下」があり、機能は「前頭葉機能」と、「自律神経機能」、「内分泌機能」、「筋機能」が問題とされている。

　近年教育現場や、家庭で、子どもの生き生きした目の輝きが失せ、何を聞いても「べつに」「どうでもいい」など発達するに従い「無気力」、「無感動」になっていることが問題となっている。

脳の外表と正中断面の構造

　中枢神経系である脳は、大脳、間脳、中脳、橋、延髄、小脳からなる。外表からは大脳の左右大脳半球、小脳の左右小脳半球と中間の虫部、脊髄につながる橋および延髄が見ることができる。脳の前方から後方に向かう縦の面（矢状面）のなかで中心を通る面（正中面）では、大脳と小脳に隠れて外表からみることの出来ない間脳と脳幹を作る中脳・橋・延髄の構造が表れる（図1）。

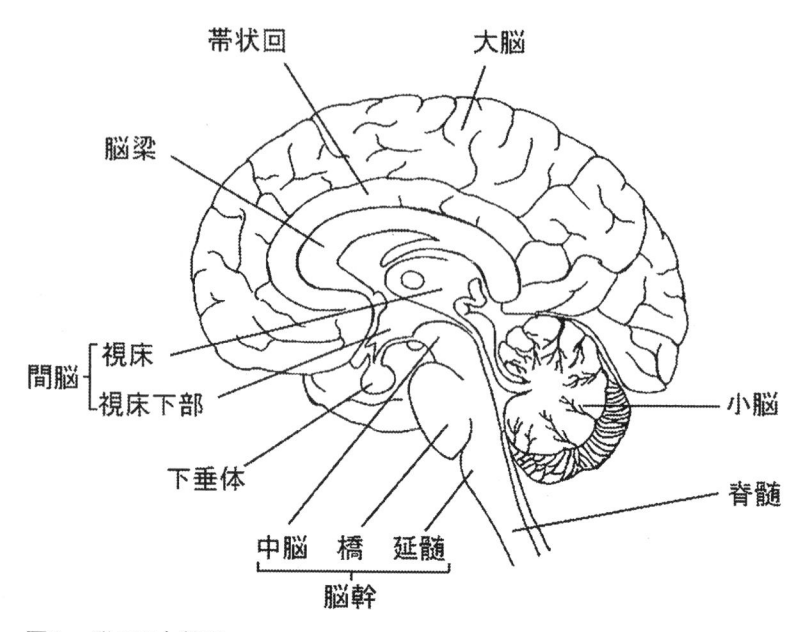

図1 脳の正中断面

　次に、「集中力」とは、「1つの事柄に意識を集中して取り組む能力」であり、初期のレベルにおいて、視覚情報を認識する低い集中レベルであって、人とすれ違う時にぶつからないように避けることが出来る。次のレベルは「興味を伴った注意集中で、周囲の情報をまったく遮断しているのではなく、上司に呼ばれたら立ちあがって駆け付ける状態であり、ついで、「心を奪われる注意集中」では、周囲の状況や雑音はほとんど気にならず、集中している状態である。最高のレベルは「無我夢中」である。

アセチルコリン系
　アセチルコチン系の神経核は、大脳辺縁系、前脳基底部、橋（脳幹）、間脳、中脳（脳幹）に存在する。その中でも前脳基底部に存在するマイネルト基底核のコリン作動性ニューロンは、大脳皮質に投射される。この部位のニ

ューロンから放出されるアセチルコリンは、注意力、集中、記憶、覚醒および思考に重要な役割を担い、認知機能の基盤となる。橋（脳幹）に存在する脚橋被蓋核や外背側被蓋核のコリン作動性ニューロンは、視床の髄板内核から大脳皮質へ投射する。この経路は、視床非特殊核を介して大脳皮質を覚醒、睡眠させる経路である（図2）。

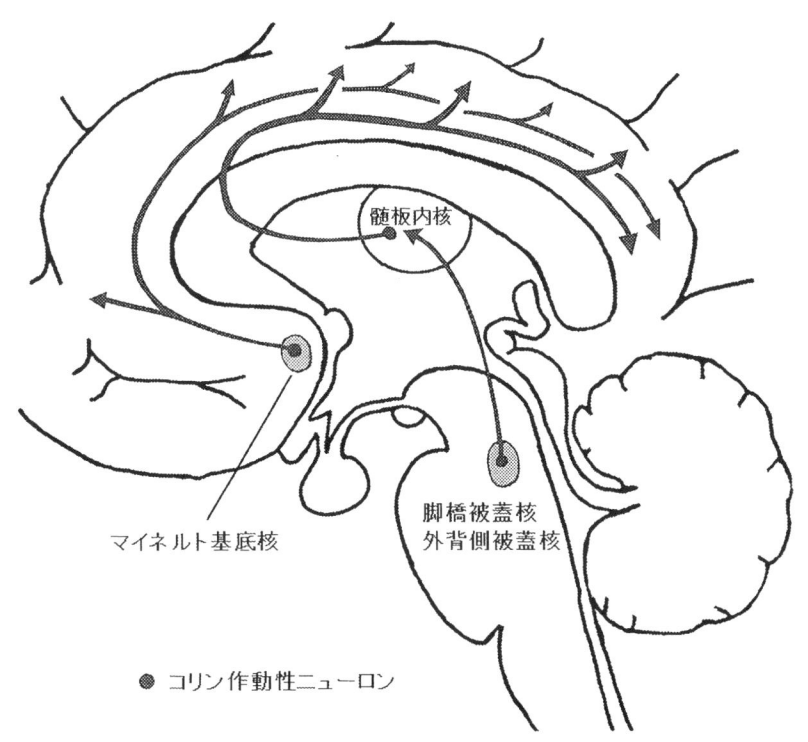

図2　コリン作動性ニューロンの投射

　「集中力」は教育で目標を立てて実践させるときに第1に重要である。「学習」は、新しい情報や行動の仕方を記憶させる教育活動でもある。教育現場において、授業中に集中力を維持させる教師は教育技術が高く力量のある教育者とされている。生徒や学生が集中していると周りの雑音や臭いは気に

ならなくなるほどの感覚の協調関係が成り立っていることが授業中では重要である。学習や学習意欲を向上させるためには、教育内容が児童・生徒の理解発達に適切な内容であって、興味・関心を引きつけて、いくつかの山を展開させて、まとめまで集中させる学習は教師の経験からくる力量ともいえる。

　近年、学校教育法等に基づき、各学校で教育課程（カリキュラム）を編成する際の基準としての学習指導要領が改訂されている。文部科学省は、平成20年（2008年）3月、小・中学校の学習指導要領及び幼稚園教育要領を、平成21年（2009年）3月、高等学校・特別支援学校の学習指導要領をそれぞれ改訂して、「生きる力」＝知・徳・体のバランスのとれた力を理念として、変化の激しいこれからの社会を生きるために、確かな学力、豊かな心、健やかな体の知・徳・体をバランスよく育てることが大切であるとしている。この改正によって、理念のみでなく、今回は知・徳・体のバランスのとれた力の教育を、生理的・科学的にとらえることが出来るならば教育に寄与できることを願っている。

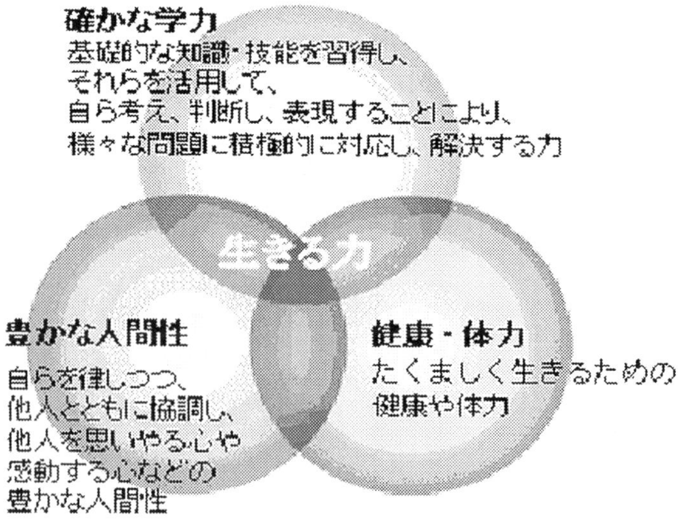

図3

次に、「記憶」は、情報を取り込む（記名）、頭の中に入れておく（保持）、そして必要な時に思い出す（想起）という３つの段階に分けられる。

　記憶が蓄えられる部位は「海馬」、「扁桃体」、「前頭連合野」と違っている。なお、記憶の種類には、１つ目、個人の経験や出来事にもとづく記憶（エピソード記憶）であり、「海馬」がない状態では新しいエピソード記憶を覚えることはできない。２つ目に、言葉の意味や数式、年号など、いわゆる知識と呼ばれる（意味記憶）があり、３つ目には、特定のスポーツの技術や自転車の乗り方など、体の動かし方に関する記憶があるが、「海馬」がなくても覚えられる（手続き記憶）がある。

　近年、「運動をする子ども」と、「そうでない子ども」の二極化傾向がみられ、特に中学生女子において、体育の授業を除く１週間の総運動時間が60分未満の生徒が３割を超えて、生涯にわたって運動やスポーツに親しむ資質や能力の育成が十分に図られていないことが懸念されている。

　後述するが、脳のホルモンであるドーパミンは「運動する事」や「快の感情」、そして「学習」に関わっている。そういった自ら「さあやるぞ」という信号が脳に送られなければシナプスの形成はできず、記憶としても定着しないと竹中輝男等が著している。

　我々は人として生まれたとしても、非人間的環境におかれて生育した場合には、言語能力は育たず動物のようになってしまうことが危惧される。今、家庭や学校教育のあり方が望まれる。

　教育現場の集中については、１時間の実施授業中に、ヒトの集中時間を考慮しつつ、生徒の行動を観察しつつ、教育内容にメリハリをつけて、興味・関心を与えて、時には注意をして諭しながら、生徒や学生に対して家庭ではない教育的な関係で授業を受けている存在であることを明確にして、授業を展開している。とりわけ「集中力と記憶力」の信号は、教師の経験に基づいて熟知した勘によって、知識・技術を定着させてきた。

　学習のメカニズムを科学的に解明したのが、1904年ノーベル賞を受賞した

ロシアの生理学者パブロフ（Pavlov, I. P.）により、「パブロフの犬」と呼ばれる実験によって、条件反射を発見したのであり、なお、1930年代にアメリカの心理学者スキナー（Skinner, B. F.）は、行動分析学の基礎を築き、レバーを下げると餌が出る「スキナー箱」を用いて自発的な行動による学習を証明して、「オペラント条件づけ」となづけ条件づけの成立には強化が必要であると説いた。これらは人間の行動の理解や問題解決にとって理論的体系をなし、その後、教育や医療で、実際に効果が確認されていった。

　人の脳の中では、各所の感覚が適切な仕事を行い強調することによって能率を上げたり力を発揮したりしている。この能率は少子・高齢化社会で、この感覚は心と身の健康な生き方であり、「さあやるぞ」と向き合う仕事をどうするかは、日本人一人ひとりの挑戦的活動ともいえる。

　しかしながら近年、若年者は社会的、経済的、対人的なストレス要因が多いとされる不適応をきたす時代になって、若年者は「不登校」や「引きこもり」が社会的問題となっている。学校教育の存在そのものの指導が問われているが、子どもたちは学校の門をくぐったとたん自動的に「一人前」になるのではなく、教師の指導がなければ依然として幼い「自分のまま」であり、どこまでいっても「一人前」にはならない。学校が持つ様々な機能が働くことで、若年者の「意識」に変化が生じて自分を確立する。「自分」を意識出来ない「一人前」になれない現状を放置すれば、将来は無業者「ニート」と「フリーター」がますます増えることになることは喜入克も著している。すでに心身ストレス兆候を抱えながら社会的脱落層に至る者も相当数存在することは、筆者も『社会的脱落層とストレスサイン』の中で述べている。

　「ストレス」については1935年セリエ（Selye, H.）は「ストレス」という用語を生理学や医学の領域で用いて、イギリスの雑誌に共同論文を書いた。セリエはstressor（ストレス刺激）を物理学的、化学的、生物学的、心理社会的の4つに分類して、刺激→反応的な医学モデルとして説明した。彼は「ストレス」とは、外界からのあらゆる欲求に対する生体の非特異的な反応であるとした。

心理学者ラザルス（Lazarus, R. S.）は、「ストレス」とは、反応でも、それを引きおこす刺激でもなく、生体と環境との間の相互作用的な交渉の中で、ストレスフルなものと認知された関係性と、それに対処しようとする一連の意識的な努力（ストレスコーピング）の過程であると説明した。これによって情緒・情動について生理学的な側面からの検討を加える必要があるという方向づけがなされている。

　「ストレスフル」の不快なサイン信号は生理的には戸外での活動とも関係している。内閣府の平成25年版子ども・若者白書によると、戸内外の運動、運動習慣は小学校5年生・中学校2年生の男子の約1割、女子の2～3割のほとんどが運動をしていない。20代では、男性は運動習慣のある者の割合がこの5年で上昇しているが、女性は低下している。1週間の運動日数を見ると、男性の約7割、女性の約9割は運動習慣がないと表れている。

　ストレスの1つは「自律神経系」であり、体温や、血圧、心拍数などの体内環境が一定に保たれている。この安定した状態が保たれなくなった状態をいう。2つには、「ホルモン系」を介したストレス反応で、ストレッサーの感覚情報が大脳皮質で処理されると、扁桃体を経て視床下部に伝えられる。現在の脳科学では、脳の領域が関わっていて、中枢神経系の橋にある青斑核を含む脳幹部（網様体）からの「アドレナリン」は「モノアミン」の一種、「カテコールアミン」の一種で、覚醒、睡眠、ストレスに関する働きをして、注意、記憶、学習に影響を与えるとされる。「集中力と記憶力が劣っている」「仕事の在り方」は「循環器」の指標である「脈圧」と有意な差があったことは「ノルアドレナリン」と高い相関があった。

　次に脈圧について、収縮期血圧と拡張期血圧の上下する範囲、その差を脈圧という。最高血圧－最低血圧とする。

　臨床的には、脈圧の増大は心臓への後負荷の増加と冠灌流不全につながり、心不全と心筋虚血を起こす要因とされる。なお動脈硬化症では収縮期血圧が拡張期血圧よりも一層著明に増加し、大動脈弁閉鎖不全の場合は、収縮期血圧上昇と拡張期血圧の下降が認められる。

表1は、成人における血圧値の分類（日本高血圧学会、2004）と脈圧の関係である。この表から高血圧症軽度から中等度、重度に至っては脈圧も高い傾向となっている。

表1　収縮期血圧と拡張期血圧の脈圧の関係

	収縮期血圧と拡張期血圧	脈　圧
至適血圧	＜120　かつ＜80	40
正常血圧	＜130　かつ＜85	45
正常高値	130〜139または85〜89	45〜50
高血圧軽症	140〜159または90〜99	50〜60
高血圧中等症	160〜179または100〜109	60〜70
高血圧重症	≧180または≧110	70
収縮期性	≧140かつ＜90	＞50

1．脈圧の男女の比較について

北米の学生の約25％は収縮期血圧は140mmHgで日本人と比較すると米国人は心臓病など、循環器疾患がかなり多いとされてきたが、図4によると日本人の女子は脈圧41〜50から、51〜60、61以上では（75.9％）と増加している。「男・女」の脈圧の比較について、図4において、女子の最多は61≦（75.9％）で、次いで21〜30（71.0％）で、31〜40（70.9％）、≦20（70.0％）、51〜60（58.7％）の順で、最少は41〜50（51.7％）　男子の最多は41〜50（47.7％）で、次いで51〜60（41.3％）、≦20（30.0％）、31〜40（29.1％）、21〜30（29.0％）の順で、最少は61≦（24.1％）であった。脈圧は心臓より近い大動脈や動脈の指標であり、男女とも脈圧41〜50では約5割近くが近づいており、その後51〜60より61≦と上昇し、男子では逆に51〜60より61≦にかけて減少している。

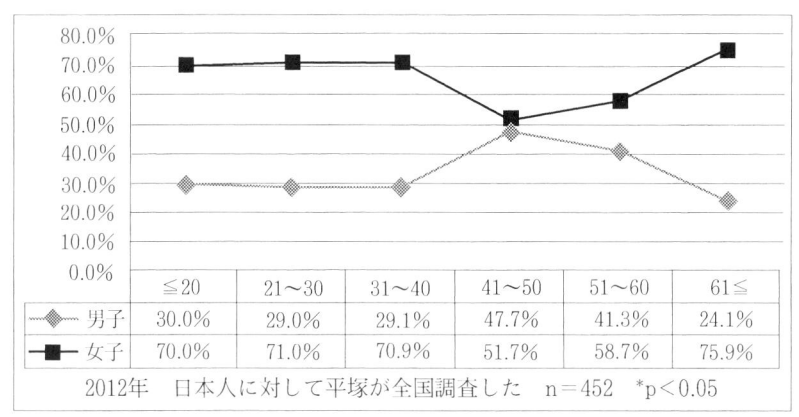

	≦20	21〜30	31〜40	41〜50	51〜60	61≦
男子	30.0%	29.0%	29.1%	47.7%	41.3%	24.1%
女子	70.0%	71.0%	70.9%	51.7%	58.7%	75.9%

2012年　日本人に対して平塚が全国調査した　n=452　*p<0.05

図4　脈圧と男女の比較

2．脈圧の出生年代推移について

　収縮期血圧と弛緩期血圧は年齢とともに血圧は高くなるが、約50〜60歳までは変化がない程度されてきたが、76〜101歳での脈圧51〜60は（45.8%）、61以上では（22.9%）となっている。65〜74歳での脈圧51〜60は（31.4%）、61以上では（15.1%）となっている。64〜55歳での脈圧51〜60は（22.7%）、61以上では（3.4%）となっている。近年、64〜55歳より101歳にかけて著しく増加している。

　脈圧の31〜40の値「至適血圧の範囲である最高血圧＜120かつ最低血圧＜80」の者の最多の脈圧は1970〜1979年（45.8%）で、次いで1980〜1989年（38.6%）、1990〜1999年（35.3%）、1960〜1969年（29.1%）、1950〜1959年（27.3%）の順で、最少は1940〜1949年（17.4%）であった（図5）。

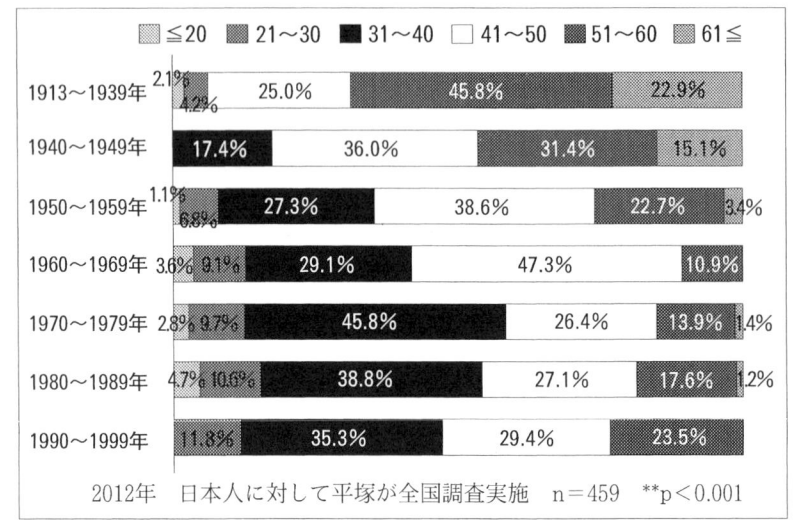

図5　脈圧の出生年代推移

3．集中力と記憶力が劣っている者の年代推移について

　「集中力」とは、「1つの事柄に意識を集中して取り組む能力」であり、「記憶」には、情報を取り込む（記名）、頭の中に入れておく（保持）、そして必要な時に思い出す（想起）に分けられる。

　「集中力と記憶力が劣っている者」の出生年代推移において、"集中力と記憶力が劣っている者"の最多は1913～1939年の（43.1％）で、1990～1999年にかけて減少に至って、2010年（0％）であった。

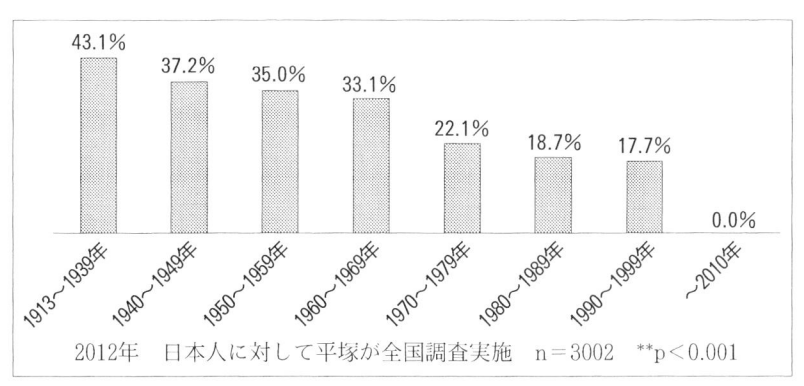

[グラフ: 集中力と記憶力が劣っていると訴える者の出生年代推移]

- 1913〜1939年: 43.1%
- 1940〜1949年: 37.2%
- 1950〜1959年: 35.0%
- 1960〜1969年: 33.1%
- 1970〜1979年: 22.1%
- 1980〜1989年: 18.7%
- 1990〜1999年: 17.7%
- 〜2010年: 0.0%

2012年　日本人に対して平塚が全国調査実施　n＝3002　**p＜0.001

図6　集中力と記憶力が劣っていると訴える者の出生年代推移

4．急いでいても走れないと訴える者の出生年代推移

　ドーパミンニューロンが減少してドーパミンが少なくなると、立ち上がって歩こうと思っても、身体がすくんでしまって、どういう順番に筋肉を動かしていいかわからなくなったり、身体が震えたり、運動そのものができなくなってくる。また、物覚えが悪くなったり、忘れっぽくなったり、万事がゆっくりになって反応が鈍くなり、集中力や注意力も失われ、無力感、無気力になったりする。

　「急いでいても走れない」と訴える者の、出生年代の推移において、1913〜1939年は最多の32.9％で、その後1980〜1989年にかけて減少して、その後1990〜1999年は3.0％と増加した。2010年以降では0％となった。

ドーパミン系

ドーパミン系は、中脳上部の前方にある黒質から尾状核や被殻にニューロンを投射し、そこでドーパミンを分泌する。また、黒質とは別に隣接領域の腹側被蓋野からも扁桃体や前頭皮質にニューロンを投射する。これらは、尾状核や被殻よりもさらに腹側の領域（視床下部や大脳辺縁系）に作用を行う（図7）。

ドーパミン系の作用は、大脳基底核では、主に抑制性の神経伝達部室を分泌するが、他のある領域では興奮性に作用するところもある。

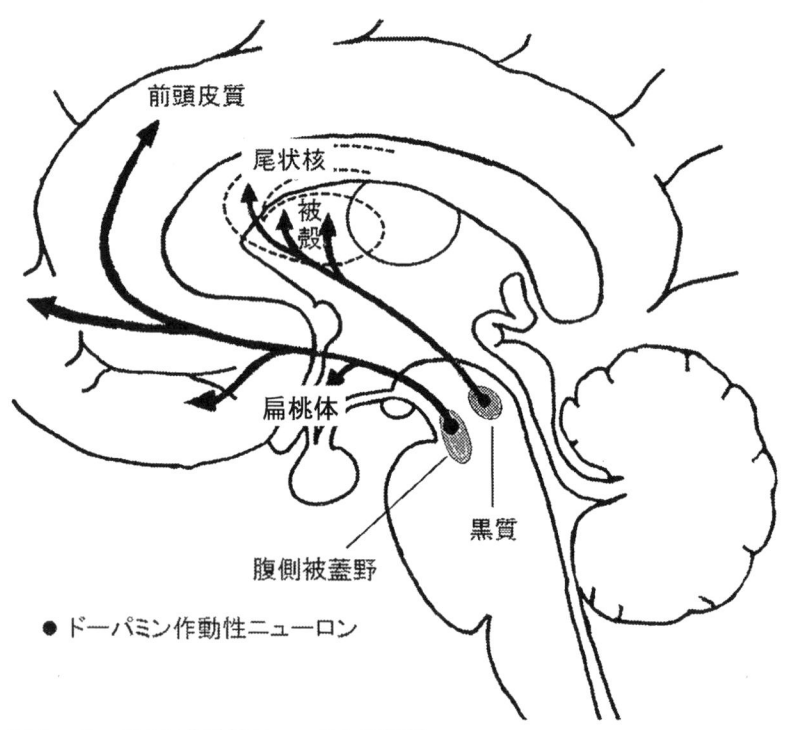

図7　ドーパミン作動性ニューロンの投射

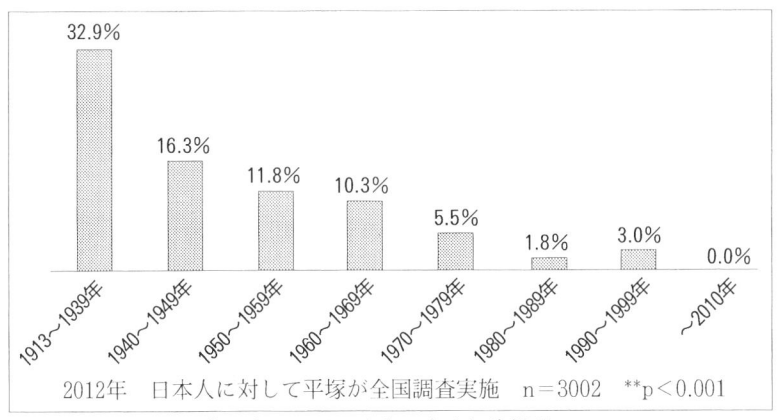

脈圧が集中力と記憶力に影響を与える要因　135

```
32.9%  16.3%  11.8%  10.3%  5.5%  1.8%  3.0%  0.0%
1913~1939年 1940~1949年 1950~1959年 1960~1969年 1970~1979年 1980~1989年 1990~1999年 ~2010年
```

2012年　日本人に対して平塚が全国調査実施　n＝3002　**p＜0.001

図8　急いでいても走れないと訴える者の出生年代推移

5．職業のある者、家事中心である者、その他の者の出生年代推移

　成功体験を知って、目標やゴールを目指して、「ドーパミン」が出るようにすることが目的もなく行動するよりも仕事脳は働く。成功体験があれば「ノルアドレナリン」の活性が適度であれば、「集中して仕事が出来る」。自律神経の副交感神経から交感神経に切り替え、大脳を覚醒させる作用があって、ある程度のストレスをかけたほうが大脳の働きもあがり、運動でも、仕事や勉強を少しずつストレスをかけながら、闘う姿勢を残しながらが、決め手となる。

　今の生活について「職業のある者」の最多は1980年～1989年で、次いで1960～1969年、1970～1979年、1950～1959年、1990～1999年、1940～1949年の順で、最少は1913～1939年であった。「家事中心である者」の最多は1913～1939年、次いで1940～1949年、1950～1959年、1970～1979年、1960～1969年、1990～1999年順で、最少は1980～1989年であった。「その他の者」の最多は～2010年であり、ついで1990～1999年で、1913～1939年、1980～1989年、1940～1949年、1970～1979年、1950～1959年の順で、最少は1960～1969年であった。

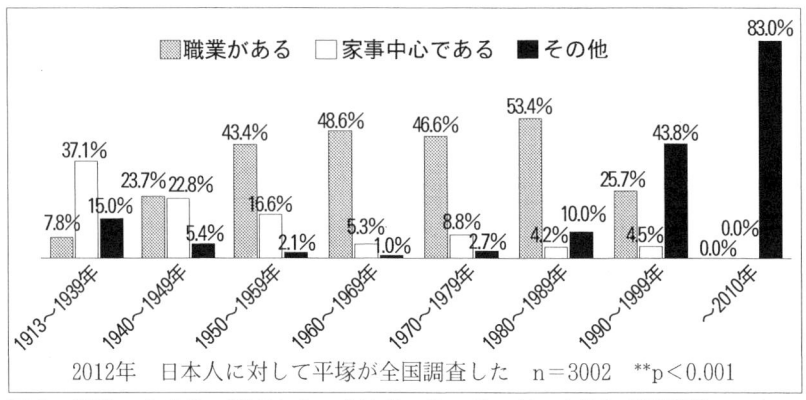

図9 職業のある者、家事中心である者、その他の者の出生年代別推移

2012年　日本人に対して平塚が全国調査した　n＝3002　**p＜0.001

6．脈圧と大脳の覚醒と依存について

　近年、仕事や勉強で、人間関係でストレスに付きまとわれて、プレッシャーをため込んで、ストレスを自分の課題、目標として楽しむことが出来ない人々の心に強いプレッシャーをかかえて、快を得ることが出来ない。しかし、最適な目標設定が「集中力を引き出す」と児玉光雄は示唆している。
　中枢神経系における「ノルアドレナリン」は、脳幹部の青斑核は覚醒状態に関係している。大脳と脳幹を正面から見ると、中央に外側からA系、C系、B系神経神経線維の束が脳に通っている。A系神経の上に向かって6番目、10番目が注目される。

神経伝達物質
　ヒトの神経伝達物質に関係する神経内分泌系は、1．ノルアドレナリン系、2．セロトニン系、3．ドーパミン系、4．アセチルコリン系の4種類がある。
ノルアドレナリン系
　ノルアドレナリン系は、青斑核（橋と中脳の接合部の両側後方の小さな領域に位置する）から、間脳・大脳・小脳にニューロンを投射し、ほぼ脳全域に

分布し、興奮性の働きを促進するホルモンを分泌する（図10）。

セロトニン系

セロトニン系は、縫線核（橋と延髄の正中線上に存在する薄い神経核）から間脳・大脳皮質にニューロンを投射するとともに、これとは別に小脳と脊髄へもニューロンを投射する。間脳と大脳において放出されるセロトニンは、正常な睡眠にかかすことのできない抑制性の役割を果たしている。脊髄に至るニューロン終末から放出されるセロトニンは、痛みを抑制する（図10）。

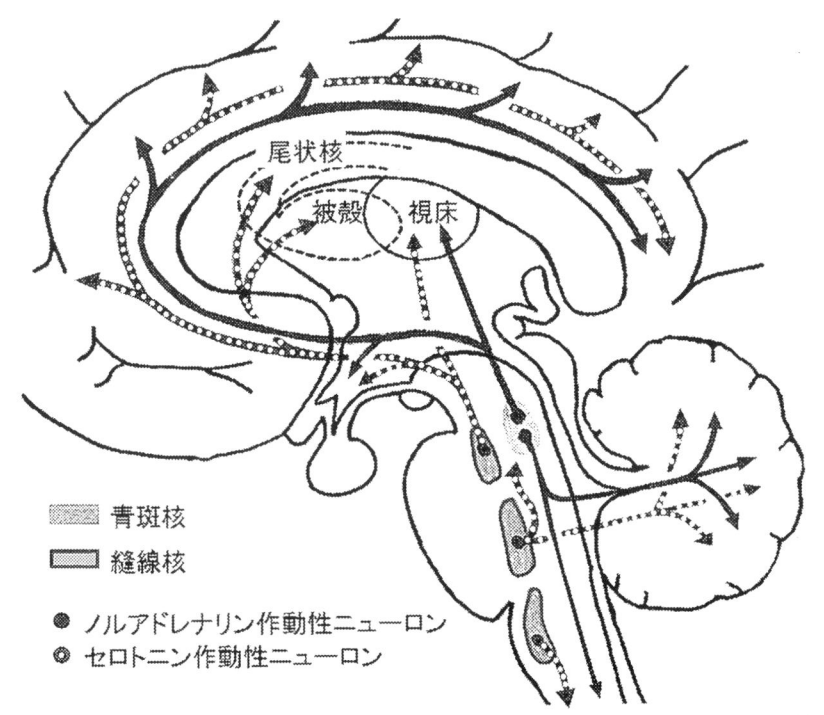

図10　ノルアドレナリン作動性ニューロンとセロトニン作動性ニューロンの投射

A10神経からはドーパミンによる運動調節、ホルモン調節、快の感情、意欲、学習に関わっている。しかしながら、このホルモンの過剰放出によって

は依存症となって、刺激を求める強い欲求が抑えられなくなり、近年、アルコール、たばこ、薬物への依存は物質に対する耐性ができるために、「身体依存」となり、この物質が切れると「離脱症状」が現われる。依存症は悪化するところから、近年病院でも「たばこ外来」において、診療治療の対象になっている。

7．集中力と記憶力が劣っている者と脈圧

　「集中が続かなくなる」のは、すぐ快な方へ、楽な方へ引っ張られてしまい、それに抗えられなくなるためであり、「集中力が低下する」と「思い出す力」が低下して、「思考力」が低下する。この状態では頭の中で、言葉や思考を長く組み立てることに耐えられなくなり、細切れの思考しかできなくなり、長い話をしたり、長い文章を書いたりすることが苦痛になり、単語的な発想をするようになってしまう。そこで学習には様々な脳組織が関わっている。目や耳などから得た情報は扁桃体で、処理された後、海馬へと送られて、海馬で認識された情報は大脳皮質で保管されるか取捨選択され、不要だと判断された記憶はすぐ忘れられてしまう。反復することで、長期間記憶として残すことが目的である。学習中は「集中力」をもって、「話す・聞く・書く・読む」記憶は運動を司る運動中枢の近くに位置して、保存されている。さらに教員は集中させて、目標を達成させ、成功させるためには重要な指導の１つとされている。学校で勉強する国語や数学、社会、理科などは知識としての記憶は、意味記憶として「学習」させて頭の中に入れている。新しい情報や行動の仕方を記憶させる教育活動であるので、「集中力や記憶力が劣っている」状態では授業そのものが成り立たない。

　中枢のＡ６神経線維はノルアドレナリンホルモンを出す。このホルモンは視床下部と大脳辺縁系に多く存在していて、脳内から脊髄を下降して心臓や心臓に近い大動脈や血管に届いている。脈圧（収縮期血圧と拡張期血圧の上下する圧、その差を脈圧）は、最適な目標設定に影響を与えて、神経伝達物質で

あるノルアドレナリンが全身の覚醒レベルを高めて、結果として集中するが、脳を集中状態にするためには「好奇心」を持つことであると、児玉光雄が著している。「集中力と記憶力が劣っている者」と「集中力と記憶力が正常である者」との関係において、「集中力と記憶力が劣っている者」で脈圧が20以下である者は90.0％であったがその後、21〜30、31〜40、41〜50、51〜60、61以上では37.9％と低下していった。「集中力と記憶力が正常である者」で脈圧が20以下である者は10.0％であったがその後、21〜30、31〜40、41〜50、51〜60、61以上では62.1％と上昇していった。「集中力と記憶力が劣っている者」と「集中力と記憶力が正常である者」との関係において有意な差があった。

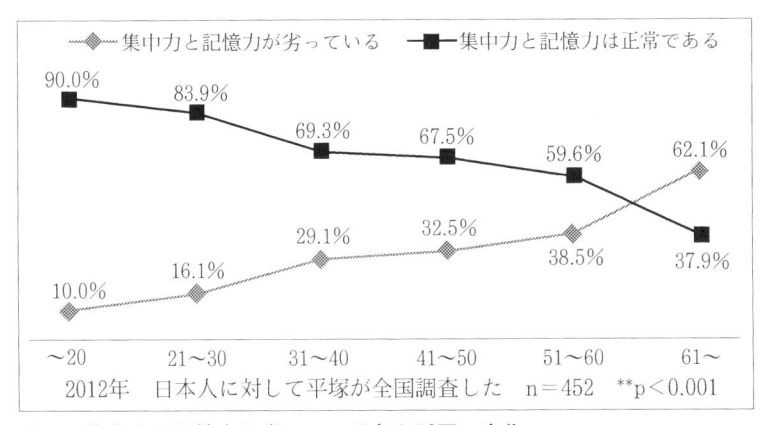

図11　集中力と記憶力が劣っている者と脈圧の変化

8．職業のある者、家事中心である者、その他の者の脈圧の関係について

　退職後はストレスのない家にいて、ゆっくりしたいと考えるが、ストレスを受けると抗ストレスホルモンが分泌されてストレスを解消されると同時に一度受けたストレスを記憶して素早く反応できるように適応すると推測される。

「職業のある者」、「家事中心である者」、「その他の者」の関係において、「職業のある者」で脈圧が20以下である者は90.0％であったがその後、21～30、31～40、41～50、51～60、61以上では24.1％と低下していた。「家事中心である者」で脈圧が20以下である者は0％であったが、その後、21～30、31～40、41～50、51～60、61以上では58.6％と上昇を示した。「その他の者」で脈圧が20以下である者は10％であったが、その後、極めてわずかの変化を示し、61以上では10.3％であった。「職業のある者」、「家事中心である者」、「その他の者」の関係において有意な差があった。

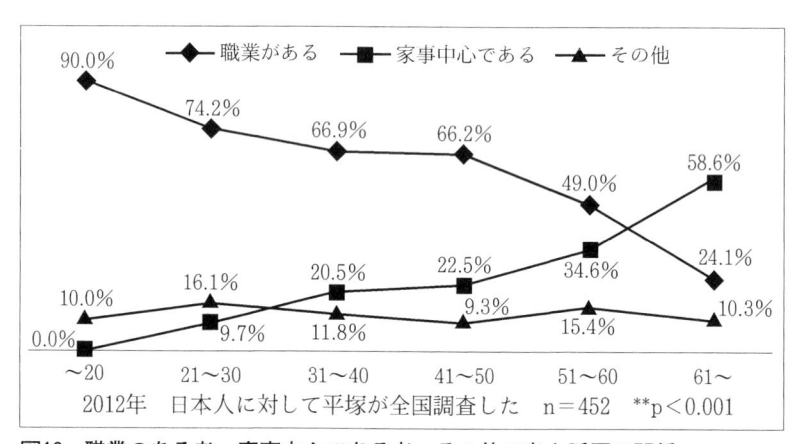

図12　職業のある者、家事中心である者、その他の者と脈圧の関係

9．急いでいても走れない者と脈圧の関係

　脳幹にある中脳の黒質と呼ばれる脳組織は、ドーパミンを分泌することで運動機能を調節する。運動機能に生じる様々な障害を運動症状という。運動機能にはジョギングやスポーツだけではなく、体制を変えたり、字を書くといった日常動作も関係する。

　「急いでいても走れない者」で脈圧が20以下である者と21～30は0％であった、その後31～40、41～50、51～60と上昇し、61以上では44.8％と上昇し

ていた。逆に「急いでいるときは走れる者」で脈圧が20以下である者と21〜30は100%であったが、その後31〜40、41〜50、51〜60と減少して、61以上では55.2%と低下していった。「急いでいても走れない者」と「急いでいるときは走れる者」の間に有意の差があった。

```
急いでいても走れない  急いでいるときは走れる
100.0%  100.0%  91.3%  88.1%  89.4%
                                      55.2%
                                      44.8%
0.0%    0.0%    7.1%   11.9%  8.7%
〜20   21〜30  31〜40  41〜50  51〜60  61〜
2012年　日本人に対して平塚が全国調査した　n＝452　**p＜0.001
```

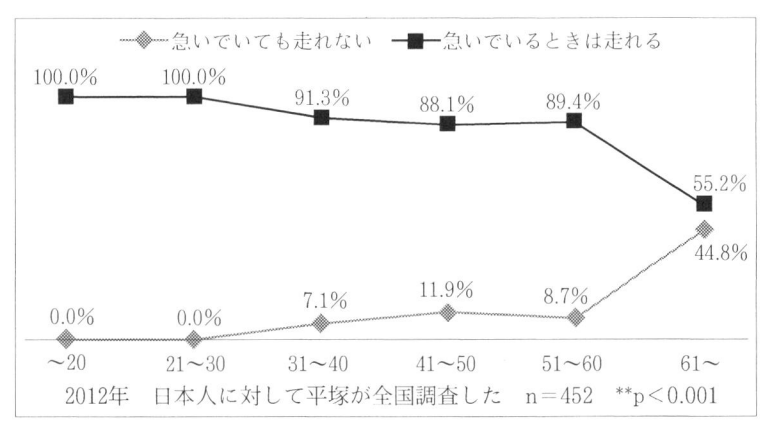

図13　急いでいても走れない者と脈圧の変化

10. 日照時間が脈圧に与える影響

「セロトニン神経」は脳の縫線核にあって、大脳皮質、感情に関わる大脳辺縁系、生存にかかわる視床下部や脳幹、小脳、脊髄など脳全体に軸索を伸ばして、「セロトニン」を分泌している。睡眠中は脳の松果体で「セロトニン」から「メラトニン」が作られて分泌される。夜は「メラトニン」が働いて睡眠をとる。朝、覚醒すると、副交感神経から交感神経に働きかけて「セロトニン神経」が徐々に上がっていき、血圧を活発に活動させる。昼間活動している間は、「セロトニン」が分泌され、一定の活動を維持させる。「セロトニン」が十分に分泌されないと昼間の活動レベルが落ちて、「ドーパミン」や「ノルアドレナリン」の暴走をコントロールできない状態に陥り、「ドーパミン」が過剰になって依存症になり、「アドレナリン」をコントロールで

きないと、「興奮してキレる」ことにもなりかねないと、有田秀穂が著している。

セロトニン神経は、日光で活性化するという性質があり、曇りの日の日の出後一時間くらい（2,500ルクス以上）の朝日がすすめられてきた。

脈圧と日照時間の関係において、屋外で日光にあたるおよその時間について、年間を平均して、その時間を1日の時間を（分）にしたものである。日照時間0〜60分の最多は脈圧が31〜40で、健康水準域の63.0％であり、次いで脈圧が41〜50の51.7％、脈圧が51〜60の48.1％、脈圧が21〜30の45.2％、脈圧が61≦の41.4％の順で、最少は脈圧≦20の40.0％であった。なお脈圧は最高血圧－最低血圧により求められる。「ノルアドレナリン」は脳より、脊髄に至り、心臓よりの大動脈や、動脈にも依存している。この結果からも1日1時間の日照時間が循環器系の活動と一定の活動ある健康な日常生活を過ごすためには必要であることが認められた。

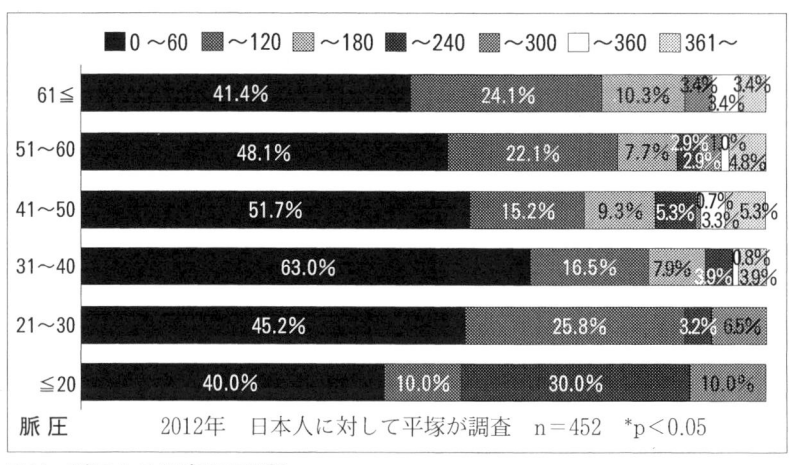

図14 脈圧と日照時間の関係

11. 脳の各部位の構造と機能

大脳辺縁系

　大脳辺縁系の主要な部分は、視床下部とその関連構造からなる。大脳辺縁系を構成する辺縁皮質は、帯状回や海馬などの脳組織の複合体を形成し、眼窩前頭皮質に始まり、梁下回に達し、脳梁の後方へ回り、帯状回になり脳梁の後方を通過して下方へ伸展し、側頭葉の腹内側表面に達し、海馬傍回と鉤になって終わる。帯状回と海馬傍回は大脳皮質の一部であり、古皮質に属し、環を形成する。この環は、感情全般と密接に関連する深部構造群（視床下部、傍嗅部、中隔領域、視床前核、大脳基底核の一部、海馬、扁桃体）を取り囲む（図15）。

　大脳辺縁系は、情動行動や動機付け駆動を制御する本体行動の調節を行い、行動、体温、体液浸透圧、飲食の駆動、体重についてのコントロールを行う。身体の多くの内的環境を制御することから、脳の植物性機能を制御すると言われている。

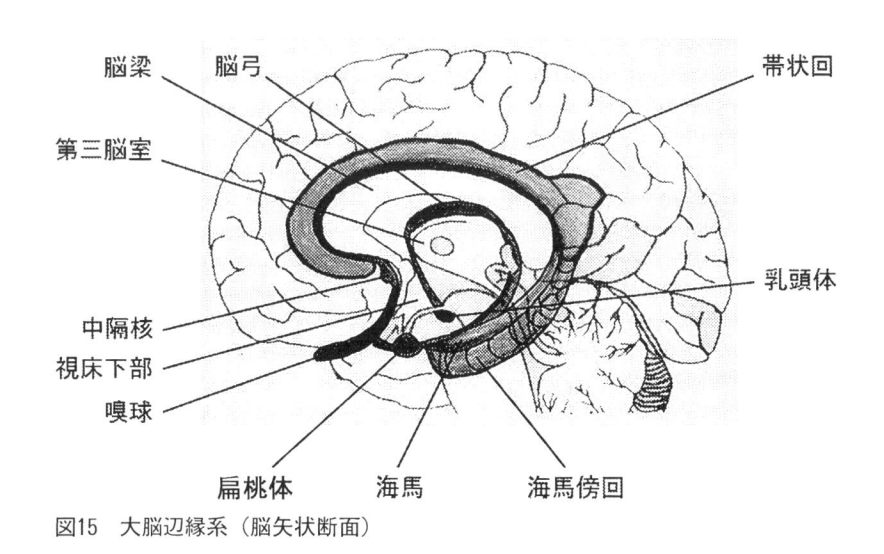

図15　大脳辺縁系（脳矢状断面）

視床下部

視床下部は、脳容量の僅か1％以下を占めるに過ぎない組織であるが、大脳辺縁系の最も重要な制御経路のひとつと言われる。その働きは、全身のほとんどの植物性機能と内分泌性機能および情動的行動の多くの面に影響を与える。視床下部の植物性機能と内分泌性制御機能は、新血管制御機能、体温調節、体内水分調節、室傍核による子宮収縮性と乳汁分泌の制御、消化管機能および摂食調節である。

視床下部は、大脳辺縁系の全てのレベルとの間に双方向の連絡経路を持ち、その信号は次の三方向に出力される。1.下方性に脳幹に向かい、中脳、橋、延髄の網様体領域に入る経路は、自律神経系の末梢神経に出力を行う。2.上行性に間脳や大脳の多くの高次領域（視床全部と大脳皮質の辺縁部分）に出力を行う。3.視床下部漏斗部に出力し、下垂体前葉と後葉のほとんどの分泌機能を全面的あるいは部分的に調節を行う。

視床下部と大脳辺縁系が関連する行動機能

視床下部の刺激が行動におよぼす影響は、次の4種類の部位が関連する。1.視床下部外側部：口渇、摂食に関連するとともに、全般的な活動レベルを活性化し、あからさまな憤りや闘争に影響をおよぼす。2.視床下部腹内側核およびその周囲領域：満腹感、摂食の低下、平静さに影響をおよぼす。3.脳室周囲核の薄帯：恐怖や懲罰に対する反応に影響をおよぼす。脳室周囲核の薄帯に続く中脳の中脳水道灰白質の刺激においても同様の反応が生じる。4.性衝動：視床下部の複数の領域が関係する。特に視床下部の最前部と最後部が大きく関係する。

海　馬

海馬は、大脳皮質の細長い部分と側脳室の腹内側表面の大部分からなる。一方の端は、扁桃核と境界を接し、もう一方の端は、外側縁に沿って大脳皮質側頭葉の腹内側外表面（海馬傍回）と融合する。海馬および海馬体（海馬に隣接する側頭葉と頭頂葉）は、多くの大脳皮質と大脳辺縁系（扁桃体、視床下部、中隔、乳頭体）に対して間接的な連絡を持つ。

感覚体験の信号を受けると、海馬のどこかが活性化し、脳弓を介して視床前核・視床下部・辺縁系に伝わる。感覚情報の入力信号は、海馬を介し、種々の目的の行動反応を誘発し、喜び、怒り、受動性および過剰な性的駆動となって表れる。

扁桃体

扁桃体は、両側の側頭葉内側前極の大脳皮質直下に位置する多数の小さな神経核の複合体で、視床下部やその他の辺縁系領域と双方向に連絡する。嗅索の主要枝のひとつは、扁桃体の一部である皮質内側核群（側頭葉の嗅皮質梨状領域の大脳皮質直下に位置する）に終わる。外側基底核群（扁桃体の別の部分）は、嗅皮質よりもさらによく発達し、嗅覚刺激とは関連しない多くの行動活性に重要な役割をはたす。また、扁桃体は、辺縁皮質と新皮質（側頭葉・頭頂葉・後頭葉）の聴覚連合野と視覚連合野からの入力信号を受ける。

扁桃体からの出力信号は、情報が送られてきた複数の皮質に送られるとともに海馬・中隔・視床・視床下部に出力される。特に視床下部に送られる出力は、1．血圧の上昇または下降、2．心拍数の増加または減少、3．消化管運動と消化液分泌の亢進または低下、4．排便または排尿、5．瞳孔拡大または希に瞳孔収縮、6．立毛、7．各種下垂体前葉ホルモン（性腺刺激ホルモン、副腎皮質刺激ホルモン）の分泌に関係する。

扁桃体刺激による不随意運動の誘発によって、1．強直性運動（頭を上げる、体幹を曲げるなど）、2．円運動、3．律動性運動あるいは間代性運動、4．咬む、呑み込むなどの嗅覚と食餌に関係する種々の運動などがみられる。

扁桃体は、刺激が受けた場所によって、激怒、逃避、懲罰、激痛、恐怖のパターンを誘発する。また扁桃体の別の核を刺激すると、報酬と喜悦の反応が誘発する。激怒パターンに似た反応は、視床下部の一部が刺激された場合にも見られることがある。

大脳辺縁皮質

大脳辺縁皮質は、皮質下の辺縁構造を取り巻き、大脳皮質の環状の部分である。この部分の機能は、大脳辺縁系の中でも最も不明な部分であるとも言

われている。大脳辺縁皮質は大脳皮質と辺縁系の間に位置し、大脳皮質から発信される信号を辺縁系に、辺縁系から発信される信号を大脳皮質に伝える移行帯としての機能を持ち、行動制御の大脳連合領域として働く。

脳　幹

脳幹は、中脳・橋・延髄からなり、上行性に膨大な指令を送る。上行性信号は、視床に送られた後、多くの皮質下領域のみならず、大脳皮質の各領域に神経情報を送る様々なニューロンの興奮を促す。また、脊髄反射の活動性レベルを制御する促通性信号を脊髄に下行性に送る機能を持つ（図16）。

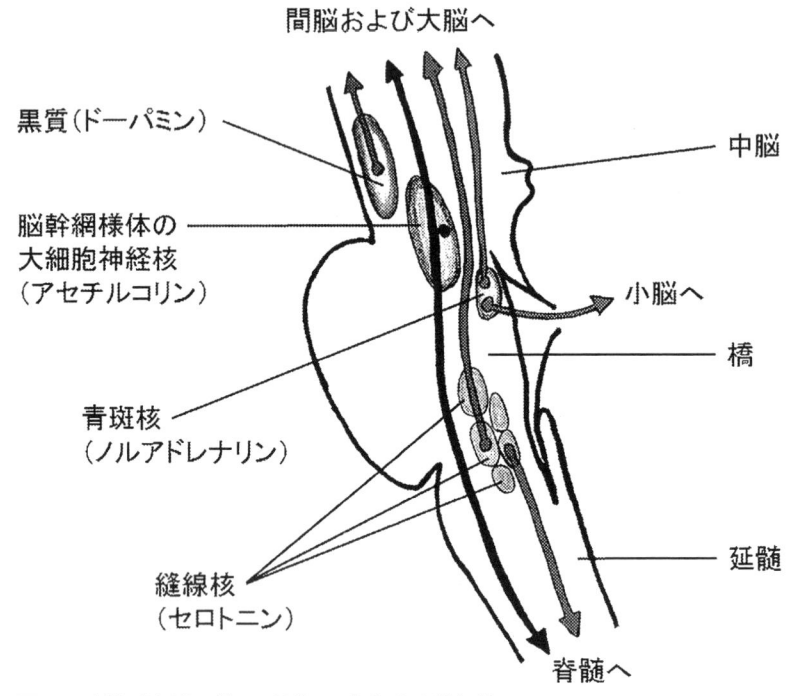

図16　脳幹（中脳・橋・延髄）に存在する神経核

文　献

子どものからだと心　白書2011、2011年12月
児玉光雄、図解　すごい集中力、成美堂出版、2012年1月
梶原哲郎、美しい人体図鑑、笠倉出版、2013年7月
水谷仁、記憶と学習、Newton　別冊「心」はどこにあるか、脳と心　脳の最新科学、そして心との関係、2012年11月
文部科学省、平成23年度文部科学白書、第6章第2部第3節、平成24年6月
竹中輝男等、時代と向き合う教育学、ナカニシヤ出版、2004年4月30日
喜入克、叱らない教師、逃げる生徒—この先ニートが待っている—、扶桑社、2005年5月
日本保健医療行動科学会、保健医療行動科学事典、メヂカルフレンド社、1999年9月
内閣府、平成25年度版　子ども・若者白書、第2章第1部第2節、平成25年6月
Catherine parker Anthony, Anatomy and physiology, 廣川書店、昭和55年4月
米山公浩、脳の不思議、宝島社、2014年10月
児玉光雄、すごい集中力、成美堂出版、2012年1月
有田秀穂、ストレス整理術、ワック株式会社、2011年6月

参考図書

ガイトン生理学　原著第11版
アーサー・C. ガイトン（著）、John E. Hall（著）、御手洗玄洋（翻訳）、間野忠明（翻訳）、小川徳雄（翻訳）、永坂鉄夫（翻訳）、伊藤嘉房（翻訳）、松井信夫（翻訳）、エルゼビア・ジャパン、2010年
カラー図解　人体の正常構造と機能　全10巻縮刷版
坂井建雄（編集）、河原克雅（編集）、日本医事新報；改訂第2版、2012年

ヨーガ医学

瀧藤尊照・瀧藤順聖

　私たちの身の周りには大小様々な『宇宙』が存在している。宇宙と一言で述べてみても、哲学的・宗教学的・物理学的・生物学的観点など様々な観点から見た数多くの宇宙が存在しており、それに伴ったそれぞれの概念も存在している。その中で私たちに最も近しい宇宙として『身体』を挙げることができるのではないだろうか。しかし、この私たちを構成する身体は未だ解明されていないことが数多くあり、今日に至っても、日々新たな発見があるものの一つである。それゆえに、私たちがヒトである以上、このことを解明することが永遠のテーマであると考える。身体のことを理解するための一番簡単な学問は、医学であろう。医学には西洋医学・インド医学・中国医学・東洋医学・チベット医学など多くの医学が存在している。それぞれの医学には考え方の違いがあり、病気などに対してアプローチの仕方も違う。だからこそ、そこに触れた時、様々な考えが生まれる。一つの考え方だけでは既存のものしか生まれない。ここではその中の一つであるアーユルヴェーダと呼ばれるインド医学と西洋医学、さらに東洋医学の考え方を組み合わせた新たなヨーガ医学として身体について追究していきたい。ヨーガと医学の概念を用いると、それまで見えてなかったことが見えてくるかもしれない。

　ヨーガの一般的な考え方は、（1）肉体的な刺激、（2）精神集中のための正しい呼吸法、（3）魂を高めるための瞑想的な休息を組み合わせることで発展させる技法である。ヨーガの起源は不明な点が多いが2500B.C.頃と考えられており、約4500年経った今日でもその概念は色褪せること無く伝わってきている。しかし幾つかのヨーガの解説書に述べられている言葉や方法論については難解な箇所も多く、現代の私達の思考内容と合致し難いところがあると

ころも否めない。そこで本稿は医学（解剖学・生理学・生化学）を中心に物理学も含めて、自然科学体系に従ってヨーガの概念に触れていくことを目的としている。身体の解剖生理学上、ヨーガの教えと最も密接に係ってくるのが自律神経系と言えよう。身体には元々生きていくための自律機能（自律機能が円滑に行われることで恒常性が保たれ、生命維持が可能となる）という働きが備わっている。

1．ヨーガ医学

1－1　ヨーガの根本理念と本質

　ヨーガの根本理念とその行法については、佐保田鶴治氏の著者『解説ヨーガ・スートラ』中に見出すことができる。佐保田氏は、経文としてのスートラ（糸、紐、網、簡単な規則からなる網要書、経典「梵和」）は、特別な文体を持っていて言葉をきりつめた表現形式、すなわち標語や格言の様な形で書かれているために、直訳をしたところで難解さが残ることを指摘されている。その様な理由から、ヨーガ・スートラに関しては独自の解釈を施すことが逆に要求されているのかもしれない。

　ヨーガ・スートラに表されている簡潔な言葉は、今の時代に至っても全く色褪せることなく、私たちの心に浸みて渡ってくる不思議な魅力と詩的な要素をも兼ね備えている。その文体が飾り気の無い素朴な表現で、簡潔に作り上げられているからであり、だからこそ読む人それぞれ個人に独自の解釈を要求してくる。私たちはこの難解な言葉の意味合いに翻弄されつつ、試行錯誤を繰り返し、ヨーガの本質に迫り、その中から真実の教えを読み取る努力をしなければ、古き時代より受け継いできた叡智と遺産を見逃してしまうことになるのではないだろうか。そこで、ヨーガ体系を哲学や宗教として捉えられることも、その本質を見極めるには大事な要素と考えられるが、哲学論や宗教論と違った観点からヨーガの本質に触れていく手段があっても良いとも考える。哲学論や宗教理念は、そもそも人間そのものの本質に迫ることに

よって人生の根本原理や世界観を探ろうとする概念であり、また、パーソナリティー（人間としての存在や自我）について深く洞察することで分化から統合へと進むことが可能となり、その結果何本もの小さな川が幾つも集まり、やがて大河へと変貌するかのように導いていく理念を啓示してくれる助けとなっている。結果的に混沌とした多様性の内に有りながらも人の存在性の意義と価値を見いだすことができる最善の方法論となっている。しかし、哲学論や宗教理念とは違った観点から眺めることで、少しでも客観的にヨーガの本質に新たに近づくことをここに提案したいと考える。ヨーガの原点（原訳）は、あまりにも難解で実体が摑み難い文体を成しているので、解釈するにあたり客観性が要求されてくる。そこで、この客観性を導く手段の1つとして医学に着目すると、多種多様な形として見ることが可能となる。ヨーガの解説の中に病気に打ち勝つ健康な身体の必要性が明確に述べられているのである。苦行に耐え得る身体は勿論のこと、不動の精神も必要としている。さらに、ヨーガは坐法と呼吸を取り分け重要な要素と位置づけていることから、ヨーガと身体は密接な関係にあり、切り離して語ることはできない。その身体に関して最も客観的に記述しているのが、解剖学・生理学の分野と言えよう。

1－2 身体と自律神経系

　身体の生命現象を制御することで生命の恒常性（生体の安定性［復元性］を目指す傾向）を維持することを担っている系の1つが自律神経系である。生命現象とは血圧・呼吸・体温・脈拍などの所謂、生命徴候として捉えることができ、「人が生きている」という状態を意味している。また、自律神経系は消化や吸収、代謝など恒常性の維持にも無意識の下に調節を司っている末梢神経系ということになる。自律神経系は、通常、意志あるいは意識とは関係なく無意識の下に調節されているが、時には意志や意識の影響を受けることがある。この意識下の調節については後程述べる事にする。

　自律神経系は解剖生理学的に、2つの系に分類されている。交感神経と副

交感神経の2つの系である。交感神経系は私達の身体や精神に急に与えられた外部からの刺激を受けたことによって、環境の変化が生じたとき身体の諸器官をその変化に適応させるために働く系で、交感神経系の興奮性は攻撃・怒り・闘争・又は恐怖・逃避・回避などの活動に対応するものである。その結果、心拍と心筋の収縮の増大、血圧の上昇、骨格筋への血流の増大、血糖の上昇、気管支の拡張などが生じる。これは「闘争もしくは逃走」としての反応と言われている。これに対して、副交感神経は消化や排泄など消化管の機能を促進したり、また心拍や心筋の収縮力を減少させたり、血圧を低下させる働きを司っている。副交感神経系の興奮はむしろ、交感神経の働きを抑制するような方向へ働く傾向であって、休息と補給の態勢を整える役割を演じていることになる。

1-3　自律神経系の相反二重支配

　交感神経が突発的な事故に対処し、さらに外の敵から身体を守る方向へと働くことは、エネルギーを外に向かって発散、つまりエネルギーの放散をすることになる。この作用とは逆に、副交感神経は消耗した体力の回復、つまりエネルギーの充電をする方向へと働いている。自律神経系の調節を受けている効果器は多く存在するが、1つの臓器に対しては、交感神経と副交感神経の相反する二重支配を受けている。自律神経系のこの相反する二重支配は、後々クンダリニー・ヨーガを論ずる時に最も重要な要因の1つとなっている。

1-4　情報伝達と自律神経受容体

　自律神経系は、神経細胞同士もしくは神経細胞と他の細胞との間に形成される接合部位であるシナプスにおいて、アセチルコリンとノルアドレナリンなどの神経伝達物質によって情報伝達が行われている。交感神経も副交感神経も共に、節前神経はコリン作動性であって、節後神経に存在するニコチン性アセチルコリン受容体（nAChR）を介して作用する。交感神経の節後神経はノルアドレナリン作動性で、α_1、β_1、β_2アドレナリン受容体を介して標

的臓器（効果器）の機能を調節し、また節前神経に存在するα受容体は通常、抑制の自己受容体（シナプス前終末から遊離された伝達物質に反応する同じシナプスのシナプス前受容体）として機能している。一方、副交感神経の節後神経はムスカリン性アセチルコリン受容体（mAChR）を介して標的臓器の機能を調節することになる。クンダリニー・ヨーガに密接に係る臓器、ここでは男性性器に注目すると、自律神経系インパルス（活動電位）に対する効果器の反応は副交感神経の場合は気管支筋のコリン作動性神経インパルスに対する応答は収縮となるが、交感神経系の場合はノルアドレナリン作動性神経インパルスに対する応答はβ_2受容体を介して弛緩となる。効果器である男性性器のコリン作動性に対する応答は副交感神経性の勃起であり、ノルアドレナリン作動性の応答は交感神経性のα_1受容体を介して射精となる。また、通常、循環血液中にアセチルコリンは存在していない。そのため、コリン作動性神経線維が限局した部位にアセチルコリンを放出したとき、その効果の作用時間も短いと考えられている。一方、ノルアドレナリンはアセチルコリンよりも広く拡散し、作用時間も長いことが知られている。節前神経終末からの神経伝達物質は交感神経、副交感神経共にアセチルコリンが作用しているが（交感・副交感どちらも節後神経に存在するニコチン性アセチルコリン受容体nAChRを介して、情報の伝達が行われる）、節後神経終末から効果器への神経伝達物質は交感神経系と副交感神経系とで異なっている。すなわち、交感神経節後神経の神経伝達物質はノルアドレナリンで、アドレナリン作動性神経と呼ばれており、副交感神経節後神経の神経伝達物質はアセチルコリンで、コリン作動性神経と呼ばれている。このことから、コリン作動性神経インパルスに対して効果器での応答を長時間持続させるためにはムスカリン性アセチルコリン受容体（mAChR）を介しての作用を、持続的にしかもリズミカルに緊張させて副交感神経の興奮性を高めておく必要がある。先に述べたように、交感神経も副交感神経も共に節前神経はコリン作動性で、節後神経に存在するニコチン性アセチルコリン受容体を介して作動しているが、このシナプスでの情報伝達はニコチン性アセチルコリン受容体アゴニスト（受容体

を刺激する作用を有している刺激薬など)やアンタゴニスト(受容体を介して作用する刺激薬の効果を遮断する拮抗薬など)により変化させることができる。これらはそれぞれ神経節刺激薬や神経節遮断薬として作用する。少量のニコチンを投与した場合と同様の反応を示すことからニコチン性アセチルコリン受容体と呼ばれている。ニコチンはタバコの中の小量投与でヒトや動物に顕著な生理活性を示すアルカロイドの主成分であって、神経節細胞のニコチン性アセチルコリン受容体に結合すると、まず興奮作用がおこり、次いで神経節遮断を生じることになる。ニコチンを外部から身体内へ取り入れる場合、アゴニストして、次いでアンタゴニストして交感神経・副交感神経の神経節に働きかけることになる。しかし、一般的には自律神経系のコリン作動系活動によって起こされる機能は、日常生活における植物性機能と関係がある。例えば、腸管平滑筋の活動を亢進、胃液分泌を増加、幽門括約筋を弛緩することなどによって食物の消化と吸収をし易くしている。このことから、ニコチンを摂取することによるコリン作動系へ影響、すなわち生命維持のために必要な植物性機能への悪影響を懸念しなければならない。だからエネルギーを内への方向へ向けて充電することで体力の回復を計り、栄養を補給するコリン作動性に対する応答を示す副交感神経系へ悪影響を及ぼす事が、クンダリニー・ヨーガにとって負担となってくる。いずれにしても繰り返すようだが、交感神経も副交感神経も共に、節前神経はコリン作動性として応答し、節後神経のニコチン性アセチルコリン受容体を介して情報伝達を受けているので、ニコチンは自律神経節に対して、複雑な応答を引き起こしてしまい負の役割を果たすだけと言える。

クンダリニー覚醒において、副交感神経の興奮性(緊張)を高めることが非常に重要なことで大切なことでもある。そのため、男性性器による精子の放出やタバコによる刺激は控えるべきである。

1-5 自律神経遠心路

自律神経系は通常、私達の意志とは無関係に、内臓の運動や腺の分泌を自

動的に調節している。交感神経の主要部は脊椎の両側に沿って分布する交感神経幹で20数対（頸部、胸部、腰部、仙骨部、尾骨部）の幹神経節を備えている。交感神経幹は全体的に見ると、神経節が神経線維で繋がっていて、まるで数珠玉が連なっている様にも見える。神経節は中枢神経から入ってくる節前ニューロンと神経節から出て、末梢器官に分布する節後ニューロンとの中継所となっている。これらの神経節から出た交感神経線維は直接に、または脊髄神経と一緒に末梢器官に分布している。また、交感神経線維と副交感神経線維の一部は大きな腹腔神経叢を形成していて、下腹部の内臓を支配している。副交感神経は脳神経の内、（Ⅲ）動眼神経、（Ⅶ）顔面神経、（Ⅸ）舌咽神経、（Ⅹ）迷走神経と仙髄から出る神経に含まれていて、骨盤内臓を除く全身の全ての内臓に分布している。一方、仙髄から出ている骨盤内臓神経は陰部神経叢からの線維に含まれて、骨盤腔内臓や外陰部に分布している。この神経は血管拡張を引き起こし、陰茎や陰核、勃起を誘発させる作用を直しているので勃起神経と呼ばれている。

　脳神経の中で特に興味深いのは、（Ⅹ）迷走神経である。迷走神経の本幹は長く複雑に分岐しながら、側頸部→胸腔、胸部→腹腔の順に下行し、内臓の知覚、運動、分泌を調節している。クンダリニー・ヨーガ上、特に重要なことはこの迷走神経の枝である反回神経の機能と言えよう。右反回神経は、右鎖骨下動脈を、左反回神経は大動脈弓をそれぞれ前方から後上方に跨いだ後、再び頸部に現れてから両側の気管を上行し、喉頭の諸筋に分布し、そこで呼吸と発声に係わっている。心臓の拍動、心筋の収縮も迷走神経の調節を受けている。また、迷走神経は内臓器官の感覚、刺激を中枢神経系に伝えたり、遠心的には遠心性ニューロンとして刺激を内臓の平滑筋に伝導し、その運動を調節している。おおよそ、迷走神経のほとんどが副交感性の機能を担っていると言える。

1－6　大脳辺縁系と自律神経系

　「生きている」という徴を保証する機能は主に、自律神経系とホルモンに

よる調節が関与している。これらの最高位の中枢は視床下部に存在する。
　本来、脳は約1,000億個のニューロンを有しており、脳幹・間脳・大脳・小脳から成り立っている。脳幹は脊髄に繋がる部分で、下から延髄・橋・中脳とに構成されている。更に、脳幹の上部には間脳が位置していて、間脳の大部分は視床と視床下部から成り立っている。脳幹と間脳の上部にあって脳の大部分を占めているのが大脳で、脳幹の後方に位置するのが小脳という事になる。間脳の一部を成している視床は中枢の上方に位置する卵型の形を呈し、脊髄・脳幹・小脳・大脳などから大脳皮質へ伝導される感覚性インパルス（活動電位）の中継所となっており、痛覚・温度感覚・圧覚の知覚を司っている。更には、意識及び知識の取得・習得（認知）にも関与している。
　視床下部は視床の前下方に位置している。視床下部の働きには先ず、自律神経系の調節がある。その他、下垂体の調節・情動と行動のパターンの調節、摂食と飲水、体温の調節、そして概日リズムは環境の周期的変化に適応したバイオリズムのほぼ24時間で繰り返されるサーカディアン・リズムとしての働きなどが挙げられる。「生きている」ことを保証している脳幹・脊髄系の機能も自律神経系による調節を受けている訳だが、視床下部は自律神経系を介して心拍数や消化管の動きや膀胱の収縮などの作用を調節している。自律神経系の最高中枢を担っているこの視床下部は更に、大脳辺縁系からの影響を受けていることも知られている。大脳辺縁系は、脳幹を取り巻く暢思骨の形をした一群の構造で、痛み・喜び・怒り・憤怒・恐れ・悲しみ・性的感情・従順性・愛情などの情動的な面に関与している。すなわち、「本能と情動の座」である大脳辺縁系が自律神経系の最高中枢である視床下部に働きかけ、自律神経系を調節している事になる。

　大脳辺縁系(情動)→視床下部→自律神経系

脳は主に脳幹（中脳・橋・延髄）、間脳（視床上部・松果体・視床・視床下部）、大脳・小脳とから成り立っている。威嚇している様子や顔貌を見る時、右半球の感情的な部位の20野や38野が扁桃体を活性化させる。右扁桃体は恐怖に関わる右眼窩前頭皮質を活性化する。

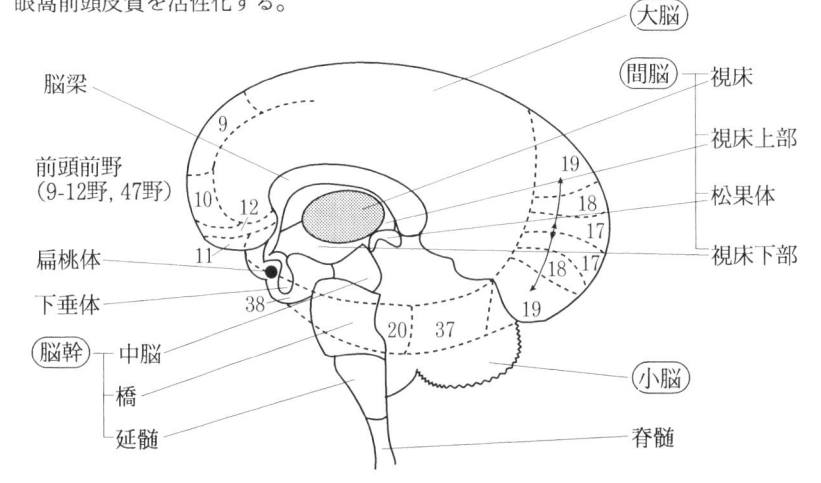

視覚皮質は一次視覚皮質（17野）と視覚連合皮質（18、19野）とから成る。
（John及びM.J.T.フィッツジェラルドらより一部引用、改変）

図1　右扁桃体と右眼窩前頭皮質

1－7　白血球とその自律神経支配

　免疫とは元来病気や苦役などの疫から免れることを意味する概念だが、私達の身体が自己と非自己を排除し、身体の恒常性を維持する系と考えられている。また、免疫はマクロファージや顆粒球、リンパ球などの白血球を中心とする細胞性免疫と抗体や補体が関与する体液性免疫の2つに大別されるが、前者の白血球である顆粒球とリンパ球は自律神経系と密接な関係にある。すなわち、顆粒球はアドレナリン受容体（AdrR）を有していて、一方リンパ球はアセチルコリン受容体（AChR）を有している。顆粒球は比較的粒子の大きい細菌などを捕捉（貪食）するが、過度防衛になると組織破壊を引き起こしてしまう。ただしこれは生理的範囲では身体にとって有益な反応である。一方リンパ球は、ウイルスなどの微小な粒子を捕捉することで、免疫監視機

構を作動させ自己の身体の防衛に努めている。自律神経系が白血球に作用を及ぼす場合、交感神経が緊張するとアドレナリン受容体を介して顆粒球が主に応答し、副交感神経が緊張するとアセチルコリン受容体を介して、リンパ球が主に応答することになる。副交感神経の緊張が続くことでリンパ球が活性化されると、腫瘍免疫に係わっているキラーT細胞、NK細胞などのリンパ球も活性化される可能性があり、身体の防衛機構に有利になるかもしれない。しかし、一方このことは逆にⅠ型アレルギー、又は即時型アレルギー（アトピー性疾患・食物アレルギーなど）を引き起こす要因になるかもしれない。Ⅰ型アレルギーはヘルパーT細胞のサブセットのうちⅡ型ヘルパーT細胞が肥満細胞（肥満細胞には1gE抗体が固着していて、抗原と結合したとき、ヒスタミンやロイコトリエンなどのケミカルメディエーターを遊離）の活性化を引き起こし、アレルギー反応を誘発する。つまり、副交感神経の過剰な反応が続けば、杉の花粉による鼻アレルギーや、室内塵（ハウスダスト）、タマゴ・牛乳や薬剤などの抗原（この場合はアレルゲン）に対して過敏症を起こし、生体の反応が身体にとって不利な方向へ働くことがある。この様な理由からクンダリニー・ヨーガを実践しようとする場合、時には副交感神経の緊張を無理強いすることになる。副交感神経の過緊張が続けば、咳や喘鳴など呼吸器系の症状、下痢や腹痛などの消化管症状、そして花粉・食物・薬剤に対する過敏症が起こってくる可能性を視野に入れて取り組む必要がある。

1－8　ストレスが自律神経に及ぼす影響

　セリエ氏によると、実験的に動物にストレスを加えた場合、動物の組織的変化として、（1）副腎皮質の肥大、（2）リンパ系の臓器の萎縮、（3）消化管の出血性潰瘍の三つの症状（ストレスの三徴候）が認められるときに、その動物は「ストレス下にある」と定義している。その他、セリエ氏はストレスを受けた生体には多くの変化が現われ、これらの変化や反応の全てを汎適応症候群（GAS）と名付け、ストレスを引き起こす刺激をストレッサーと命名している。ストレッサーが生体に与えられると、先ずショックに陥り、血圧

降下、体温下降などが見られる。このことが引き金となって、交感神経系を通じて副腎髄質からアドレナリンが分泌される。次いで、視床下部・下垂体を介して、副腎皮質刺激ホルモン（ACTH）の分泌が促進されると副腎髄質からの糖質コルチコイド（副腎髄質から分泌され糖質代謝は、関与するステロイドホルモンで肝臓に働きかけ、タンパク質や脂肪からの糖新生とグルコースのグリコーゲンへの貯蔵を促進する。糖新生とは、オキサロ酢酸からグルコースを生合成する細胞内の代謝で解糖系すなわち、糖分解・解糖の代謝経路の逆戻り経路のことを意味する。糖質コルチコイドはタンパク質や脂肪を分解して糖へと変換するので、結果的に血糖値が上がる事になる。この様な理由で、糖質コルチコイドと呼ばれている）の分泌が増加することになる。その結果、副腎皮質は肥大しショックから立ち直ることになるが、ストレッサーに長期に渡り曝されると結果的にエネルギーの消耗が起こってしまう。糖質コルチコイドの合成の過程にはビタミンＣが関与している。それ故、長期のストレスが続く場合には、ビタミンＣの摂取が必要不可欠となってくる。

```
LH ──→ L・H・
         ↘
          L・ ──→ LOO・          LOOH
         ↗         ↘          ↗
       O₈          vitE
                      ↘      ↗
                       vitE・        （細胞膜中）
```

```
         ① e⁻ + vitC・              
        ↗ ↘                    vitC          （細胞膜）
  （還元型） （酸化型）
   Fe²⁺  Fe³⁺     SOD    カタラーゼ（血液中）
              ↘                            （細胞質）
   O₂ ──→ O₂⁻・ ──→ 2H₂O₂ ──→ 2H₂O + O₂
       ②        ③
                  ⇒ ガン細胞
```

---

① 生体内ではFe³⁺で存在している。
  （酸化型）2Fe³⁺ + 2e⁻ ──→ 2Fe²⁺（還元型）

② 2Fe²⁺ ──→ 2Fe³⁺ + 2e⁻
   2O₂ + 2e⁻ ──→ 2O₂⁻・   ⇒ 2Fe²⁺ + 2O₂ ──→ 2Fe³⁺ + 2O₂⁻・

③ 4O₂⁻・ + 4H⁺ $\xrightarrow{SOD}$ 2H₂O + O₂

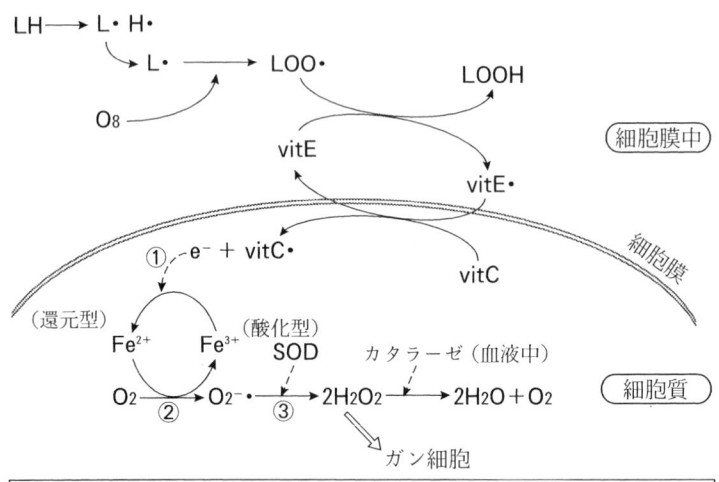

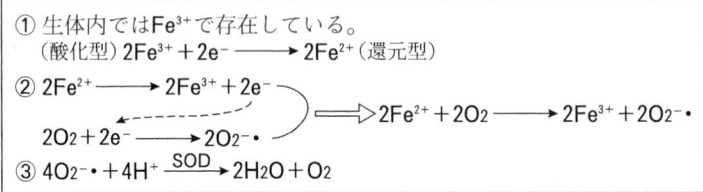

フリーラジカル	不対電子をもち化学的に不安定で、反応性に富むため周囲の分子との間で電子e⁻の受け渡しを行い、酸化・還元状態を変化させる。
LH	不飽和脂肪酸
L・	脂質ラジカル
H・	水素ラジカル
LOO・	ペルオキシラジカル（過酸化脂質ラジカル）
LOOH	ペルオキシド（過酸化脂質）
SOD	スーパオキシドジムスターゼ
	O₂⁻・を消去することでO₂⁻・とこれから生じる他の活性酵素の毒性から生物を保護する。
カタラーゼ	過酸化水素H₂O₂を分解する酵素
O₂⁻・	スーパオキシドアニオンラジカル
vitC・	アスコルビン酸ラジカル
vitE・	トコフェロールラジカル

（水上より一部引用、改変）

図2　ビタミンCとビタミンEの働き

ストレス機構の活性化についてのセリエ氏の仮説では、副腎皮質刺激ホルモン（ACTH）の分泌増加による副腎皮質の肥大と、糖質コルチコイドの分泌増加の他に、交感神経中枢を刺激することによって副腎髄質を刺激しアドレナリンの分泌を増加し、次いで血中エピネフリンの増加が交感神経の反応を増強し持続することになるとしている。交感神経が活性化（緊張）されると、生体の反応として心拍数の増加・心収縮力の増加、血液貯蔵組織の血管の収縮、収縮期血圧の上昇、消化管の蠕動の減少による消化の低下、肝臓での糖新生の増加による血糖上昇などが引き起こされる。こういった交感神経緊張が更に、副腎髄質へ働き掛けることになる。その結果、副腎髄質からはアドレナリンが放出されるが、アドレナリンはまた、交感神経興奮と同じ様な作用を有している。それは交感神経系線維終末から放出される神経伝達物質のノルアドレナリンであって、アドレナリンとノルアドレナリンが似かよって生理作用を有している理由に拠る。交感神経の働きは、生体を外からの敵を迎え撃って闘争できる様な状態にすること、すなわち、「逃走と闘争」のための準備をすることなのである。そのためには、瞳孔の散大、心拍数を増加させて分時拍出量の増大、出血を防ぐための血管の収縮、副腎髄質からアドレナリンの放出を促進して交感神経の作用を助長、そして血糖を高めて筋肉の活動を高めることなどの作用があらわれてくる。だから、エネルギーは外へ向けられて消耗してしまうのである。また、精神的なストレスが長期に渡って身体に加わった場合にも、「本能と情動の座」と呼ばれる大脳辺縁系を通じて視床下部へ働きかけが生じて、自律神経系の失調が引き起こされる。交感神経緊張が続いたり、あるいは交感神経の過度の緊張の結果、生体の恒常性を保とうとする働きのために副交感神経の反射が引き起こされる事になりかねない。

　生きていくことや、生活のための適度な交感神経の緊張は寧ろ必要なものと言えるが、過剰な交感神経の緊張は身体にとってマイナスとしかならない。クンダリニー・ヨーガの概念では、交感神経系の緊張による生体のエネルギーの消耗は「百害有って一利無し」と言える。一方、副交感神経は交感神経

とは相反する作用で、身体の栄養補給の方向に努める働きをしている。すなわち、消化吸収の機能を高めたり、瞳孔の収縮、血管を拡張させることで臓への血流量の増大を促したりすることでエネルギーの補充を行い、消耗した体力を回復する方向に働くのである。この副交感神経の働きによるエネルギーの補充・補給あるいは、エネルギーの充電こそがクンダリニー・ヨーガ（又はハタ・ヨーガ）に最も大切なことになる。それとは逆に、ストレッサーが慢性的に襲来する事によるストレスの蓄積が、身体と精神に悪影響を及ぼす事実を常に念頭に置く必要がある。過剰なストレスが交感神経を刺激し常に緊張状態下に置かれると、生体エネルギーの放出が起こってしまう。そのことは、クンダリニーの活性化（覚醒）には決して繋がらない。また、更なる急激な交感神経の緊張の持続も、生体の恒常性の故に、副交感神経の反射が起こってしまい、消化管の過度の蠕動を引き起こして腹痛・下痢・尿意切迫・尿意頻数などの症状を呈する副交感神経緊張亢進もしくは迷走神経緊張症を来し、結局のところ交感・副交感神経が共に緊張亢進を示すような状態、すなわち自律神経不安定症を引き起こす。交感神経性・副交感神経性のどちらか一方に偏した緊張状態のみならず、そのどちらにも変動し得る状態であっても、ついには生体の恒常性を維持するには適わない反応を示すことになってしまう。つまり自律神経系の調節異常が引き起こされて種々の不定な症状を呈することになる。時としては、頭痛・眩暈・倦怠感・不眠・震え・冷感・発汗異常・動悸・息切れ・胸内苦悶・胸部圧迫感・胸痛・食欲不振・膨満感・便秘・下痢など多彩な自覚症状を訴える様になる。内科学領域で漠然とした身体的愁訴を有しているものの、それに合致した器質的疾患の裏づけが認め難い状態で不定愁訴症候群（自律神経失調症）と呼ばれる状態を引き起こすことにもなりかねない。

　ヨーガを修業するに当って先ず健常な身体を造り上げ維持し、同時に精神的・肉体的ストレスからの影響を回避し努力することが必要となる。自律神経系の交感神経と副交感神経のバランスが安定している条件下、つまり自律神経失調症に陥ってしまわない範囲で、副交感神経の緊張が交感神経のそれ

よりも幾分優位であり続けること（一日に数十分～数時間程度）が望ましいと言える。くり返しになるが交感・副交感神経から成り立っている自律神経系の調節のバランスが崩れてしまっている状態（クンダリニー・ヨーガ修習ではあえて副交感神経緊張をもたらす様に方向づけている）は不定愁訴症候群（自律神経失調症）と呼ばれ、頭痛・眩暈・倦怠感・不眠（不眠症）・冷感・汗異常・動悸・息切れ・食欲不振などの自覚症状を覚えることになり、その様な症状が長く続くことは当然好ましいことではない。適度な調整によって身体づくりを心がけることが非常に重要である。しかしクンダリニー・ヨーガの修習中に副交感神経の緊張性をある程度優位に保って置く状況下では、これらの症状は必然的に止み得ない事象として受け入れなければならないということが生じる。なぜなら、このことをクンダリニー・ヨーガの概念上、身体の浄化と捉える側面があり、この浄化の過程（身体的には時には苦痛を伴う）こそが「清浄な道」へと繋がるべきもので、この体験そのものも実践、修行、もしくは苦行と捉えているからである。ヨーガ実践の修習に際しては自律神経不安定に堪え得る健全な身体をつくっていくことが重要な部分であると考えられる。そのために、身体づくりに欠かせない食生活や嗜好品について検討してみよう。

1-9　クンダリニー・ヨーガと生活習慣

　クンダリニー・ヨーガでは、一日のうち一定の時間少なくとも20分以上、意識的な修習によって副交感神経の緊張が交感神経の緊張を上まわっている状態へと導いておくことが必要となる。それは身体にとってのエネルギーの放散では無くエネルギーの充電という方向にシフトすることで初めてクンダリニーの覚醒が得られることになるからである。しかし、この行いは身体への負担がかかるものである。クンダリニー・ヨーガ修習に取り組む際、健康な身体の維持無くして為し遂げることは困難である。それに耐えうることのできる健常な身体づくりへの心掛けが大切になってくる。そこで身体づくりの基本となることは「食べること」になる。日々の食生活の有り様、嗜好品

の摂取について取り上げることができる。中でもハーヴィー氏によって提唱されている「ナチュラル・ハイジーン」と呼ばれる健康哲学にその方法を見出すことができる。直訳では「自然健康法」となるが、意味合い的には「健康及び健康維持のための科学と病気の予防」に近くなる。クンダリニー・ヨーガが健康について最も大切だと考えるところは自然の法則に従って努力することにあるため、この概念を適応することができる。

　ナチュラル・ハイジーンは生活習慣の中でも特に日々の食生活に注意を払うことで浄化・治癒・機能維持の潜在能力を高めようとするものである。一日の生理的周期を三段階に分けており、

　(1)身体には24時間周期のリズムがある。
　　　ａ．補給（摂取と消化）は午後０時～午後８時。
　　　ｂ．同化（吸収と利用）は午後８時～午前４時。
　　　ｃ．排泄（老廃物の排出）は午前４時～午後０時。
　この３つの周期に合わせて食物を取り入れ吸収し、不要な部分を捨てることが肝要である。

　次に、
　(2)腐敗または異常発酵する食品を身体は要求していない。
　　　ａ．野菜と果物は約70％の水分を含んでいる食品で、それ以外は約30％の水分を含む凝縮食品である。
　　　ｂ．胃や腸の中に凝縮食品が長時間（８～20時間）停滞していると、その間に凝縮食品由来のタンパク質や炭水化物が胃・腸で腐敗又は発酵を引き起こしてしまう。
　　　ｃ．腐敗又は発酵した食品は有害物質（尿素、尿酸、インドール、スカトール、アンモニア、硫化水素、メルカプタン、プリン体など）を生成する。これらは老化を速め、動脈硬化・痛風・関節炎・心臓病・癌などを引き起こす要因となる。

　つまり、食事は朝食を抜き、昼食と夕食で栄養を摂取することが望ましく、一般的に排泄の時期に相当する午前中は身体が栄養補給を要求していないと

いうことになる。さらに腐敗または発酵した食品をも身体は要求していないということになる。ここでナチュラル・ハイジーンの言う発酵は腐敗とほぼ同義的に扱っている様に思われるが、クンダリニー・ヨーガでは、発酵過程において乳酸菌が異常に増殖した結果、酸味が強まり過剰発酵の酸見を来し、変敗・酸敗を呈する環境下を発酵であるとし、食品の変質が進行した結果、身体にとって有害な物質が生成された環境下を広義の腐敗とすることが妥当であると捉えている。ちなみに、狭義における腐敗とはタンパク質やその他の窒素を含んだ有機化合物が微生物の作用で嫌気的に分解され悪臭を放つ物質を生成する、あるいは食料などの品質が劣化し有機酸（酸性を示す有機化合物）などによって異臭や酸味の産生を伴うことを意味している。それとは別に炭水化物が同様に微生物によって嫌気的に分解される過程を発酵と呼んで区別している。

　腐敗の時に生じる悪臭物質としては主にアミン（カダベリン、プトレッシンなど）や硫黄を含むタンパク質の腐敗によって生成する硫化水素などがある。その中の一つの物質としてアミンを例にあげると、アミンとは生物体が生成する物質であり、アンモニアに似たものamm(onia)-ineという意味で、アンモニア（NH_3）のHの1－3個がアルキル基（R-）に置換された状態で、アンモニア（NH_3）に類似している。タンパク質の構造に必要なアミノ酸（アミノ基：$-NH_2$とカルボキシル基：-COOHを同一分子内にもつ有機化合物）そのものもアミンの一種である。また、魚臭や動植物の腐敗臭などの不快な臭いの元や、他のアドレナリン（エピネフリン）・ドーパミン・アルカロイド（植物又は動物に由来する塩基性の含窒素有機化合物例えばニコチンやカフェイン）などもアミンの一種である。生体アミン（生物体が生成するアミン基を含有する化合物）と呼ばれている化合物の中にはカテコールアミン（神経伝達物質）に属するノルアドレナリン・アドレナリン・ドーパミンがある。生体アミンは身体ではアミンとして神経伝達物質や化学物質として働いて重要な生理的活性を担っている。しかし、種々な悪臭を放つ有害物質が腸管内で腐敗や発酵によって生成され、これらのアミンが食物の消化・吸収の過程で同じ様に腸管

から吸収された場合、身体内でアミンとして種々の影響を及ぼす可能性が示唆されている。動植物が合成する天然アミンを私達は食品を通じて摂取し、取り込まれたアミンは内在性の神経伝達物質と同じ構造変化を受容体に引き起し受容体アゴニストとして似た働きをする。身体内のアミンは原料としてのアミノ酸が多ければ増加することになり、加工を受けると濃縮し、食品の腐敗が進めば進むほど多く生成される傾向を示す。主な天然アミンはヒスタミン、セロトニン、ドーパミン、チラミン、トリプタミン、フェニルエチルアミン、オクトパミンなどで、原料となるアミノ酸はヒスチジン、トリプトファン、フェニルアラニン、チロシンなどがある。そしてその原料であるアミノ酸を比較的多く含む食品としては肉、加工肉、サヤエンドウ、ビール、ワイン、コーヒー、魚、卵、乳製品、鶏のレバー、チーズ、ハーブ、ジャガイモ、ナッツ、インゲン豆、ほうれん草、アボカドなどがあげられる。乳製品、卵、加工肉などに含まれるチロシンは腐敗細菌に分布する芳香族L－アミノ酸デカルボキシラーゼの脱炭酸作用を受けると微量アミンであるチラミンが生成され、更にチラミンはドーパミンβ_1モノオキシゲナーゼの作用を受けオクトパミンを生成する。チラミンはアドレナリン作動性神経の終末に作用してノルアドレナリンの遊離を促進し、間接的なアドレナリン作動効果を示す。一方、オクトパミンも交感神経効果の薬理作用を示す。天然アミンの原料となるアミノ酸を多く含む食品が不適切な加工や処理を受けていることがあり、その様な食品を摂取すると、腸内腐敗細菌の働きで腐敗・変敗・酸敗・異常発酵が引き起こされることがあることが分かっている。その結果、腸管内で過剰なアミンが生成されることになる。生成されたアミンが体内へ吸収されると、アレルギー反応を誘発し、日常的に交感神経への刺激効果が出現し、常に交感神経が興奮した状態下に陥ってしまうことになりかねない。

　クンダリニー・ヨーガ修習は交感神経緊張状態では無く、常に副交感神経緊張状態を求めているため、上記のような食品の摂取に関して、ある一定の意識が必要不可欠となってくる。

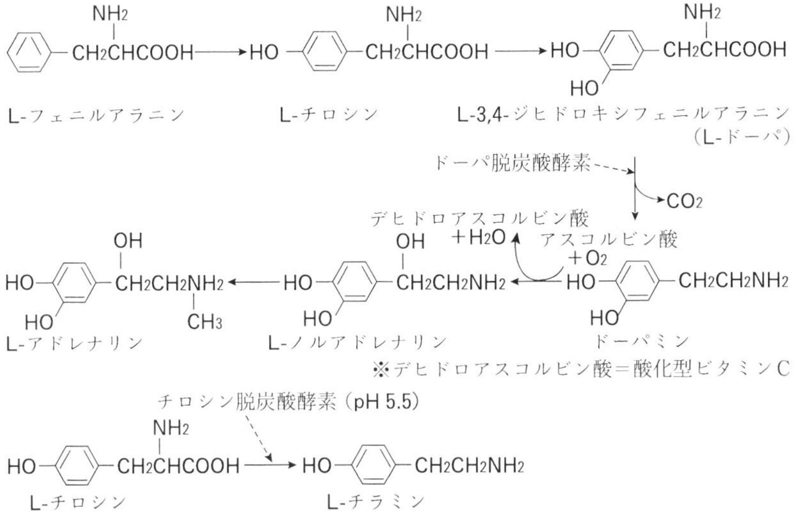

（コーン・スタンプより一部引用、改変）

図3　アミンの生合成とビタミンC

2．クンダリニー覚醒法

2－1　クンダリニー

クンダリニーkuṇḍalinīについてはエリアーデ著作集・第十巻「ヨーガ2」の中で、以下の様に解説されている。

> ヒンドゥの伝統によれば、七つの重要なチャクラがあるが、それらを幾人かの権威者たちは六つの叢と前額縫合線のことであると述べている。ムーラーダーラ（mūlādhāra、ムーラ＝根）は脊髄の基部にあり、肛門と生殖器官との間（仙骨および尾骶骨の叢）にある。それは四弁の赤い蓮華の形をしており、その上に金色でv、s、ś、sの文字が刻まれている。その蓮華の中央には黄色い四角形、つまり地（pṛthivī）の要素の表象があり、その四角形の中央には頂点を下にした三角形、ヨーニ〈陰部〉のシンボルがあり、カーマルーパKāmarūpaと呼ばれる。その三角形の中央にはスヴァヤムブー・リンガsvayambhū-liṅgaがあり、その頭部は

宝石のように輝いている。そのまわりを（蛇のように）八回巻いて稲妻の如く輝きながらクンダリニー kuṇḍalinī が眠っている。彼女の口（あるいは頭）でリンガの開口を妨げながら。このようにしてクンダリニーは「ブラフマンの門」（brahmadvāra）とスシュムナーへの入り口を塞ぐのである。

但し、上述の「蛇のように八回巻いて」のところは、佐保田氏の「続・ヨーガ根本経典」では「三巻き半のとぐろを巻いている」となっている。

更に別の箇所では、

　　クンダリニー (kuṇḍralinī) の幾つかの側面はすでに述べた。それは、同時に蛇、女神、「エネルギー」の形をしていると言われる。「ハタヨーガプラディーピカ」（Ⅲ,9）はクンダリニーを次のように述べている。すなわち、『曲がった身体を有するもの（クティラーンギー）Kuṭilāṅgī、クンダリニー、「雌の蛇」（ブジャーンギー）Bhujāṅgī、シャクティー、イーシュヴァリー Īśvarī、クンダリニー kuṇḍalinī、アルンダティー Arundhatī ──これらの語はすべて同義語だ。扉が鍵によって開けられるように、ヨーガ行者は解説（ムクティ）mukti の扉を、ハタ・ヨーガを用いてクンダリニーを開くことによって開く。この眠る女神が師（グル）の恩寵によって目覚めるとき、すべてのチャクラは速やかに貫かれる。『語のすがたをした梵 Śabdabrahman』、すなわち、音節 OM と一体となって、クンダリニーはすべての男根とすべての女神のあらゆる属性を得る。蛇のすがたを取って、クンダリニーはすべての生きものの身体の中心点 dehamadhyaya に住んでいる。パクシャクティ paraśakti（最高シャクティ）のすがたを取って、クンダリニーは胴体 ādhāra の座に現れる。それは、諸々の脈（ナーディー）の基点となる、胴体の中心にある結び目の中央に住む。クンダリニーは、息で内官 manas の中に起こった力によってスシュムナー脈の中を動き『針が糸を引くように、スシュムナーを通して上方に引き上げられる』。クンダリニーは坐法（アーサナ）と止息（クンパカ）によって目ざめさせられる。そうすると、息は空（シューニ

ャ)の中に吸収される。』
と記されている。

クンダリニーの呼び名は、シャクティ、イーシュヴァリー、クンダリニー、アルンダティー、チャンダーリーなどと多義に渡っているがすべて同義語である。「火」、「炎」、「蛇」と共通した内容を持ち、クンダリニーの意味は「炎の蛇」の日本語訳になる。もともと kuṇḍa は壺、瓶、圓刑の孔、圓き火坑、器など、kuṇḍala は一巻き、腕環など、kuṇḍalin は環状をなせる、巻かれる、蛇など、kuṇḍalī は軍荼利などの意味を示す。

2-2 クンダリニーの通り道

クンダリニーは、息で内官（manas＝広い意味における知的作用ならびに情緒のよりどころとしての心。その他、意識、思惟、観、念）の中に起こった力（瞑想によって起こる力）によってスシュムナー suṣumnā（中央の脈管・青色。頸動脈という意味もあり、非常に重要な脈管）の脈管（nāḍī＝身体内の管状の器官、空茎）の中を動き、スシュムナーを通過して上方（頭頂）に引き上げられるということを指し示している。身体 deha のスシュムナーを通じて上方へ引き上げられる力 siddhi（エネルギー＝潜在動力）は坐法 āsana（アーサナ）と止息 kumbhaka〔クンバカ：調息法 prāṇāyāma（プラーナーヤーマ）〕を修習 abhyāsa することで目覚めさせられる（覚醒）と述べている。この「坐法」と「止息」は、時には苦行 tapas となるが、もう一つの重要な真言乗 mantrayāna（マントラヤーナ）と合わせて、クンダリニー上昇のための最上の行 agracarya と捉えて修習するべきこととなる。クンダリニーの通り道であるスシュムナー管は、通常身体の脊髄管（すべての椎骨の椎孔を寄せ集めた集合体）に対応するものと考えられる。

2-3 クンダリニーの性格

覚醒したクンダリニーの性格は一体どの様なものなのだろうか。エリアーデの記述によると、

クンダリニーが目覚めると非常な熱が生じそれが諸々のチャクラを通じて広がっていくことは、下半身が死体のように鈍く冷たくなる一方、クンダリニーが通っていく場所は熱く燃えているのでそれとわかる。仏教のタントリストたちは、火のようなクンダリニーの性格を更に強調する。仏教徒によれば、シャクティ（チャンダーリーCaṇḍālī、ドームビーḌombī、ヨーギニーYoginī、ナイルアートマーNairātmā等とも呼ばれる）は応身（nirmāṇa-kāya、臍の領域）の中に眠っている。

始動をし始めたクンダリニーは熱を生じ、あるいは下半身が死体の様に冷たくも感じ広がっていくと述べられているが、クンダリニーはイダーiḍā（月の脈管）、又はピンガラーpiṅgalā（太陽の脈管）を通して上方へと引き上げられる性質を有するものであるため、時には熱く燃える様に、時には氷の冷たさの様に感じ、その感覚は脊柱管に沿って感じるものである。

ヒンドゥーイズムの伝統ではクンダリニーとは女神であって、「炎の蛇」の象徴として具現化することで密教的性格を位置づけている。ヨーガ修習abhyāsaを行うことで窮極的解放muktiおよび秘術的力siddhiを得ようとするが、そのためにはクンダリニーの覚醒及び活動が必要であり、それにより並はずれたヨーガの力yoga-balaを得ることが可能であるとしている。また、

> 仏教のタントリストたちは、火のようなクンダリニーの性格を更に強調する。仏教徒によれば、シャクティー（チャンダーリー、ドームビー、ヨーギニー、ナイルアートマー等とも呼ばれる）は応身、(臍の領域)の中に眠っている。

とも述べられている。

タントラTantra〔織機（ハタ）〕、経（タテイト）、基礎、教義、呪文、呪法的にして且つ神秘的なる經典、醫術、妙薬、教法、秘密本續、秘呪本續、不易の聖典などの意味〕はインドの信仰体系の一つと考えられている。とくに後期密教での聖典は一般に『タントラ』と呼ばれているが、ヒンドゥー教、仏教などの宗派ではタントラ的な理念を共有し、その行事を実践することで、

ほとんどの人々が通常は『もろもろの尽力』と『気晴らし』によって無意味に浪費してしまうことになるヒトの身体内と精神世界に潜在するある種のエネルギーを引き出そうとしている。タントラの実践で重要なことは、一般に人々が世俗の快楽と捉えてしまっている概念を避けることなく、その危険性を十分に熟知した上で、むしろ積極的に取り入れようとするところにある。フィリップ・ローソンの論説では、タントラの伝統では女性的原理であるシャクティ śaktī（～を成し得る能力、力、強さ、Śiva神の活動力または女性的性力）を簡単なマンダラ maṇḍala（輪、円、円満輪、全体、総体、曼荼羅、界）のヤントラ yantra（保持する手段、支枝、防さく、器具、装置、機械のしかけ、推進具、革の紐）として象徴的に表現することによってそれを瞑想し、各人の記憶の蓄積と心的反応を目覚めさせることが重要であって、それを純粋なエネルギーの状態に復元することができる様にあらゆる機能―感覚・情緒・知能―を鼓舞するべきであるとしている。純粋なエネルギーであるクンダリニーについては、イメージの博物誌である「タントラ」の中で、

> いちばん下の、はなびらが四枚ある蓮花は、骨盤の基底部、肛門のすぐ前の会陰部にある。ヒンドゥー教のタントラは、この蓮華に大きな関心をもっている。何故なら、それはそこに、それぞれの人達自身の女神であり、世界を噴出する機関でもある、微細な蛇、クンダリニーを住まわせているからである。
>
> クンダリニーは、体内のリンガムの周りに蜷局を巻き、そのリンガムの口を自分の口でくわえたまま眠っている。内なるリンガムの口は、スシュムナー基底部の末端であり、彼女のとぐろは世界体験が発言する根源なのである。
>
> この最下層の蓮花の輪の中に、自分の世界の円盤をしつらえたタントラ信奉者は、ヨーガ的・性的な姿勢をとり圧力を加えることによって、クンダリニーを「目覚め」させる。クンダリニーはとぐろを真っ直ぐに伸ばし、上昇を開始するために、スシュムナーの基底部の末端に穴をあける。

そのときの最初に受ける感覚は、激烈であり、まったく名状しがたいものである。それから、クンダリニーはタントラ信奉者が精神を諸々の蓮の一つの構造と意義に集中するにつれて、一つ一つのより上層にある蓮の中に、順繰りに進入する。

ヒンドゥー教のタントラ信奉者の狙いは、かれのクンダリニーをできるだけ頻繁にスシュムナーに上昇させ、終いには事実上恒久的に昇ったままにすることである。

仏教のタントラ信奉者は、仏教の立場からあまりにも露骨で面白すぎる感覚的な心象を描くことを拒むが、それにも関わらず彼もまた自分の脊髄を上昇する「内なる少女」を思い描く。彼女は、仏教的タントラ美術に於いては、『赤いダーキニー』などの、女性の像として表現されている。

ヒンドゥー教と仏教の双方の流儀は、頂上に近いところで、如何に女性的エネルギーが存在の男性的種子と巡り会い、性的に結合しているかを叙述する。

と解説されている。

2-4 脈管

ヒンドゥーイズムやブッディズムのタントラ世界観は、微細身（内観による内的経験として知ることができる）にはプラーナ prāṇa（生気）の流通のためのナーディー nāḍī（脈管、気道）が多く存在するとし、そのうちの三本の気脈を最も重要なナーディーを位置づけている。中央のスシュムナー suṣumnā（両性合一、火、青黒色、菩提心 bodhicitta）を軸として、右側にイダー iḍā（男性、月、白色、精子）、左側にピンガラー piṅgalā（女性、太陽、赤色、卵子）が並行、または絡みついていると説明している。

サンヴァラ学説の身体論が説く三脈とはアヴァドゥーティー脈 avadhūtī、ラサナー rasanā、ラララー lalanā の主要な三脈管を指している。Avadhūta は駆逐された、払い去られた、移された、斥けられた、などの意味があるが、月と太陽が斥けられ、いずれ本幹のスシュムナーに移されるものと理解でき

る。また、rasa は汁、精、液、漿の意味で月である男性エネルギーを現し、lalanā は女、妻の意味で太陽である女性エネルギーを現している。アヴァドゥーティーは、身体の中央を垂直に貫く幹の様な脈管であることから（ヒンドゥーイズム・ブッディズムの）スシュムナーに相当する。同様に、アヴァドゥーティーの右側に垂直に通るラサナーはイダーに、そして左側に垂直に通るララナーはピンガラーにそれぞれ対応している。

　身体内には約72,000本の大小の脈管が通っていると考えられているが、その中でもこの三脈管が最も重要なナーディーと言える。

2－5　クンダリニーの象徴

　炎の蛇であるクンダリニーは、身体内のリンガ liṅga（象徴、生殖器、シヴァ神 Śiva の男根、身体の不滅な根源）の周りに蜷局を巻き、そのリンガの口を自分の口で咥えたまま眠っている。或いは、自分の尾を嚙んでいる（または呑み込んでいる）姿をしたイメージとして象徴される。タントラ修習者はヨーガ的・性的な姿勢をとり、リンガに圧力を加えることによってクンダリニーを目覚めさせようとする。ヨーガ的・性的なポーズとはシヴァ神 Śiva（シヴァ神の活動力となる女性的性力で、力、力量、強さ、成し得る能力などの意味）がヨーガ yoga（軛をつける、結合、連結、精神の集中、静慮、心統一などの意味）を通して合一した姿を表現している。そこから、合一の結果に生じる強大、且つ無比なエネルギーを利用することで、精神世界における内的な変貌を遂げようとする。

2－6　クンダリニー覚醒への条件

　目覚めたクンダリニーは髑髏を真っ直ぐに伸ばし、脳天の大楽論 mahāsukha-cakra（＝サハスラーラ・チャクラ sahasrāra-cakra、ブラフマスターナ brahmasthāna、ブラフマランドラ brāhmarandhra ニルヴァーナ・チャクラ nirvāṇa-cakra）へと上昇し始める。

　ミルチャ・エリアーデはクンダリニーを呼び起こすためには、

クンダリニーは、息で内官（manas）の中に起こった力によってスシュムナー脈の中を動き、針が糸を引くようにスシュムナー通して上方に引き上げられる。
　クンダリニーは坐法（アーサナ）と止息（クンパカ）によって目覚めさせられる。
　そうすると、息は空（シャーニャ）の中に吸収される。
と論説している。
　クンダリニーをその眠りから目覚めさせるためには、諸条件の修習の中でもとくに坐法と止息が大切であるとしている。

2－7　ピラミッド建造物

　ピラミッド建造物については、広辞苑によると

　　ピラミッド pyramid は石や煉瓦で造られた方錐形建造物の遺跡。特に有名なのはエジプトのナイル川左岸、カイロ西方のメンフィスにあるもので、約80基現存。前2700～2500年代に国王・王族などの墓として建造。現存中最大規模は、ギザにあるクフ王のもので、底辺の一辺230メートル、高さ137メートル。

と説明されている。

2－8　ピラミッド・パワーと黄金分割

　吉村作治氏の著書の中で、『ピラミッド・パワー』の実在性が論証されています。具体的な例として、ピラミッドの中では物が腐りにくく長持ちする効果があると説明している。
　ピラミッド内部では、とくに玄室内の湿度が異常に高いにもかかわらず、中に残っていた猫やネズミなどの死骸が腐らずに脱水し、ミイラ化していた事実（フランスのアントワーヌ・ボビーの発見による）がある。
　ピラミッド・パワーの発生要因にはある種の条件設定が裏打ちされている。それは、大ピラミッドを構成する建築材料である石材のことである。石材と

しての石灰岩は遠赤外線を多く含んでいることと、玄室の花崗岩（赤御影石）は強い磁性を有しているという点である。すなわち、大ピラミッドの石材としての石灰岩から放射される遠赤外線が生物の細胞を活性化し、更に花崗岩が生み出す磁力が磁力発生装置としての役割を果たしていることを示している。一方、大ピラミッド内に長時間居ると、逆に健康が損なわれることもあるという現象も見逃してはならないことである。ピラミッド内で一晩過ごした人が翌朝、全く意識の無い状態で救出された例では、とくに玄室の中で数時間経った後、思考能力が低下し幻覚に苛まれ、遂に意識を失ってしまった例もある。この事例に関しては、その人の精神状態などその時の健康状態が深く関与していたと思われる。

　ピラミッド・パワーが持つ電磁気力が精神活動に及ぼす影響については、すでに1970年代の初め頃に、脳波計を使った実験が行われている。被験者が高さ1.2mのピラミッドの中で瞑想をしたとき、被験者の脳波electro encephalogram（EEG）の変化は、β波（14〜25Hz）が優位となり、精神状態的活動が高まり、逆に被験者が安定し、深い瞑想状態に入ったことを示す結果が得られたことが分かっている。

　大ピラミッドの建築学的な神秘性については、『黄金分割の比率』についての論説がある。古代ギリシャの彫刻の美しさは、黄金比ϕの数値を基礎に黄金分割の比率を用いたからとされている。広辞苑によると

　　黄金分割golden sectionとは一つの線分を外中比に分割することで、$2:\sqrt{5}+1$（ほぼ1対1.618）の比率となる。長方針の縦と横との関係など安定した美感を与える比を示す。

この比率は中世の建築にも応用されてきましたが、古くは大ピラミッドの構造の傾斜角はこの黄金分割の比率を用いて建造されていることが分かっている。また、大ピラミッドの傾斜角が45°とか60°という常識的な数値でなく、51°52'という角度をとっていることから、大ピラミッドの周長を高さの2倍で割ると円周率πに近い数値が導き出されることが分かっている。更に、大ピラミッドの内部に存在する『王の間』の手前にある『控の間』の長さをキ

ュービット cubit（腕尺：肘から中指の先端までの長さ46〜56cm）の単位とし、πとの積を求めると大ピラミッドの底辺の全周とほぼ一致することも分かっている。以上のことから大ピラミッド建造物が幾何学的にも優れた叡智を備えていたと言える。

2－9　タキオン・エネルギー

　大ピラミッドのパワー・エネルギーの根源が何であるか、と言うことに関しては現在、超科学的なタキオン・エネルギー説も取り出されている。タキオン説によると、大ピラミッドは光を収束し、その結果、タキオン・エネルギーに変換される。変換されたタキオン・エネルギーが磁気フィールドを産み出し、大ピラミッド内の空間に作用するというものである。タキオンは光速を超える速さをもつ仮想的な粒子を捉えている。実際、タキオンという名称はギリシャ語の『急速な』という意味に由来しています。しかし、タキオンは光速度以上の速度をもつため、通常の因果律を破ることになり、現在までのところ物理的に十分満足できるまでの理論は立証されていない。

2－10　パワー・プラント

　クリストファー氏によるギザGIZAのクフKhufu大ピラミッドは、古代エジプトのテクノロジーの集大成としてのパワー・プラントに他ならないとする説がある。

　　ギザのエネルギー力発生装置としてのピラミッドは地球と対を成す振動子であって（カップルオシレーター）、地球も振動をし続ける限り、ピラミッドは地球からのエネルギーを受け取り共振できるものとする。
　　ギザの大ピラミッドは地球大陸の中心点に位置して建てられている特徴がある。
　　この偉大なピラミッドについて、古代のエジプトの設計技師や設計者たちはメーザー（特殊なマイクロ波を放射する発振装置）を利用する原理を熟知し、地球からのエネルギーを活用していたものとする。

そして、王の間はテクニカル的に極めて驚きの空間になっている。そこは、地球の物理学的エネルギーをピラミッド・パワーのエネルギー源に変換する場所として設計されている。特に、王の間は最も共振する空間であって音波はその場所で集束される。音波は通過路を鳴り響いて通過し、十分な振幅（振動現象で、振動の中心位置から測った変位の最大値。振動的変位の変動の幅の1//2）が生じると花崗岩の放射線と共振するようになる。一方、不適当な音波は王の間の手前にあるアコースッティック・フィルターで取り除かれる仕組みになっている。ピラミッドの中で音波が花崗岩の放射線の振動数と共振したとき、音波が花崗岩の中に埋め込められている水晶の圧電性特質の（水晶は圧電性を示し、これを用いて水晶振動子がつくられる）影響を受け、高周波の電磁波が生み出される。

電場（電界）とは、電気力を及ぼすことのできる空間のこと、また、磁力を及ぼすことのできる空間を磁場と呼ぶ。電場と磁場には時間的に一定な静的場と時間的に変動し空間の遠方まで伝播する波動場があり、この波動場を電磁場と呼ぶ。一定の時間で大きさと向きが変化する交流の電流や瞬間的に電流が流れてすぐに消える放電（蓄積されていた電気エネルギーを失う）などのような変動する電流をきっかけに周囲に電場と磁場が次々と連鎖的に発生しながら進んでいく波のことを電磁波と呼ぶ。電磁波が通過していく間は電場は振動するので、電流の向きと大きさも振動する。電子など電気を帯びた粒子は電磁波の「振動する磁場」から力を受け取ることから電磁場は電磁気力としてエネルギーを運ぶと言える。パワー・プラント（エネルギー発生装置）としてのギザの大ピラミッドは電磁気力を発生し、そのエネルギーを蓄えることができる。このシステムこそがピラミッド・パワーの驚異そのものだと言えよう。

2-11 クンダリニー覚醒の条件

アーサナとしての結跏趺坐（蓮華坐）には降魔坐と吉祥坐が知られているが、いずれにしても禅定に於いての坐相は頭部を頂点とし、両膝部と両下腿

部が底辺、そして両上肢から成る三角形、すなわち身体のピラミッドを形成する姿となる。身体の胸腔内に位置する心臓は、ピラミッドの王の間に、上腹部（臍）は控えの間に男性生殖器の、そして直腸・肛門は地下の間（洞窟、地下室）にそれぞれ相当すると考えられる。

　ヨーガ生理学、またはヒンドゥの伝統によれば身体には七つの重要なチャクラが存在するとしている。四つのチャクラについては、以下の如く説明されている。

　　ムーラーダーラ（mūlādhāra、ムーラ＝根）は、脊柱の基部にあり、肛門と生殖器官との間（仏骨および尾骶骨の叢）にある。それは四弁の赤い蓮華の形をしており

　　スヴァーディシュターナ・チャクラ（svādhiṣṭhāna-cakra）は、ジャラマンダラ（jaramaṇḍala、その本質はジャラ＝水であるから）ともメードラーダ（medhrādhāra、メードラ＝男根）とも呼ばれるが、これは男性生殖器官の基部（仏骨叢）に位置している。

　　マニプーラ（maṇipūra、mani＝宝石、pura＝町）あるいはナービシュターナ（nābhi＝臍）は、腰部の臍のあたり（上腹部叢）にある。

　　アナーハタ（anāhata、anāhata-śabdaとは二物体間の接触なくして生ぜしめられた音、つまり神秘的音のことである）、息と個我（jīvātman）の座である心臓の領域。

　以上のムーラーダーラ・チャクラ、スヴァーディシュターナ・チャクラマニプーラ・チャクラ、アナーハタ・チャクラの四つのチャクラが大ピラミッドの四つの空間と同様に振動した時、坐法をとった身体そのものがパワー・プラントとして働き、身体内に電磁気力を発生し蓄えていくものとなる。

2－12　大ピラミッドと坐法

　ギザ大ピラミッドは、偶力振動子として働き地球振動（自由振動＝外力なしに系がその内力によって行う振動で、地球は54分周期の振動を示す）と共振することで地球からの多大なエネルギーを得るシステムを有するパワー・プラネ

ットであると言える。身体もアーサナを修習することで、身体的ピラミッドとなり、あたかも身体と地球がカップル・オシレーターとして作動するが如く、地球からのエネルギーを吸収することができる。更に大ピラミッドの驚異的なシステムとしては、音波が王の間の前にあるアコースティックフィルター（控えの間）を通り、適切な周波数が選ばれ、花鋼岩の共振を強めながら王の間へと集められる。そこで、地球からの低周波はよりエネルギーの高い周波数へと変換されていくシステムになっている。その際、通路（地下の間―王妃の間―控の間―王の間）を通じても共振が伝わり、やがて大ピラミッド全体が共振するようになっていく。大ピラミッド内で造り出された電磁気力（パワー・エネルギー）が食品の腐敗の進行を遅らせたり、精神へ何らかの影響を及ぼすことになると推論できる。

　一方、アーサナに於いても坐法（身体ピラミッド）の状態で、ある種の真言を唱えた時に発生する音波が各チャクラの経路（＝脈管nādī）を通じてムーラダーラ・チャクラ、スヴァーディシュターナ・チャクラ、マニプーラ・チャクラ、アナーハタ・チャクラ、および残りのチャクラをそれぞれ随時共振させて遂には身体全体が共振しエネルギーの高まりに至り、パワーが身体内に充満していくことになる。

2-13　マントラ

　坐法āsanaの修習を行うと地球とのカップル・オシレーターとして共振することができ、エネルギーを地球から吸収できるようになるが、そのためには真言乗の秘密が必要となる。ここで、その先駆者として弘法大師・空海の名が上げられる。長氏によると、

　空海は平安初期の僧であり、804年に入唐、その翌年805年5月には密教の第七祖とされる青龍寺の恵果阿闍梨を訪れる。そして、恵果阿闍梨より、胎蔵界・金剛界両部の灌頂を受け、更に両部曼荼羅の図画や密教仏具・経典約140部など多くものを授かり、後に請来している。しかし、同年末には不幸にも、空海に全てを授けた恵果阿闍梨が入滅し、様々な想いを抱きつつ、20年

の留学予定を2年という短期間で修得し帰国する。そして、806年に空海は無事九州に辿り着き、朝廷への報告として『御請来目録』を奉った。この3年後、嵯峨天皇が即位し、天皇との更なる交流と「即身成仏」思想の確立が、後に真言宗開祖となり、真言密教を国家仏教として定着させる事となる。

しかし、空海のこの様な多大な実績も、入唐以前に「虚空蔵求聞持法」(非常に短い真言を根気よく唱え続ける行) を修習し、成し得ていた事が大きく反映していたと考えられる。虚空蔵求聞持法は、勤操という一人の沙門に出会い、行法を授かり、この修行にて様々な神秘的体験をした事を、24歳の時に著したとされる『三教指帰』の中で、以下の様に述べられている。

> 爰に一沙門あり、余に虚空蔵求聞持の法を呈す。其の経に説く。若し人法に依りて此の真言一百遍を誦すれば、即ち一切の教法の文義暗記することを得んと、大聖の誠言を信じ、…中略…阿国大滝の嶽に躋攀し、土州室戸の崎に勤念す。谷響きを惜しまず、明星来影す

と伝えられている。虚空蔵求聞持法の言う真言とは、「南牟阿迦捨掲羅婆耶庵阿利迦麻利慕利莎縛訶」のことを示している。

マントラを読誦し発生する音波がカップル・オシレーターの働きを補助し、身体の中の各チャクラ (通常は七つ存在すると考えられている) と共振することになる。大ピラミッドと照合すれば胸部の領域に位置するアナーハタ・チャクラが最も強く共振すると考えられるが、ハタ・ヨーガ hatha-yoga (瞑想の一種でもあり、心を下界の対象から内面へと無理に向けさせること) の視点からは特にマントラからの音波振動と共振するムーラダーラ・チャクラ関連性も重要視されなくてはならない。

2－14　マントラの固定

ヨーガ行者集団の中で「魔術者、苦行者、瞑想家たちは或る種の力 siddhi (目覚めつつある、ある状態 vyutthāna における完成を意味する奇蹟的な力) 挙げているが、それを記したリグヴィダーナ Rgvidhāna は、とりわけ重要な全集と言える。ミルチャ・エリアーデ氏は自身の著書の中で、

『リグヴィダーナ』において知られているこれらのヨーガの実践はすべてすでに強く献信の色彩を帯びている。たとえヨーガ行者が目的─自己─をみること─を達成しなくても彼は献信（bhakti）を捨ててはならない、とこの文献は明言している。というのは、神は「神自身を愛する者たちを愛する」からだ。ナーラーヤナは太陽盤の中心にある、と瞑想されることになっているが、このことはすでにタントラ的図像学の「視覚化」を予示している。他の場所ではまた、ヴィシュヌは献信によってのみ到達され得る、と述べられている。これらより前の節では奉献（プージャーpūjā）について述べられており、また「不滅のヴィシュヌ神」崇拝が詳細に述べられている。人は「自分自身の身体において、更に神々の身体において「真言（マントラ）の固定」(mantranyāsa) を行わねばならない。

とし、自分自身の身体に対する『マントラの固定』の必要性を述べている。nyāsa とは置くこと、留めること、他につけること、の意味合いである。ここで述べるマントラの固定とは、マントラを唱えることで発生する音波の振動をチャクラに留め置いて、チャクラを共振させる行法のことである。

ギザの大ピラミッドがカップル・オシレーター（＝パワー・プラネット）として作動する時、地球からのエネルギー（地球振動＝地球の自由振動）を取り入れピラミッドの各空間が共振することで、ピラミッド内部に電磁気的エネルギーを蓄えることができる。一方、ハタ・ヨーガはアーサナによる修習で、身体内に同様なエネルギーを蓄積できると奨めている。ミルチャ・エリアーデは『ヨーガのアーサナ』について、以下のように記述している。

アーサナは、インドの苦行にとって特徴的な技術である。それはウパニシャッドにおいて、更にはヴェーダ文献においてさえ見られるが、『マハーバーラマ』とプラーナ（古潭）においてより頻繁に言及されている。もちろん、アーサナがますます重要な役割を果たすようになるのはハタ・ヨーガの文献においてである。『ゲーランダ・サンヒター』Gheraṇḍu Saṃhitā は32種類のアーサナを述べている。例えば、瞑想の姿勢の中で

最も容易で一般的な蓮華坐padmāsanaの姿勢をどのようにして取るかを次のように述べている。…中略…アーサナのリストと説明は、タントラおよびハタ・ヨーガのほとんどの論書にみられる。これらの瞑想の姿勢の目的は、常に同一であり、『幾組かの対立するものから生ずる支障を完全に破棄することdvandvānabhighātaである。

と解説している。

　ハタ・ヨーガ修習abhyāsaは蓮華坐のアーサナによって決定的な役割を演ずるとしている。ギザ大ピラミッドと同様にアーサナの姿勢をとり、ピラミッドの形を保持（執持dhāraṇā）し、更にはマントラを唱えるとき、身体はパワー・プラネットとなり、地球からのエネルギーを身体内へと吸収することができる。その結果、ムーラダーラ・チャクラ、スヴァディシュターナ・チャクラ、マニプーラ・チャクラ、アナーハタ・チャクラと共振し、いづれは身体中を振動の世界へと導くことになる。

　ハタ・ヨーガにおける修習・苦行が地球とヨーガ行者とを一体化することになる。エネルギーを内在する地球とそのシステム（エネルギーの流れ）について、鳥海光弘氏は『地球システム科学』の中で、

地球表層は太陽から光として莫大なエネルギーをもらい、それと同じだけのエネルギーを宇宙に赤外線として放出している。入る量と出る量が同じになる理由は、もしそうでなければ、地球表層が温まったり冷えたりするはずだからである。実際の地球表層はほぼ定常状態に保たれている。マントルから大気に放出される熱は、太陽からのエネルギーに比べて数千分の一で、地球表層にとっては無視できるほど小さい。太陽からのエネルギーによって、大気や海洋の流れをはじめとして地球表層のさなざまの活動が支えられている。地球表層に太陽から光としてやってくるエネルギーは1.8×10^{17} Wである。

と論説し、

地球は対流によって大きく地球表層、マントル、外核、内核に分けられる。地球表層には太陽から1.8×10^{17} Wのエネルギーが流れ込み、それ

と同じだけのエネルギーを宇宙に放出している。マントルは地球表層に向かって$4.4×10^{13}$ W（Pollack et al. 1993）のエネルギーが地球表層に流れ出している。内核から外核に向かっては$4.0×10^{10}$ W程度のエネルギーが流れ出している。

とも述べている。

アーサナの修習によって身体が地球からの振動エネルギーを吸収し共振することで、電磁気力（電場、磁場の中の電荷・磁極・電流に作用する力）のエネルギーとして身体内に蓄積することができる。とりわけ根のチャクラであるムーラーダーラ・チャクラに電磁気力が蓄えられるとき、嘗ての弘法大師空海が成し遂げた如く至高の世界へと一歩進むことが可能となる。何故なら、このチャクラの中にはタントラ（呪文・医術・妙薬・支配・織機・基礎・教義・教範・呪法などの意味）のヨーガあるいはハタ・ヨーガが修習の根本理念としているクンダリニー（炎の蛇＝シバ神Śivaの活動力であるシャクティśakti）が眠っているからである。完成された身体siddha-dehaの下で、クンダリニーは地球からの電磁気力の共振エネルギーの影響を受け、その眠りから目覚めることになる。

ここに述べたことは、日常を健やかに過ごしていくための一つの手段に過ぎない。一人一人のスピリット（spirit）を高めて、健康・夢・希望につながることを切に願う。

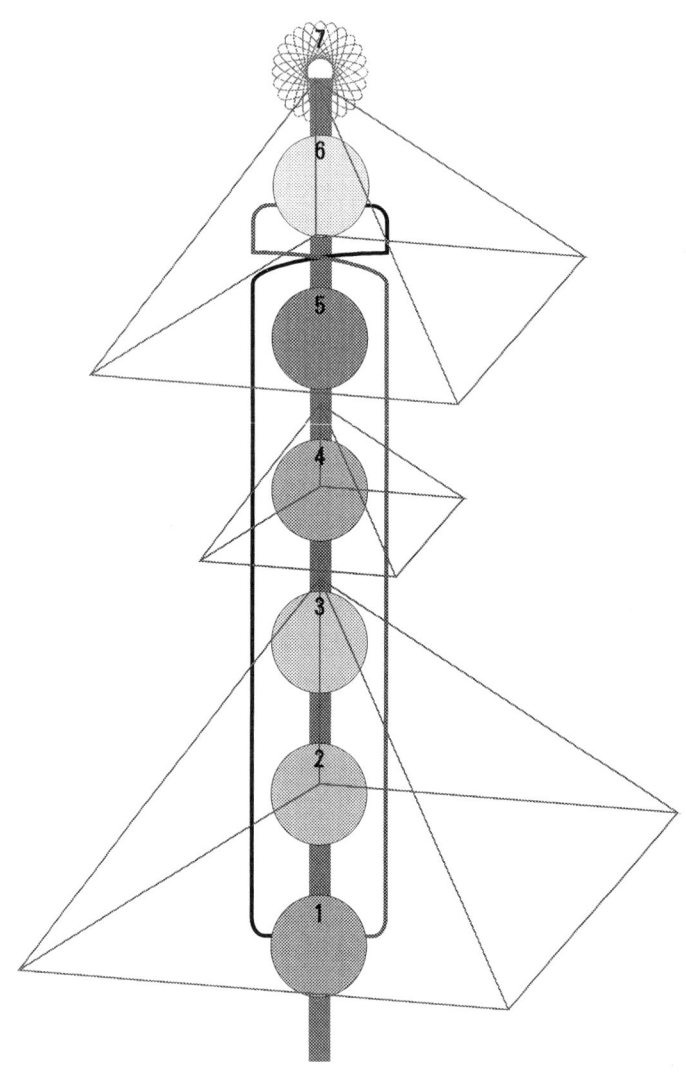

図4　ピラミッド・チャクラ

引用文献
1) 鈴木学術財団『漢訳対照梵和大辞典』(講談社、1979)
2) 『同右書』(丸善、2002) 17、18、239頁
3) 佐保田鶴治『ヨーガの宗教理念』(平河出版社、1995) 84-88、204-210頁
4) ネスラー・ハイマン・マレンカ・樋口宗史・前山一隆監訳『分子神経薬理学』(西村書房、2004) 234-236頁
5) 吉岡利忠・内田勝雄『生体機能学テキスト』(中央法規、2001) 204、206頁
6) 堺章『目に見るからだのメカニズム』(医学書院、2002) 101、145頁
7) 吉岡利忠・内田勝雄『生体機能学テキスト』(中央法規、2001) 203頁
8) William F. Ganonog『医科生理学展望』(丸善、2002) 237-239、240頁
9) 柳沢輝行・谷内一彦・布木和夫『新薬理学入門』(南山堂、2003) 2頁
10) 植松俊彦・野村隆英・石川直久『シンプル薬理学』(南江堂、2004) 52-53、70-71頁
11) 今堀和友・山川民夫『生化学辞典・第2版』(東京化学同人、1990) 953頁
12) 細谷憲政・武藤泰敏『消化・吸収』(第一出版、2002) 223-224頁
13) 安保徹『絵でわかる免疫』(講談社、2002) 2-3頁
14) 木本雄夫・坂口薫雄・山下優毅『免疫学コア講義』(南山堂、2002) 138-139頁
15) 池田玲子・井上義雄他『薬科微生物学』(丸善、2003) 87、169頁
16) 佐保田鶴治『続・解説ヨーガ根本経典』(平河出版社、1999) 30-42頁
17) A.シェフラー・S.シュミット：三木明徳・井上貴央訳『からだの構造と機能』(西村書店、2002) 155-158頁
18) 中野昭一『図説・ヒトのからだ』(医歯薬出版、2000) 213、223-225頁
19) 佐伯由香・黒澤美枝子・細谷安彦他『トートラ人体解剖生理学』(丸善、2003) 240-247頁
20) 鳩井和世『アンソニー解剖・生理学』(廣川出版、1988) 513-514頁
21) 田中越郎『イラストでまなぶ生理学』(医学書院、2000) 160-161頁
22) John Emsley. Etal：渡辺正訳『からだと化学物質』(丸善、2002) 57-79頁
23) 『聖書』(日本聖書協会、1995) 25-26、90頁
24) McMurry. Castellion：菅原二三男『マクマリー・生物有機化学Ⅱ、生物学編』(丸善、2002) 378頁
25) 杉浦守邦『予防医学』(東山書院、2006) 4-5頁
26) 鈴木庄亮、久道茂『シンプル衛生公衆衛生学』(南江堂、2006) 96-98頁
27) ハーヴィー・ダイアモンド、マリリン・ダイアモンド、松田麻美子訳

『フィット・フォー・ライフ』（グスコー出版、2006）
28）好井久雄『食品微生物学ハンドブック』（技報堂出版、1999）126、151頁
29）今堀和友他『生化学辞典』（東京化学同人、1990）
30）立屋敷哲『有機化学・基礎の基礎』（丸善、2002）82-86頁
31）R.M.バーン、M.N.レヴィ、坂東武彦他訳『基本生理学』（西村書店、2003）493-494頁
32）E.E.Conn. et al. 田宮信雄他訳『生化学』（東京化学同人、2002）412頁
33）Trudy McKee, James R.Mckee.『マッキー生化学』（化学同人、2003）440-441頁
34）村尾澤夫他『くらしと微生物』（培風館、2005）8、86、87、110-112頁
35）堀越弘訝、秋葉槙彦『絵とき微生物学入門』（2006、オーム社）81頁
36）立屋敷哲『有機化学・基礎の基礎』（丸善、2002）132頁
37）立川武蔵訳『エリアーデ著作集 第十巻ヨーガ2』（せりか書房、1987）60-61, 236-238頁
38）佐和田鶴治『続・ヨーガ根本経典』（平河出版、1999）45-59、255頁
39）財団法人鈴木学術財団『漢訳対照梵和大辞典』講談社、1979
40）松山俊太郎訳『タントラ』（平凡社、1991）4-58頁
41）佐和隆研『仏像図典』（吉川弘文館、1962）144頁
42）杉木恒彦『サンヴァラ系密教の諸相』（東信堂、2007）11-12、262頁
43）吉村作治、栗本薫『ピラミッド・ミステリーを語る。ハイテクで知るピラミッド5000年の謎』（朝日出版、1987）5-40、126-135頁
44）大森崇『大ピラミッドの謎』（学習研究社、1997）45、50頁
45）中村省三『トワイライトゾーン』（KKワールドフォトプレス、1988）28-29、36頁
46）Christopher Dunn.『The GIZA POWER PLANT』（Bear&Company、1998）130、147-148、182頁
47）物理学辞典編集委員会編『物理学辞典』（培風館、2002）
48）江馬一弘『Newton 別冊』（ニュープレス、2010）78-87頁
49）立川武蔵訳『エリアーデ著作集 第十巻ヨーガ2』（せりか書房、1987）60-63頁
50）長有慶『密教の歴史』（平楽寺書店、2002）171頁
51）瀧藤尊照『ヨガ医学』（四天王寺国際仏教大学・短期大学部紀要第34号、1994）2頁
52）財団法人鈴木学術財団『漢訳対照梵和大辞典』講談社、1979

53）立川武蔵訳『エリアーデ著作集 第十巻ヨーガ1』（せりか書房、1987）95-97、219-220頁
54）鳥海光弘他『地球システム科学』（岩波書店、2010）66-68頁
55）水上治「超高濃度ビタミンC点滴療法」（PHP研究所、2008）35-44頁

参考文献
1）佐保田鶴治『解説ヨーガ・スートラ』（平河出版社、1999）
2）O.P.JAGGI「YOGIC AND TANTRIC MEDICINE」（RAM&SONS, 1979）

子どもの運動能力

瀧藤尊子

1．子どもの体力低下の背景

　社会の中に起こる問題は、その時世において様々にそして多種多様に刻々と変化する。近年においては、例えば高齢化・核家族化・少子化問題などをあげることができる。高齢化社会は一般的には、全体の人口に対しての65歳以上の人口との関係であり、前者を分母とし後者を分子とした時の比率が、他の世代よりも高くなっている状態を示している。高齢化社会は福祉や年金などの問題も生じてくるが、見方を変えると、医療の進歩により以前よりも生存率が高くなり平均寿命が伸びた状態でもある。しかし、その医療を支えるための経済的解決の見通しもなく、国民への負担からくる不安により、未婚もしくは晩婚化が進んできており、また既婚後は親からの独立を目指し、自立して新しい世帯を作る傾向があるため、核家族化が増えてきている。そして、特に日本では平均寿命が伸び、晩婚化が進み、また経済的な理由から出生率が低下しているため少子化問題はより深刻化してきている。このような様々な問題を少しでも食い止めるためには、これからの未来には子ども達がとても大切な存在であることは明白である。しかし、これからの未来を担っていく子ども達に注目すると、ある突出した異変を確認することができる。それは子ども達の運動能力の著しい低下であり、それに伴うケガの増加である。さらにそのケガは、大人世代からは想像の範囲を超えたものであるという事実がある。例えば、少しの段差でつまずき転倒する、自分で閉めたドアで自分の手足を挟む、何度も階段を踏み外すなどがある。本来であれば、身体の機能が低下し始める世代に見られるような事例が、子ども達に現れてい

る。野井氏によると子ども達の起床時間が遅く、ゲーム時間が顕著に長く、さらにテレビ時間、メール・ネット時間が若干長く、電子メディアへの長時間の接触が睡眠の質の悪化を招き睡眠・覚醒機能の乱れの問題があることが提唱されている。しかし、原因はそれだけではないように考えられる。子ども達の運動能力の低下については、テレビや新聞でもニュースとして取り上げられ始めており、広く知られることとなってきている。文部科学省は平成22（2010）年の5月〜10月の6ヶ月間、6歳〜79歳までの年齢の約7万人を対象にした体力と運動能力の調査を行っている。その結果、小学生から高校生までの基礎的運動能力はほぼ全ての項目で向上し、体力テストの合計点は過去13年間で最高となっているが、スポーツをする頻度については、日常的にスポーツをしない子ども達が増えており、運動をする子どもとしない子どもで二極化していることがわかっている。平成25年度版子ども・若者白書によると、運動習慣の項目についてみると、1年間にスポーツを行った者の割合はこの20年間で大きく低下しており、平成23（2011）年には、1年間にスポーツを行っていない者が10〜14歳の約1割、15〜19歳の2割強、20〜24歳の約3割、25〜29歳の3割以上に達している（図1）。

また、中学・高校で運動部の部活動を経験した人は、経験しなかった人と比べて最大で20歳くらい若い人と同じ程度の体力・運動能力があったという調査結果も出ている。

一般的に、子ども達が自身の身体の動かし方を覚えるのは生後1年6ヶ月〜6歳程度までの幼児期だと言われている。近年の傾向として社会的な問題もあり、公園や遊び場などを利用した気軽で、尚且つ簡便に身体を動かすことのできる機会が減ってきているということがあげられる。日常生活の中や外遊び、さらにスポーツを通して身体を動かすこと自体がないことが、運動不足を招き、運動能力低下につながっている原因だと考えられている。しかし、運動は無意識のうち反射的に行われ、生後1年〜1年6ヶ月程度までの乳児期から自然に身についてくるものである。そのためにも、体力と運動能力は、幼児期以前の乳児期の運動機能においても非常に重要なことである。

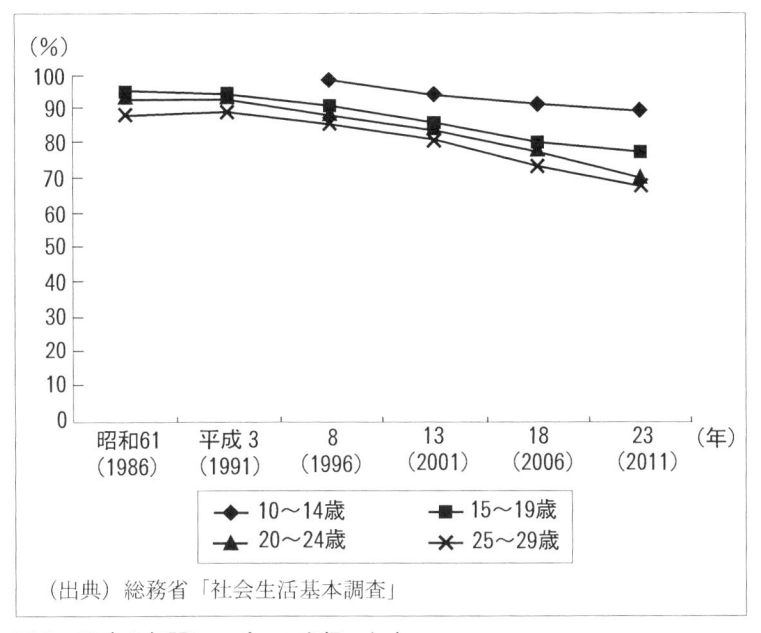

図1 過去1年間にスポーツを行った人

しかし、運動機能の通過は10年前に比べて、やや遅くなっている。平成25年度版子ども・若者白書によると平成22（2010）年には、「ねがえり」は生後6～7ヶ月未満の乳児の「はいはい」は生後9～10ヶ月未満の乳児の「ひとり歩き」は生後1年3～4ヶ月未満の幼児の、それぞれ90％以上が可能となっている。また、生後1年6～7ヶ月未満の幼児の90％以上が単語を話している。運動機能は成長段階の非常に早い段階で身につくことがわかる。運動・言語機能の通過を10年前と比較するとやや遅くなっている（図2）。

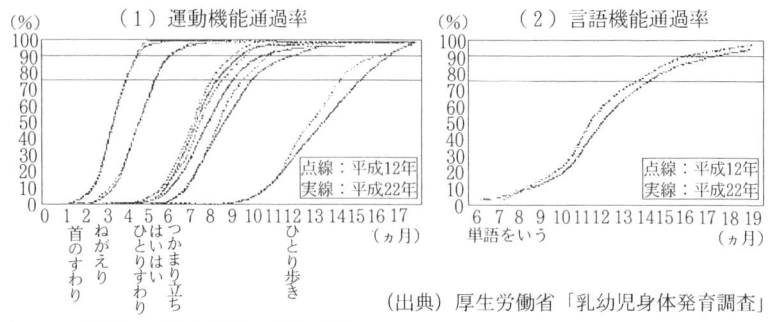

(1) 運動機能通過率　(2) 言語機能通過率

点線：平成12年
実線：平成22年

(出典) 厚生労働省「乳幼児身体発育調査」

図2　乳幼児の運動機能・言語機能

2．脳のしくみと運動

2-1　脳について

　人の脳は生命活動を支える重要な器官の一つである。言語・思考・記憶・睡眠・学習など多くの機能にかかわっている。人の神経組織をまとめて神経系という。神経系は外部から情報を受け取り、蓄積し、伝達する働きをもつ。神経系は大きく分けて中枢神経系と末梢神経系からなる。中枢神経系は脳と脊髄の両者を合わせたものであり、それ以外の中枢神経系の外部に存在する神経系を総称して末梢神経系とよぶ。末梢神経系は体性神経系と自律神経系および腸管神経系に分けられる。体性神経系には脳神経系と脊髄神経系が含まれる。自律神経系には交感神経系と副交感神経系が含まれる。神経系は神経細胞の単位であるニューロンがシナプスを介して結合し、神経伝達物質が分泌されて興奮が伝達する。運動や知覚などを調節しており、速い速度で伝達する。また、神経系とともに、生体の恒常性（ホメオスタシス）を維持するように働いている内分泌系がある。内分泌系はホルモンと呼ばれる物質が血中に分泌される伝達系である。成長や性的成熟に関係しており、ゆっくりとした速度で伝達する。

　脳は大脳・間脳・小脳・脳幹と呼ばれる主要部位からなる（図3）。

大脳	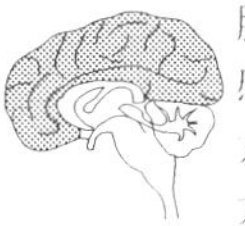	脳の中で最も大きく全脳量の80%をこえる。 感覚・運動・記憶・理解・創造性などの知性が存在する。 大脳基底核は運動調節の重要な中枢になっている。 大脳辺縁系は、情緒反応に関係した機能をもつ。
間脳	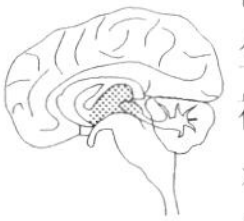	視床・視床下部・視床上部からなる。 全ての感覚情報を受け取り、大脳皮質に伝達する。 視床下部は概日リズムや体温、食物や水の摂取行動を調節する。 オキシトシンと抗利尿ホルモンを分泌する。 視床上部はメラトニンを分泌する。
小脳	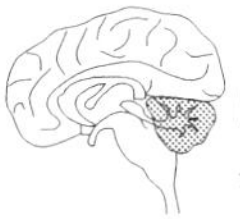	目的を定めた運動がその通りに実行し、 間違いなく行動しその誤差を修正して円滑に実行する。 姿勢とバランスを制御する。連続した運動を調節する。
脳幹	中脳 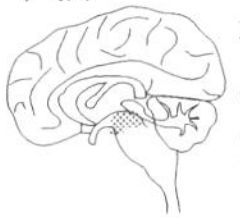	運動情報を受け取り大脳皮質から橋へ、 感覚情報を脊髄から視床へと連絡する情報の通路である。 第Ⅲ,Ⅳ脳神経の核が存在。
	橋 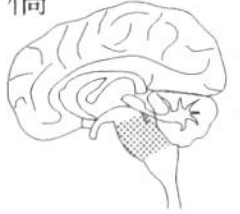	神経インパルスを中継する。延髄と共に呼吸の調節を行う。 第Ⅴ,Ⅵ,Ⅶ,Ⅷ脳神経の核が存在。
	延髄 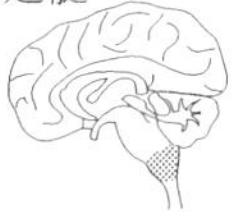	感覚情報の入力と運動情報の出力を中継する。 呼吸調節と嘔吐・咳・くしゃみ・しゃっくりなどを調節する。 第Ⅷ,Ⅸ,Ⅹ,Ⅺ,Ⅻ脳神経の核が存在。

(大野らより一部引用、改変)

図3 脳の主要部分と機能

　大脳・間脳・小脳・脳幹・脊髄とのネットワークを通じて、多くの機能を調節している。大脳は、脳の中で最も大きく全脳量の80%をこえる。感覚・運動・記憶・理解・創造性などの知性が存在する。大脳皮質・白質・大脳基

底核に分かれる。大脳皮質は、脳の表面を覆うようにあり、感覚・運動・思考など脳の高次機能を司る。古皮質と新皮質に分けられ、感覚情報を受け取る感覚野・運動を開始する運動野・記憶や思考や意思などの知性の総合に関係する連合野と、さらに前頭葉・頭頂葉・側頭葉・後頭葉の4つの大脳葉に細分される。白質は、連合路・交連路・投射路と呼ばれる有髄線維と無髄線維からなる伝導路をもつ。大脳基底核は大脳の深部にあり、尾状核・被殻・淡蒼球・視床下核・黒質などの総称であり、基底核と視床は円滑な運動ができるようそれぞれの間で入出力の流れがある。大脳辺縁系は、機能的観点に基づく単位であり、嗅覚・恐れや怒りなどの情緒行動・摂食行動や性行動などの本能行動・記憶保持などの生命としての基本的機能を司っている。大脳皮質や視床、視床下部と連携している。間脳は、大脳と中脳の間に位置し、視床・視床下部・視床上位からなる。視床は、全ての感覚情報を受け取り、大脳皮質に伝達する。聴覚・視覚・嗅覚・痛覚などを知覚として認識する機能をもつ。また、小脳と大脳基底核からの情報を大脳皮質に伝えることで、運動機能にも関与している。視床下部と視床上部とにわかれ、前者は身体的・精神的なことに関する統制中枢であり、自律神経系と内分泌系をつなぐ場所である。後者は松果体と手綱核からなる。小脳は、脊髄や大脳皮質から情報を受け取り、再度大脳皮質や基底核に情報を伝達することで、目的を定めた運動がその通りに実行し、間違いなく行動しその誤差を修正して円滑に実行させている。正しい姿勢とバランスを維持し、連続した運動を調節する。平衡や運動の情報伝達の中継点のような役割を持っている。脳幹は、間脳と脊髄の間に位置し、中脳・橋・延髄からなる。脳幹には、自律機能を調節する部位がある。中脳は橋と間脳を結び、運動情報を受け取り、大脳皮質から橋へ、感覚情報を脊髄から視床へと連絡する情報の通路である。上丘は視覚刺激により眼球の動き調整し、下丘は聴覚刺激により体幹の動きを調整する。第Ⅲ、Ⅳ脳神経の核が存在する。橋は、神経インパルスを中継する。第Ⅴ、Ⅵ、Ⅶ、Ⅷ脳神経の核が存在する。延髄と共に呼吸の調節を行う。延髄は、脊髄上部とつながっており、感覚情報の入力と運動情報の出力を中継する。

呼吸調節と嘔吐・咳・くしゃみ・しゃっくりなどを調節する。第Ⅷ、Ⅸ、Ⅹ、Ⅺ、Ⅻ脳神経の核が存在する。脊髄は、感覚神経や運動神経の伝導路である。頸神経8対、胸神経12対、腰神経5対、仙骨神経5対、尾骨神経1対からなる31対の脊髄神経をもつ。

2－2　小脳における運動機能の調整

　運動は大脳皮質の上位運動ニューロン系によって制御されている。この上位運動ニューロンは、大脳基底核と小脳の2つによって制御されている。これによって正確に制御された指令が下位運動ニューロンと筋肉に伝達されることで、行動をおこす。従来では、小脳は運動機能において行動をおこすための正しい姿勢とバランスを維持し、連続した運動を調節するだけだと考えられてきた。しかし、近年では、目的を定めた運動がその通りに実行し、間違いなく行動しその誤差を修正して円滑に実行させるためにも機能しているのではないかと考えられ始めている。運動機能の調整に深く関わっている部位は小脳にあたり、主な機能は運動学習である。つまり日々の基本的な運動能力の獲得に深く関わっていることが分かっている。具体的には、立ち上がった時に倒れることなくまっすぐに立つこと、字を書くこと、ピアノなどの楽器を演奏すること、泳ぐこと、自転車に乗ることができるようになる行動があげられる。これらの行動は、一度できて覚えてしまえば忘れることはなく、その後生涯を通してできる行動である。これは、小脳に身体の動かし方を記憶することつまり学習させることにより無意識に身についたものである。実行しようとした運動を、実際に行うことができているかを比較して、その運動を調整する機能を持っている。

　小脳の運動機能においてフィードバック学習とフィードフォワード制御の機構がある。一般に、フィードバックとは、結果に含まれる情報を原因に反映させ、調節をはかることをさす。フィードフォワードとは結果に予測したものと異なった変化が生じる前にそのことを予測し先に修正することをさす。小脳においてフィードバック学習とは、目的を定めた運動をその通りに実行

し、間違いなく行動しその誤差を少なくする学習になる。フィードバック学習自体に学習は不必要だが、誤差を少なくするように小脳が学習をする。実際に、行動に間違いがおきても、修正することが可能であるが、誤差が生じる前に予測して防ぐときにフィードフォワード制御が働く。フィードフォワード制御は行動に間違いがおこる前に、間違いがおきた時のことを予測し先に修正する。これらは小脳に記憶された学習が必要である。つまり、繰り返し行い、その反復作業により無意識に行えるようになるまで記憶させるということである。無意識に行うということは、留まることなくスムーズに行動ができるということである。小脳は、行動をよりスムーズな動きにするための補助を担っている。このフィードフォワード制御によって、人混みの中にいても、周りの人などにお互いにぶつかることなく、避けて歩くことが可能である。また先にあげた、立ち上がった時に倒れることなくまっすぐに立つこと、字を書くこと、ピアノなどの楽器を演奏すること、自転車に乗ることができるようになる行動も、反復作業を行うことにより、小脳に記憶され、無駄なく最適な状態で実行することができる。テーブルの上にある水の入った蓋の閉まったペットボトルを取り、蓋を開け、水を飲み、蓋を閉め、テーブルの元の位置にペットボトルを戻す、という一連の動作もこれらの機構によるものである。

3．子どもの体力と運動能力の現状

　脳は、外部からの情報を受け取り、それまで脳にあった情報に新しい情報を合わせることで、運動を実行する。特に小脳において調整と調節を行う。子ども達のからだのおかしさやケガや事故の事象とその事象から予想される身体の機能は、子どものからだと心白書2011と野井氏によって提唱されている（表1）。

子どもの運動能力　197

表1　ケガ・事故の事例と心配を予想させる身体の機能

ケガ・事故の事例（現象）	事象から予測されるからだの問題とその問題の原因として心配される主なからだの機能（実体）							
	問　題	前頭葉機能	防御反射機能	自律神経	体温調節機能	免疫機能	睡眠・覚醒機能	運動神経機能	その他の機能
ボーッとしていてつまずき、顔面から転倒	覚醒水準の低下 疲労・体調不良 防御反射の鈍化 身体操作性の低下		○	○			○	○	
高学年が振ったプラスチックバットが、その横を通りかかった子どもの頭部を痛打	危険を察知する能力の低下 感情をコントロールする能力の低下	○ ○							
自分で閉めたドアで自分の手や足を挟む。しかも、一度や二度ではなく何度も	覚醒水準の低下 身体操作性の低下						○	○	
少しの段差でつまずく	覚醒水準の低下 身体操作性の低下						○	○	
熱中症が多発	体温調節機能の低下 疲労・体調不良			○	○				
廊下の曲がり角で走ってきた子どもどうしが出会い頭に衝突	危険を察知する能力の低下	○							
給食でアナフィラキシーショック	アレルギー					○			
卓球部の活動中にピンポン球が目に当って網膜剥離	疲労・体調不良 防御反射の鈍化		○	○					
友だちから頭にくることをいわれ、持っていた鉛筆で友だちの大腿部を突き刺す	感情をコントロールする能力の低下	○							
鼻血が多いだけでなく、その出血がなかなか止まらない	アレルギー 疲労・体調不良			○		○			
心不全による突然死	心疾患 疲労・体調不良			○					心機能
何度も階段を踏みはずす	覚醒水準の低下 疲労・体調不良 身体操作性の低下			○			○	○	
突き指が多発	立体視機能の低下 覚醒水準の低下 身体操作性の低下						○	○	視機能
体調不良を訴えてくる子どもの体温がことごとく低い、時には34℃台も	体温調節機能の低下 疲労・体調不良			○	○				
50m走の計測中、20m付近で突然転倒。股関節の剥離骨折	骨密度の低下								骨代謝機能
教室でシャープペンを投げ、それが友だちの目に突き刺さる	感情をコントロールする能力の低下	○							
鬼ごっこをしていて、「見つけたのに出てこなかった」という理由だけで、脾臓が破裂するほどの勢いで友だちを蹴りつける	感情をコントロールする能力の低下	○							
水泳中に、体調が急変。その後、体温、意識レベルの低下。救急車で搬送	疲労・体調不良			○					
応援合戦中にトラブル。友だちの首を絞めて頸椎損傷	感情をコントロールする能力の低下	○							

（出典）子どものケガをとことんからだで考える、旬報社、2009年

それに加え、新たに小脳の運動・認知の調節の機能が正常に働いていない可能性が考えられはしないだろうか。ここにあげられた「ボーッとしていてつまずき、顔面から転倒」、「自分で閉めたドアで自分の手や足を挟む。しかも一度や二度ではなく何度も」、「少しの段差でつまずく」、「何度も階段を踏みはずす」、「突き指が多発」などの現象は小脳のフィードバック学習とフィードフォワード制御がうまく働いていないのではないかと考えられる。小脳に運動を記憶させ、無意識の内にスムーズに実行させることができていないのではないだろうか。

4．子どもの運動能力と感覚統合

4－1　感覚統合

　スポーツや運動は繰り返し行い、反復作業によって小脳に記憶として学習させることにほかならない。人には視覚（みる）・聴覚（きく）・触覚（ふれる）・味覚（あじわう）・臭覚（におう）の五感が存在する。人の脳は大脳・間脳・小脳・脳幹・脊髄とのネットワークを通じて、無意識の中で、この全ての感覚を使って様々な行動に利用している。無意識によって全ての感覚を身体の中で上手く連携して使用することを感覚統合という。これは、1979年にアメリカの作業療法士エアーズ（Ayres, A.J.）によって提唱された感覚統合理論に基づいており、感覚統合には発達過程があり、人は五感に次いで運動能力としてバランス・平衡の感覚、筋肉・関節の感覚を習得し成長するが、身体がうまく動かせないことの原因の一つとして感覚統合がうまく機能していないのではないか、という考え方である（図4）。

　この感覚統合に基づいたアンケート調査を平成24（2012）年、関西地区の一般住民704人を対象に実施した（図5）。

子どもの運動能力　199

第4段階（大脳皮質）
集中・組織力・自己抑制・自信
教科学習能力・抽象思考や推理力・大脳半球
及び親愛両側の特殊化

第3段階
話す能力／言語
目と手の協調性
視知覚
目的的活動

第2段階（大脳辺縁系）
身体知覚
身体両側協調性
活動企画
活動企画レベル
注意の持続性
情緒的安定性

第1段階（脳幹）

目の動き
姿勢
バランス
筋緊張
重力への安心感

吸う
食べる
母と子の絆
快い触覚

聴覚	前庭覚	固有覚	触覚	視覚
きく	バランス・平衡の感覚	筋肉・関節の感覚	ふれる	みる

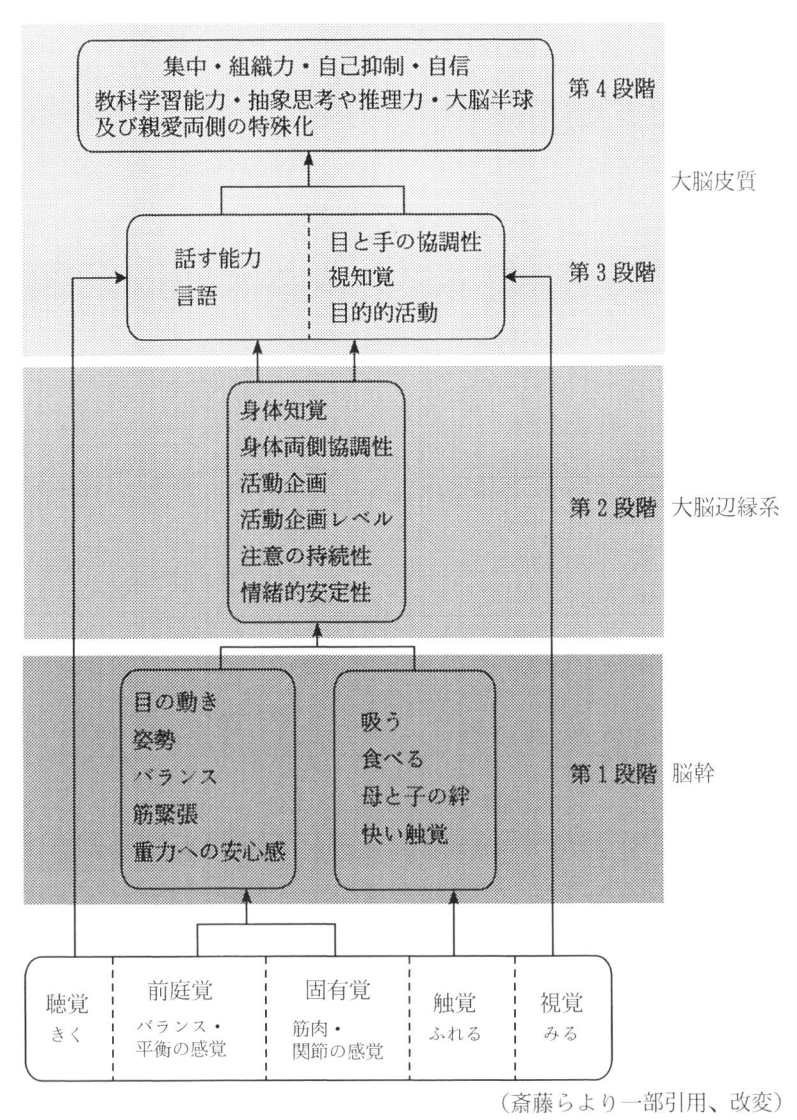

（斎藤らより一部引用、改変）

図4　エアーズの考えに基づいた感覚統合のイメージ

「心や身体」のいま

西暦（　　　　）年生（男・女）仕事や学生（　　　　　　　）
次の項目に該当すれば数字に○印をつけてください。

I．子ども用　（中学生まで）　（　　歳　　ヶ月）　　　　ある1、ない2

①じっとして座っていることができない、もじもじ身体を動かし、そわそわする、何かをしている、ひどくおしゃべり。	1・2
②注意欠陥、散漫性、無想、課題や宿題をやり遂げられない。	1・2
③衝動性、順番を待てない、考えずに行動する。わめく、トラブルを起こす。向こう見ずな行動。	1・2
④保育時間や授業中のおしゃべり、クラスの他の園児・児童より注意を受けやすい。授業を妨害する、放課後に居残りさせられる、注意を受ける。	1・2
⑤ひどく興奮しやすい。かんしゃくを爆発させる。よく喧嘩をする。	1・2

II．成人　（高校生より）　　　　　　　　　　　　　ある1、ない2

⑥持続的な他の動き、いつも落ち着きなくそわそわしている。	1・2
⑦注意欠陥、気が散りやすく、一つのことに集中できない。	1・2
⑧物事の善悪や後先を考えずに思いつきでパッと行動して、変わりやすい。	1・2
⑨キレやすく、激しやすく、すぐに治まるかんしゃく。一時的に我を失う、すぐにカッとなるか、常にイライラしている。気が短い。	1・2
⑩まとめられない、課題を達成できない。	1・2
⑪ストレス耐性が低く、ひどい心配性で強い不安感にとらわれやすい。	1・2

III．成人　（高校生より）　　　　　　　　　　　　ある1、ない2

⑫依存性や嗜癖行動（タバコ等）におぼれ易い	1・2
⑬のめり込み（過集中）とマニアック（こだわり）の傾向がある。	1・2
⑭対人関係が苦手で、必用な基本的な空気が読めず、孤立しやすい。	1・2
⑮会話のキャッチボールができない。	1・2
⑯味覚や臭覚、触角と聴覚の過敏。	1・2
⑰スポーツや手先の運動が上手にできない。	1・2

IV．子ども、成人（高校生より）すべて　　　　　　　　ある1．ない2

⑱今、何をしたらよいか決められない。	1・2
⑲不登校・ひきこもりの経験がある。	1・2
⑳いぜんから、自分で何かを計画して、達成したり、成功した。	1・2
㉑小学生の頃、異なった年齢の仲間たちと、遊んだ経験があった。	1・2

ありがとうございました。　　　帝塚山学院大学　人間科学部　教授　平塚儒子

図5　「心や身体」のいまのアンケート

4-2 スポーツや手先の運動が上手にできない者の出生年代別の推移について

スポーツや手先の運動が上手にできない者の1990～93年は17.4%で、1980～89年で13.2%、1970～79年では極めて低い値6.1%と低下の傾向を示し、その後1960～69年にかけて上昇し、1950年～59年11.6%、1933～49年12.7%と上昇の傾向を示した（図6）。

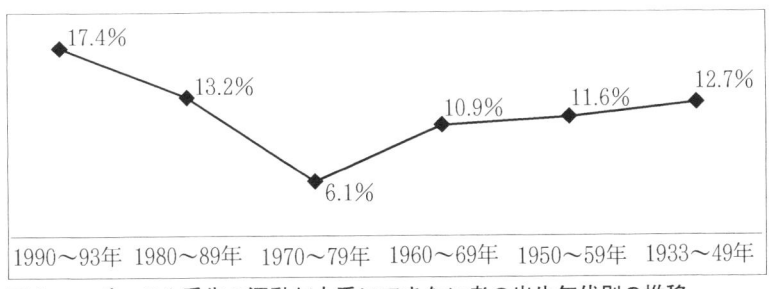

図6　スポーツや手先の運動が上手にできない者の出生年代別の推移

　運動と各項目について二次集計を行い、以下すべてのデータについてχ二乗検定を行った。全体では、スポーツや手先の運動が上手くできない者は66.7%、上手くできる者は33.3%であった。その後、スポーツや手先の運動が上手くできない群と上手くできる群とに分け、その中で各項目について調査を行った。

　「まとめられない、課題が達成できない」と「課題が達成できる」は大脳皮質の前頭前夜が関わる分野で、運動は大脳皮質の運動領で抑制や促進されて、網様体、脊髄の前角から骨格筋に入るとされる。一方、大脳の統合機能は、感覚刺激の受信と運動刺激の送信からなっていて、大脳の統合機能には、意識とあらゆる種類の精神活動が含まれており、意識記憶、言語活動、感情などは大脳の統合活動である。うち、以下に現れた運動機能との相関について述べる。

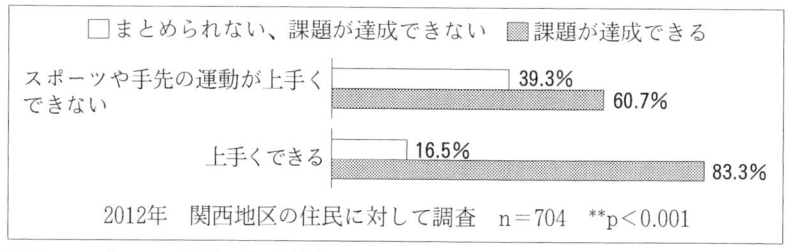

4－3　スポーツや手先の運動機能と活動企画との関係について

　「まとめられない、課題が達成できない」と「課題が達成できる」の比較を行った。スポーツや手先の運動が上手くできない者の中で「まとめられない、課題が達成できない」は39.3％、「課題が達成できる」は60.7％であった。スポーツや手先の運動が上手くできる者の中で「まとめられない、課題が達成できない」は16.5％、「課題が達成できる」は83.3％であった。どちらの群でも「課題が達成できる」が多いが、検定の結果有意差が見られているため、スポーツや手先の運動が上手くできない者ほど課題が達成できないという傾向を示した（図7）。

```
□ まとめられない、課題が達成できない   ▨ 課題が達成できる

スポーツや手先の運動が上手く        39.3%
できない                          60.7%

上手くできる                      16.5%
                                 83.3%

2012年　関西地区の住民に対して調査　n＝704　**p＜0.001
```

図7　スポーツや手先の運動機能と活動企画

4－4　スポーツや手先の運動機能と注意の持続性との関係について

　「気が散りやすく、一つのことに集中できない」と「一つのことに集中できる」の比較を行った。スポーツや手先の運動が上手くできない者の中で「気が散りやすく、一つのことに集中できない」は29.8％、「一つのことに集中できる」は70.2％であった。スポーツや手先の運動が上手くできる者の中で「気が散りやすく、一つのことに集中できない」は13.6％、「一つのことに集中できる」は86.2％であった。どちらの群でも「一つのことに集中できる」が多いが、検定の結果有意差が見られているため、スポーツや手先の運動が上手くできない者ほど一つのことに集中できないという傾向を示した（図8）。

子どもの運動能力　203

```
□気が散りやすく、一つのことに集中できない　▨一つのことに集中できる
スポーツや手先の運動が上手く    29.8%
できない                              70.2%
上手くできる    13.6%
                86.2%
```
2012年　関西地区の住民に対して調査　n＝704　**p＜0.001

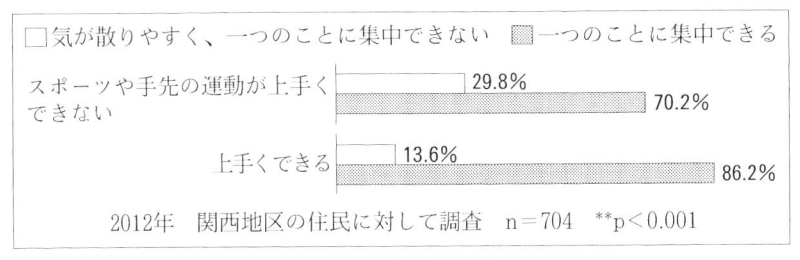

図8　スポーツや手先の運動機能と注意の持続性

4－5　スポーツや手先の運動機能と情緒的安定感との関係について

　ストレス状態を引き起こす経路の一つはストレッサー（ストレスの原因となるもの）の感覚情報が、大脳皮質で処理されると、扁桃体を経て視床下部に伝えられる。視床下部からCHR（副腎皮質刺激ホルモン方出ホルモン）が血液中に分泌されて、脳下垂体に行き、そこで、ACTH（副腎皮質刺激ホルモン）が分泌され、人体の血液中を巡ってACTHは副腎皮質に行く。そこでグルココルチコイドというホルモンが放出されてグルココルチコイドは、肝臓や筋肉に作用して活動できる体制になる。その活動は闘う・逃げる・勉強しようとするために必要な糖を血中に増加させる。しかしながら、強いストレスを受けて急性ストレス状態になっている時はグルココルチコイドは増えている。その後1ヶ月も過ぎるとグルココルチコイドは減ってしまう。そこで、視床下部・扁桃体・大脳皮質などの神経細胞を介したネットワークが作れなくなる。

　「ストレス耐性が低く、ひどい心配性で、強い不安感にとらわれやすい」と「ストレス耐性はあって、心配性で不安感はない」の比較を行った。スポーツや手先の運動が上手くできない者の中で「ストレス耐性が低く、ひどい心配性で、強い不安感にとらわれやすい」は42.9％、「ストレス耐性はあって、心配性で不安感はない」は57.1％であった。スポーツや手先の運動が上手くできる者の中で「ストレス耐性が低く、ひどい心配性で、強い不安感にとらわれやすい」は17.3％、「ストレス耐性はあって、心配性で不安感はない」

は82.3%であった。どちらの群でも「ストレス耐性はあって、心配性で不安感はない」が多いが、検定の結果有意差が見られているため、スポーツや手先の運動が上手くできない者ほどストレス耐性が低く、ひどい心配性で、強い不安感にとらわれやすいという傾向を示した（図9）。

```
□ストレス耐性が低くひどい心配性で強い不安感にとらわれやすい
▨ストレス耐性はあって心配性や不安感はない
スポーツや手先の運動が上手く            42.9%
できない                                 57.1%
上手くできる    17.3%
               82.3%
   2012年　関西地区の住民に対して調査　n＝704　**p＜0.001
```

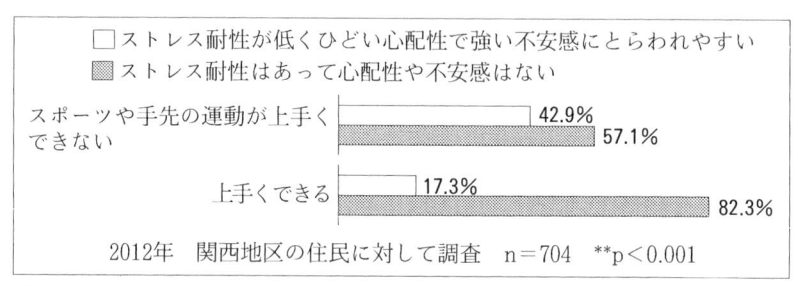

図9　スポーツや手先の運動機能と情緒的安定感

4－6　スポーツや手先の運動機能と話す能力との関係について

「会話のキャッチボールができない」と「会話のキャッチボールができる」の比較を行った。スポーツや手先の運動が上手くできない者の中で「会話のキャッチボールができない」は23.8%、「会話のキャッチボールができる」は76.2%であった。スポーツや手先の運動が上手くできる者の中で「会話のキャッチボールができない」は6.0%、「会話のキャッチボールができる」は94.0%であった。どちらの群でも「会話のキャッチボールができる」が多いが、検定の結果有意差が見られているため、スポーツや手先の運動が上手くできない者ほど会話のキャッチボールができないという傾向を示した（図10）。

子どもの運動能力　205

```
■会話のキャッチボールができない　□会話のキャッチボールができる
スポーツや手先の運動が上手く    23.8%
できない                              76.2%
    上手くできる    6.0%
                         84.0%
   2012年　関西地区の住民に対して調査　n=704　**p<0.001
```

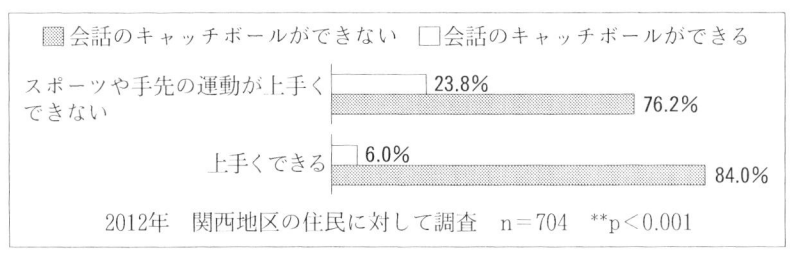

図10　スポーツや手先の運動機能と話す能力

4－7　スポーツや手先の運動機能と目的的活動との関係について

「計画して、達成したり、成功はできていない」と「自分で何かを計画して、達成したり、成功した」の比較を行った。スポーツや手先の運動が上手くできない者の中で「計画して、達成したり、成功はできていない」は41.7％、「自分で何かを計画して、達成したり、成功した」は58.3％であった。スポーツや手先の運動が上手くできる者の中で「計画して、達成したり、成功はできていない」は29.3％、「自分で何かを計画して、達成したり、成功した」は69.7％であった。どちらの群でも「自分で何かを計画して、達成したり、成功した」が多いが、検定の結果有意差が見られているため、スポーツや手先の運動が上手くできない者ほど計画して、達成したり、成功はできていないという傾向を示した（図11）。

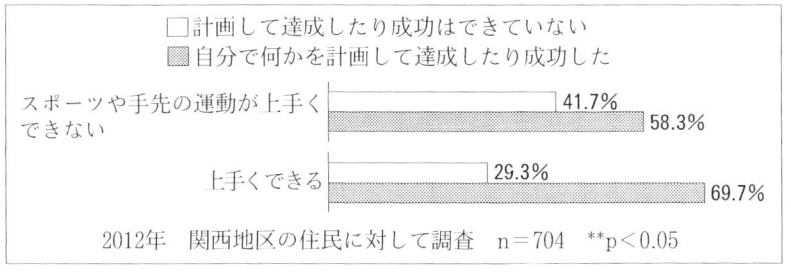

```
□計画して達成したり成功はできていない
■自分で何かを計画して達成したり成功した
スポーツや手先の運動が上手く    41.7%
できない                          58.3%
    上手くできる    29.3%
                       69.7%
   2012年　関西地区の住民に対して調査　n=704　**p<0.05
```

図11　スポーツや手先の運動機能と目的の活動

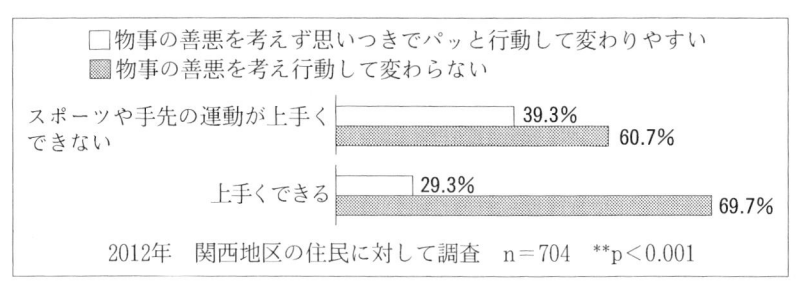

4-8　スポーツや手先の運動機能と自己抑制との関係について

　物事に集中する時などに必要な脳の中の興奮過程と、気持ちを抑えるときの抑制過程が、大脳皮質の前頭葉の発達が未熟なままで、前頭葉のバランス、切り替えが子どもらしい、興奮を起こしにくい生活環境にあることを、野井氏によって提唱されている。

　「物事の善悪を考えずに思いつきでパッと行動して、変わりやすい」と「物事の善悪を考え行動して、変わらない」の比較を行った。スポーツや手先の運動が上手くできない者の中で「物事の善悪を考えずに思いつきでパッと行動して、変わりやすい」は39.3%、「物事の善悪を考え行動して、変わらない」は60.7%であった。スポーツや手先の運動が上手くできる者の中で「物事の善悪を考えずに思いつきでパッと行動して、変わりやすい」は16.2%、「物事の善悪を考え行動して、変わらない」は83.3%であった。どちらの群でも「物事の善悪を考え行動して、変わらない」が多いが、検定の結果有意差が見られているため、スポーツや手先の運動が上手くできない者ほど物事の善悪を考えずに思いつきでパッと行動して、変わりやすいという傾向を示した（図12）。

	物事の善悪を考えず思いつきでパッと行動して変わりやすい	物事の善悪を考え行動して変わらない
スポーツや手先の運動が上手くできない	39.3%	60.7%
上手くできる	29.3%	69.7%

2012年　関西地区の住民に対して調査　n＝704　**p＜0.001

図12　スポーツや手先の運動機能と自己抑制との関係

　これらの結果には、あくまで個人差が生じていることを忘れてはいけない。一人一人にあった日々のトレーニングによる繰り返しによる積み重ねにより、個人差を埋めることは可能である。つまり、訓練で克服できるものである。

このことは、行動をよりスムーズな動きにするための補助を担っている小脳に働きかける作業である。すなわち、スポーツや運動は、繰り返し行うことで反復作業となり、小脳に記憶として学習させることにほかならないからである。

引用文献
1）内閣府、平成25年度版子ども・若者白書、2013年6月、p6-7
2）野井真吾、子どものケガをとことんからだで考える、旬報社、2009年12月、p16-17
3）子どものからだと心・連絡会議編、子どものからだと心白書2011、ブックハウスHD、2011年12月、p17-19
4）大野忠雄他、トートラ人体の構造と機能第2版、丸善株式会社、2007年1月、p497
5）斎藤孝他、「五感力」を育てる、中央公論新社、2002年10月、p46

参考文献
1）中野昭一他、―解剖・生理・栄養―図説・ヒトのからだ第2版、医歯薬出版株式会社、2000年、3月
2）A.シェフラー他、三木明徳他訳、からだの構造と機能、西村書店、2002年3月
3）白尾智明訳、リッピンコットシリーズイラストレイテッド神経科学、丸善出版株式会社、2013年3月
4）Eric.J.Nestler他、樋口宗史他訳、分子神経薬理学臨床神経科学の基礎、西村書店、2004年3月
5）原一之、人体スペシャル脳の地図帳、講談社、2012年4月
6）巽典之他、コンパクト福祉系講義医学一般、金芳堂、2014年4月
7）浦崎永一郎、やさしく読める脳・神経の基礎知識、へるす出版、2013年2月

ヒトの発生と先天異常に関わる葉酸について

松尾拓哉

　近年、食生活の変化により若い世代における食事の偏りや、低体重（やせ）の者の割合が増加するなどから、若い女性における栄養の摂取不足が懸念されている。厚生労働省は平成12年2月に「健康日本21」[1]を策定し、疾病予防や生活習慣病に重点を置いた少子化対策や、若者や妊婦の健康づくりを強力に推進した。やせの者および低栄養傾向の者の割合の年次推移（平成15年～25年）を眺めると20歳代女性のやせの者の割合は、20％台を下回ることなく女性全体の割合に比べて高い値で推移した（図1）[2]。これを受けて、平成24年7月から始まった「健康日本21（第2次）」[3]では、適正体重を維持している者の増加（肥満（BMI25以上）、やせ（BMI18.5未満）の減少）を目指し、20歳代女性

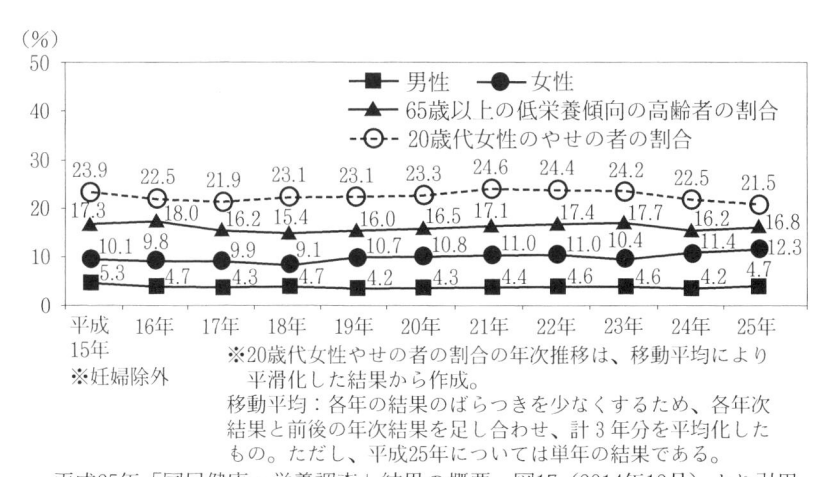

平成25年「国民健康・栄養調査」結果の概要　図17（2014年12月）より引用

図1　やせの者および低栄養傾向の者の割合の年次推移（平成15～25年）

のやせの者の割合の目標値を平成34年度までに20％となるように定めた。

若年女性のやせは、全出生児数における低出生体重児割合の増加との関連が疑われている[4]。さらに妊娠期および授乳期における母子の健康の確保のために適切な食習慣の確立を図ることが極めて重要な課題となっている。特に、妊娠期の適切な体重増加量については、低出生体重児の増加傾向との関連が示唆される[5]ことなどから、妊娠中の体重増加量が一律に抑制されることのないよう、「肥満・やせ」といった妊婦個々の体格に配慮した対応が求められる。

昭和50年代以降、わが国は、全出生数中の低出生体重児割合の増加傾向が続いている（図2）。低出生体重児は、神経的・身体的合併症の他、成人後に糖尿病や高血圧等の生活習慣病の発症リスクが高くなるため[6]、その動向や予後について注視する必要がある。低出生体重児増加の要因は、医療の進歩、多胎妊娠、妊娠前の母親のやせ、低栄養、妊娠中の体重増加抑制、喫煙等と考えられている[6]。全出生数中の低出生体重児の割合を減少させる取り組みは、「健やか親子21[7]」に引き続き「健康日本21（第2次）[3]」においても実施されている。数値目標は、予防が可能な要因の寄与度や具体的な介入方法が明らかになっていないため困難として、「減少させること」に設定した[3,7]。

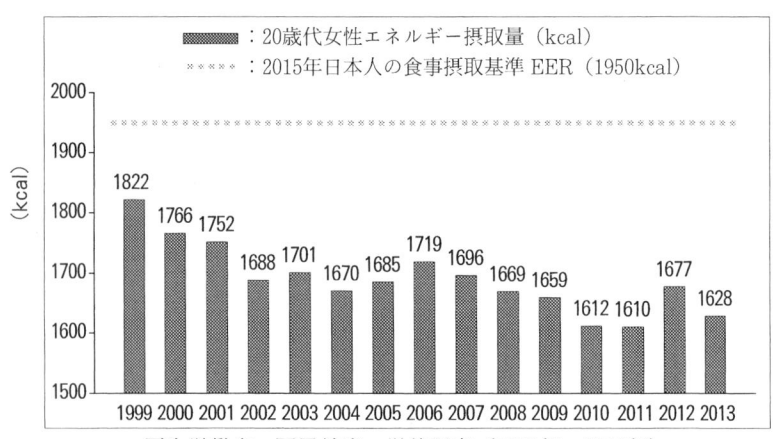

図2　20歳代女性のエネルギー摂取量（平成15～25年）

厚生労働省　国民健康・栄養調査（1999年－2013年）

妊娠前の母親のやせや低栄養の状態下では、微量栄養素の摂取不足が懸念される。三食ともに穀類、魚介類・肉類・卵・大豆（大豆製品）、野菜を組み合わせて食べている者は、男性は38.4%、女性は36.5%であった[2]。その割合は男女ともに若い年代ほど低い傾向を示した。野菜の摂取量の減少は、野菜に多く含まれている葉酸の摂取不足に繋がる心配がある。葉酸は、先天異常（神経管閉鎖障害）の発生リスクを軽減する唯一の微量栄養素である。平成13年以降、母子健康手帳には、葉酸摂取の必要性についての記載がなされている[8]。

本書では、若い女性のやせ願望と妊婦の低栄養がおよぼす低出生体重児出生リスクの増加、さらに低出生体重児が起点となる貧困の連鎖の発生リスクについて述べる。ついで、先天異常（神経管閉鎖障害）発生を低減する葉酸摂取の必要性、葉酸摂取による二分脊椎（神経管閉鎖不全）の発生率低減による医療費節減効果についても言及する。

1．女性のやせ願望と低出生体重児出生のリスク

中学生から大学生までの女性を対象に「現在の体型別に自己の体重をどう変えたいか？」という質問に対して、どの年齢世代にも共通して「肥満・過体重の者は、ほぼ全員」「普通体重の者の90%以上」「低体重の者の約70%」「やせの者の20%以上」が「やせたいと思っている。」と回答した[9]。「やせ願望」は、若い世代の女性の間に広まっている[9), 10]。20歳以上でやせの者と低栄養傾向の者の割合を表した年次推移（平成15年から25年）によると、20歳女性のやせの割合が常に20%を上回っていることが判る[2]（図1）。

若年女性の低栄養は、次世代の健康に影響を及ぼすリスクが高い。20歳代女性の1日のエネルギー摂取量は、年次による変化を考慮しても日本人の食事摂取基準[11]で定める推定エネルギー必要量（身体活動レベルⅡ：1,950kcal）に比べて低く、やせ願望との関連が疑われる（図2）。

正常産における低体重出生児（2,500g未満の出生児）の割合は、1980年5.2%、

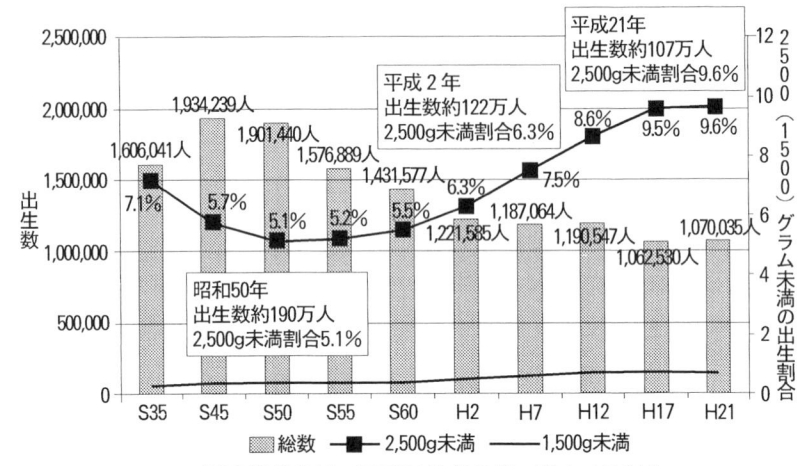

厚生労働省第1回母子健康手帳に関する検討会
資料2：母子健康保険の現状（2011）より引用

図3　全出生に占める低出生体重児の割合

　1990年6.3%、1995年7.5%、2000年8.6%、2005年9.5%、2009年9.6%と1990年代以降、増加の傾向が続く（図3）。2012年では107万出産のなかで9.6%と上げ止まった。出生児体重の低下が生じた理由は、妊婦の受動喫煙、妊娠中の過度のダイエット、クラミジア等の感染症などと考えられている。[12]また、経年的に増加した要因として、1）日本の若い女性の間の"やせ願望"の増加、2）女性の喫煙者数の増加、3）不妊治療の増加、4）妊婦の高齢化、5）妊娠中毒症などの疾病を防ぐための妊婦検診における体重管理の厳格化、6）帝王切開の普及等による妊娠週数の短縮、7）医療技術の進歩によって従来死産となっていた症例の救命、等がある。その他の要因として、8）「小さく産んで大きく育てる」という言い伝えの伝播、9）若者の間の貧困・失業の増加に伴う妊婦の栄養不足、なども合わせて考える必要がある。[2,12,13]

　赤ちゃんの将来のために妊娠前からバランスの良い食事を摂ることで十分なエネルギー量と栄養の摂取が望まれる。妊娠中の摂取カロリーの減少は、低出生体重児が生まれる原因の一つとされる。[14]Barkerらは、生活習慣病胎

児起源説（胎児期の低栄養曝露が、出生児の生活習慣病（高血糖、脂質異常、高血圧、糖尿病合併症、脳卒中、心筋梗塞などの心疾患）の発症リスクを高める。）を発表した。さらに、広汎性発達障害、自閉症、アスペルガー症候群、非定型自閉症、特定不能の広汎性発達障害などの発達障害のリスクも高くなることが明らかとなった。[15],[16]

　次世代の健康を決める時期は、発生学的にはお父さんの精子とお母さんの卵子が受精した時点から始まる。その後、約2週間かかって、遺伝子がその子特有の遺伝子に変化するインプリント現象の期間中に激しい細胞分裂や遺伝子の変化が起こる。この時期は、まだ誰も妊娠に気がついていない時期でもある（図4）。その後の胚子期、胎児期を経て出生後の乳児期、幼児期に至る。受精から乳児期に至る時期が、遺伝子の働きを調節するメカニズムが決まる時期であり、その時期の異常が児の健康に大きな影響をおよぼす原因となる。カロリーなどに加えて特に、遺伝子の機能を調節する仕組みに必要な葉酸、ビタミンB群などの微量栄養素を必要な量を摂取するよう心がける必要がある。赤ちゃんの将来のためにも妊娠前からの十分な栄養を摂取する事が望まれる。[1],[2],[8],[14]

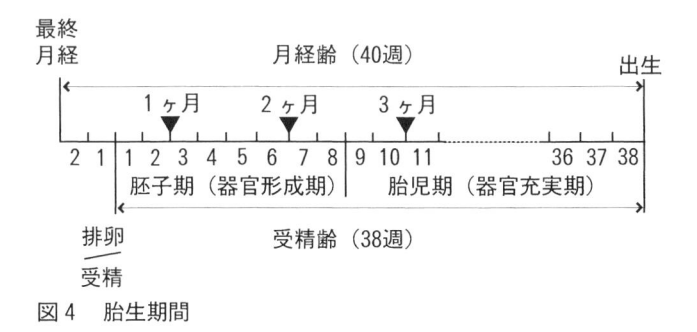

図4　胎生期間

低出生体重児の出生の原因は、遺伝を原因とするものは少なく、主に母親の妊娠時の栄養状態が大きな要因のひとつとなる[15]。すなわち、妊娠期間中の母親が、インフルエンザの流行、景気の状況、大気汚染などによる影響を受けると、低出生体重児の出生するリスクが増す。さらに低出生体重児として出生した児の成長と発達に影響をおよぼし、出生児の成人後の教育水準、学力、雇用、所得などが低くなるリスクが高まる。成人後の経済力の低下は、貧困の連鎖のきっかけとなるリスクがある。貧困の連鎖は、次のように起こると考えられる。1）母親の妊娠時の栄養状態を悪化させる様々な要因によって低体重児が生まれる。2）その子供が育っても健康状態が悪く所得が低くなる。3）所得が低い親となって妊娠中の栄養状態が悪い状態で子供を産むと、低体重の子供が生まれる。この様な世代を超えた繰り返しが続くことで貧困の連鎖が継続する[15]。若い女性の皆さんが、バランスの良い食事を摂ることや特定の微量栄養素を多く含む食物を積極的に摂取する事など、食事に関連した生活習慣の充実を図ることで、この連鎖を断ち切らなければならない。

2．先天異常（神経管閉鎖不全）発症リスクを低減する葉酸摂取

　妊娠中の栄養摂取不良は、微量栄養素の摂取不足に繋がるリスクが高い。微量栄養素に分類されるミネラルとビタミンのなかで、葉酸は、妊娠の初期に摂取することで先天異常の発生リスクを低減することができる唯一の微量栄養素である[17]。

　脳や脊髄などの中枢神経系の発生は、受精日を発生０日とすると、発生18日から始まり、発生23日には神経管となって胚子の体内に埋没する。その発生段階を図５に示した。1）発生18日では、外胚葉の細胞のなかで神経系となる神経板といわれる細胞集団がくぼみの形成を行い神経ヒダとよばれるヒダをつくる。2）発生20日では、神経ヒダはますます深くなり神経溝を形成する。胚子の頭方と尾方に神経ヒダのくびれが進み神経溝が伸びる。3）発

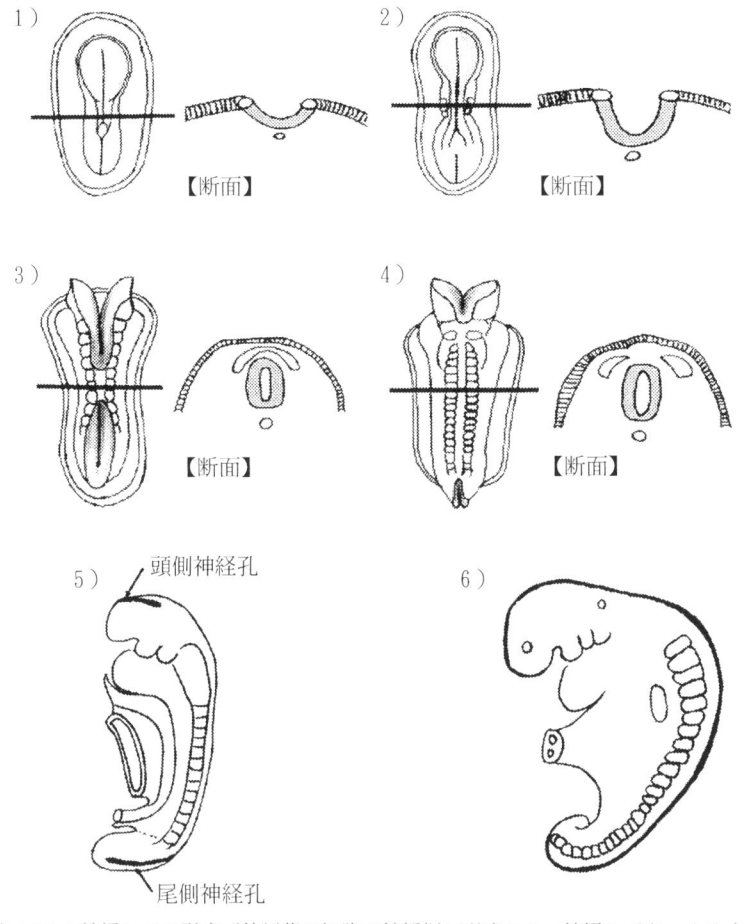

1) 18日：神経ヒダの形成（外胚葉の細胞で神経板が形成され、神経ヒダをつくる。）
2) 20日：神経溝の形成（胚子の頭方と尾方に神経ヒダのくびれが進み、神経溝が伸びる。）
3) 22日：神経溝の閉鎖（中央部分から神経溝の天井部分の閉鎖が始まる。頭方と尾方に天井部分の閉鎖が進む。）
4) 23日：神経管の形成（頭側神経孔と尾側神経孔の部分の開口を残して管状となり、脳と脊髄のもととなる神経管が形成される。）
5) 25日：頭側神経孔と尾側神経孔の閉鎖が始まる。
6) 28日：閉鎖終了（神経管ができあがる。）

図5　神経系の発生（神経管の形成）

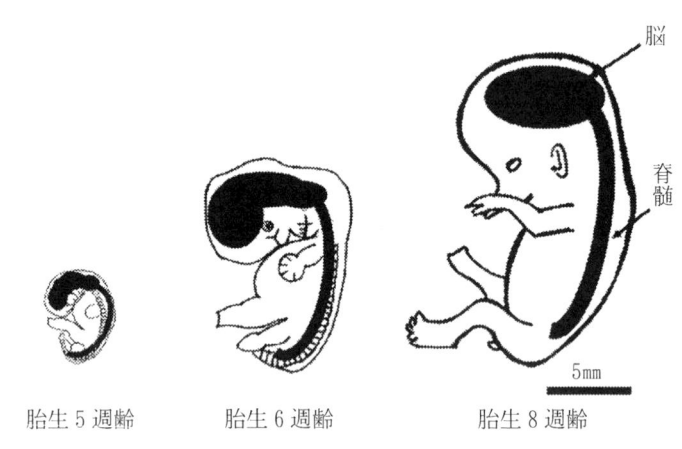

7）神経管は、中枢神経系（脳と脊髄）に分化する。
図6　中枢神経系（脳・脊髄）の発生

　生22日では、神経溝の中央部分から神経溝の天井部分の閉鎖が始まる。頭方と尾方に天井部分の閉鎖が進む。4）発生23日では、頭側神経孔と尾側神経孔の部分の開口をのこしてほかの部分は管状となり脳と脊髄のもととなる神経管が形成される。5）発生25日では、頭側神経孔と尾側神経孔の閉鎖が始まる。6）発生28日では、それぞれの閉鎖が終了し神経管ができあがる。その後、神経管は中枢神経系（脳と脊髄）に分化する（図6）。
　葉酸は、胚子・胎児の順調な発育と二分脊椎の防止にとても大切な微量栄養素として、胎児が大きく成長する時には特にその需要が高まることから「赤ちゃんのビタミン」と呼ばれている。[18]1940年代にホウレン草から水溶性ビタミンの1つ（ビタミンB_9）として発見され、成人では造血に作用する。体内の蓄積性は低く、毎日の摂取が必須である。細胞の分裂と増殖、組織と臓器の形成、巨赤芽球性貧血・胎盤早期剥離・流産の防止などの働きをする。摂取は、食物あるいは、サプリメントとして内服する。葉酸を多く含む食品は、緑黄色野菜（例：からし菜、ほうれん草、グリーンアスパラガス、ブロッコリー、ぜんまい、わらび）、果物（例：パッションフルーツ、アボカド、マンゴー）、

レバー（例：鶏・豚・牛などのレバー、ただし、「各種レバーの摂取は、ビタミンA過剰の心配があるので、注意が必要である。」と厚生労働省の通知では記されている。）や納豆等がある[17]。自然食品中の葉酸（プテロイルポリグルタミン酸）は、消化吸収され、全体の50％が利用される。一方、化学合成された葉酸（プテロイルモノグルタミン酸）は、全体の85％が利用され、生体利用効率の高いことが特徴である[11]。葉酸の機能は、1）発育と分割分包細胞内でのDNAとRNAの合成、2）構造・機能たんぱく質の合成、3）アミノ酸の相互変換（たとえばホモシスチンのメチオニンへの解毒）、4）胎児の成長と発達（特に中枢神経系の形成）である。葉酸欠乏のリスクを増大させるものは、1）緑色の葉もの野菜、全粒穀物の少ない食事、2）投薬：アスピリン、制酸薬、経口避妊薬、抗生物質、3）喫煙、4）慢性疾患（乾癬、貧血、肝疾患、癌）、5）発熱、感染症、外傷、手術、火傷、6）急成長：妊娠、授乳、小児期、思春期、7）多量のアルコール摂取、8）アスコルビン酸および／またはビタミンB_{12}の欠乏、などである。欠乏症の徴候と症状は、1）消化管上皮の萎縮：栄養吸収の低下、下痢、食欲不振、体重減少、2）貧血：軽い疲労感、脱力感、息切れ、集中力低下、3）血小板産生の低下による異常出血のリスク増大、4）白血球の生産低下による免疫応答の低下、5）血中ホモシステインの増加による動脈硬化のリスク増大、6）短気、敵対行為、健忘症、妄想性の行動、うつ病、7）神経管閉鎖障害（無脳症、脳瘤、二分脊椎症）を持った児の出生、などである[19]。

筆者は、2006年から一般社会への葉酸をはじめとする微量栄養素の認識の向上と普及を目標として、将来葉酸の情報を一般社会に伝える機会を持つ保健および医療関係職を目指す栄養・保育・医療課程の学生を対象に葉酸認知と先天異常の関係についてアンケート形式による意識調査と講義を実施した[20]。まず、講義を受講し講義前後にアンケート調査に回答した学生の構成を表1に示した。また、講義実施前のアンケート設問を表2に示した。葉酸、先天異常、神経管異常、葉酸と神経管閉鎖障害の関係の認知については、「a.知らない」「b.前から知っていた」「c.書物や記事で読んだことがある」「d.すでに別の講義で学んだ」の選択肢を用いた。さらに葉酸摂取について学生

表1　アンケート調査回答学生の構成

		講義受講前アンケート			講義受講後アンケート		
		合計	男性	女性	合計	男性	女性
総数		1,143	307	836	1,012	250	762
年代	20歳未満	569	106	463	476	87	389
	20歳から24歳	402	161	421	368	133	235
	25歳から29歳	86	32	54	80	24	56
	30歳から34歳	45	6	39	47	5	42
	35歳以上	41	2	39	41	1	40
学年	1学年	712	109	604	633	96	537
	2学年	380	188	192	347	146	201
	3学年以上	50	10	40	32	8	24

（松尾拓哉　ビタミン 83巻 5・6号、275頁〜284頁、2009年、表1から引用）

の考えを「自身の葉酸摂取についての考え」と「他人に対する葉酸についての助言」として自由記述形式で調査した。講義終了後のアンケート設問を表3に示した。回答は、講義前調査のa〜dの選択肢に「e.今回初めて知った」を加えた5個の選択肢を用いた。葉酸摂取についての考えは、講義前調査と同じ文とした。講義前1,143名（男性307名、女性836名）、講義後1,012名（男性250名、女性762名）の結果を図7に示した。「b.前から知っていた」「c.書物や記事で読んだことがある」「d.すでに別の講義で学んだ」を合わせた受講前の認知率は、「葉酸」：45.4％、「先天異常」：77.8％を示し、ほぼ半数程度の学生が知識を持っていることが明らかとなった。しかし、「神経管異常」については16.3％、「葉酸と神経管閉鎖障害の関係」については9.2％とこれらの認知率は半数に満たないことが明らかとなった。受講後では、「b.前から知っていた」「c.書物や記事で読んだことがある」「d.すでに別の講義で学んだ」に「e.今回初めて知った」を加えた認知率は、「葉酸」：93.6％、「先天異常」：97.9％、「神経管異常」：87.3％、「葉酸と神経管閉鎖障害の関係」：84.1％を示し、すべての項目で受講後の認知率は、受講前よりも有意な上昇（$p<0.05$）を示した。また、受講前に「a.知らない」を選択した学生の大部

表2　講義実施前のアンケート設問

葉酸についてお伺いします
Q.3　葉酸を知っていましたか
　　a．知らない
　　b．前から知っていた（知った時期：　　　　　　　　　　　）
　　c．書物や記事で読んだことがある（書物／記事の名：　　　　　　）
　　d．すでに別の講義で学んだ（講義名：　　　　　　　　　　　）
先天異常についてお伺いします
Q.4　先天異常を知っていましたか
　　a．知らない
　　b．前から知っていた（知った時期：　　　　　　　　　　　）
　　c．書物や記事で読んだことがある（書物／記事の名：　　　　　　）
　　d．すでに別の講義で学んだ（講義名：　　　　　　　　　　　）
神経管異常についてお伺いします
Q.5　神経管異常を知っていましたか
　　a．知らない
　　b．前から知っていた（知った時期：　　　　　　　　　　　）
　　c．書物や記事で読んだことがある（書物／記事の名：　　　　　　）
　　d．すでに別の講義で学んだ（講義名：　　　　　　　　　　　）
葉酸と神経管閉鎖障害についてお伺いします
Q.6　葉酸と神経管閉鎖障害の関係を知っていましたか
　　a．知らない
　　b．前から知っていた（知った時期：　　　　　　　　　　　）
　　c．書物や記事で読んだことがある（書物／記事の名：　　　　　　）
　　d．すでに別の講義で学んだ（講義名：　　　　　　　　　　　）
葉酸の摂取についてお伺いします
Q.7　あなたはあなた自身の葉酸の摂取についてどの様にすれば良いと考えますか
　　　＊よろしければお考えをお書き下さい

Q.8　あなたは他の人に対して葉酸の摂取を勧める立場になった時どの様な話で説明を行いますか
　　　＊よろしければお考えをお書き下さい

（松尾拓哉　ビタミン83巻5・6号、275頁～284頁、2009年、表2から引用）

表3　講義終了後のアンケート設問

葉酸についてお伺いします
Q．3　葉酸を知っていましたか
　　a．知らない
　　b．前から知っていた（知った時期：　　　　　　　　　　　　）
　　c．書物や記事で読んだことがある（書物／記事の名：　　　　）
　　d．すでに別の講義で学んだ（講義名：　　　　　　　　　　　）
　　e．今回初めて知った
先天異常についてお伺いします
Q．4　先天異常を知っていましたか
　　a．知らない
　　b．前から知っていた（知った時期：　　　　　　　　　　　　）
　　c．書物や記事で読んだことがある（書物／記事の名：　　　　）
　　d．すでに別の講義で学んだ（講義名：　　　　　　　　　　　）
　　e．今回初めて知った
神経管異常についてお伺いします
Q．5　神経管異常を知っていましたか
　　a．知らない
　　b．前から知っていた（知った時期：　　　　　　　　　　　　）
　　c．書物や記事で読んだことがある（書物／記事の名：　　　　）
　　d．すでに別の講義で学んだ（講義名：　　　　　　　　　　　）
　　e．今回初めて知った
葉酸と神経管閉鎖障害についてお伺いします
Q．6　葉酸と神経管閉鎖障害の関係を知っていましたか
　　a．知らない
　　b．前から知っていた（知った時期：　　　　　　　　　　　　）
　　c．書物や記事で読んだことがある（書物／記事の名：　　　　）
　　d．すでに別の講義で学んだ（講義名：　　　　　　　　　　　）
　　e．今回初めて知った
葉酸の摂取についてお伺いします
Q．7　あなたはあなた自身の葉酸の摂取についてどの様にすれば良いと考えますか
　　　＊よろしければお考えをお書き下さい

Q．8　あなたは他の人に対して葉酸の摂取を勧める立場になった時どの様な話で説明を行いますか
　　　＊よろしければお考えをお書き下さい

（松尾拓哉　ビタミン 83巻 5・6号、275頁～284頁、2009年、表2から引用）

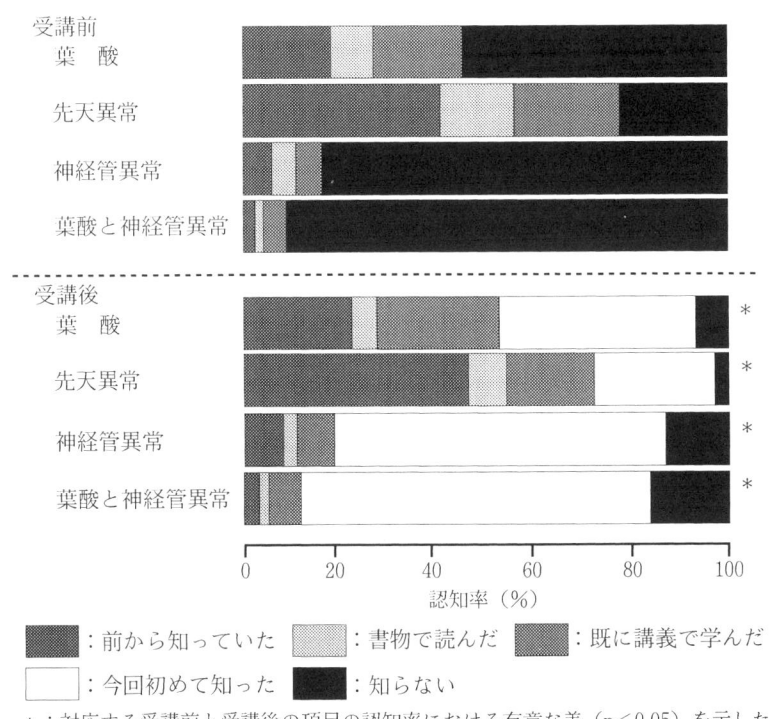

図7　アンケート調査結果：葉酸と神経管閉鎖障害の認知率
　　　（松尾拓哉　ビタミン 83巻 5・6号、275頁～284頁、2009年、図1から引用）

凡例：
■：前から知っていた　□：書物で読んだ　▨：既に講義で学んだ
□：今回初めて知った　■：知らない
＊：対応する受講前と受講後の項目の認知率における有意な差（p＜0.05）を示した。

分は、受講後に「e．今回初めて知った」を選択したことが明らかとなった。講義前後の葉酸の認知度と葉酸の神経管閉鎖障害のリスク低減の認知度は、講義前に比べて講義後大きく増加した。葉酸摂取に関する学生の考えについて、「自身の葉酸摂取についての考え」を記述した割合では、受講前の20.4％から受講後の59.8％と有意な増加（p＜0.05）を示した。性別、年代、学年集計ともにすべての項目で受講後の認知率は、受講前よりも有意に上昇（p＜0.05）した。「他人に対する葉酸についての助言」について意見を記述した割合では、全体集計では、受講前の11.4％から受講後の47.8％と有意な増加（p＜0.05）を示した。性別、年代、学年集計ともにすべての項目で受講後

表4 講義受講前・後における認知率の変化

分類		葉酸 前	葉酸 後	先天異常 前	先天異常 後	神経管異常 前	神経管異常 後	葉酸と神経管閉鎖障害の関係 前	葉酸と神経管閉鎖障害の関係 後
全体		45.4[a]	93.9[b] *	77.8	97.6 *	16.3	87.3 *	9.2	84.1 *
性別	男性	40.8	91.2 *	74.5	96.8 *	15.7	91.6 *	9.2	86.4 *
	女性	47.1	94.7 *	78.9	98.3 *	16.6	85.9 *	9.2	83.4 *
年代	20歳未満	27.6[#]	93.3 *	69.0	98.1 *	11.1	84.0 *	3.4	81.2 *
	20歳から24歳	61.2	95.9 *	84.6	98.4 *	23.7	93.7 *	19.3[$]	89.1 *
	25歳から29歳	63.5	86.3 *	91.8	96.3	20.9	80.8 *	3.6	81.0 *
	30歳から34歳	75.0	93.6 *	93.2	95.7	15.9	83.0 *	8.9	87.2 *
	35歳以上	70.7	97.5 *	87.5	97.6	7.7	85.4 *	2.6	75.6
学年	1学年	32.7	92.4 *	75.0	97.8 *	10.5	82.5 *	2.0	80.1 *
	2学年	62.5	96.0 *	80.6	98.3 *	20.6	95.1 *	16.4	90.5 *
	3学年以上	96.4[&]	100.0	96.0	96.9	66.0[&]	86.9 *	58.3[&]	93.8 *

a：受講前の総回答数から（知らない）を除いた割合（％）
b：受講後の総回答数から（知らない）を除いた割合（％）
＊：受講後の認知率は、対応する受講前の認知率に比べて有意な増加（p<0.05）を示した。
＃：受講前の20歳未満の認知率は、他の年代に比べて有意な減少（p<0.05）を示した。
＄：受講前の20歳から24歳の認知率は、他の年代に比べて有意な増加（p<0.05）を示した。
＆：受講前の3学年以上の認知率は、他の学年に比べて有意な増加（p<0.05）を示した。
（松尾拓哉　ビタミン 83巻 5・6号、275頁～284頁、2009年、表7から引用）

の認識率は、受講前よりも有意に上昇（p<0.05）した（表4）。
　厚生労働省は、2000年に妊娠を計画する女性は妊娠前4週から妊娠12週まで葉酸サプリメントを400マイクログラム/日（＝0.4mg）内服するよう関係各団体に通知を行った[17]。日本人の食事摂取基準では、妊娠中は、食事性葉酸として800マイクログラム/日の摂取を推奨している。また、プテロイルモノグルタミン酸としては、400マイクログラム/日の摂取を推奨している。しかし、これらの摂取量は、食品からでは毎日摂取することは難しいため、タブ

レット型の補助食品による摂取も推奨している。葉酸の摂取目安量は、生後、5ヶ月までの乳児には40マイクログラム/日、6ヶ月から11ヶ月までの乳児では、60マイクログラム/日とされている。推奨量は、1歳から14歳では90マイクログラム/日から230マイクログラム/日、15歳から17歳では250マイクログラム/日、18歳以上成人では、240マイクログラム/日とされている。

筆者は、2011年から2013年の間に栄養・医療課程の422人の女子大学生を対象として食物頻度摂取調査（FFQg）を行った結果、推定葉酸平均摂取量は、208マイクログラム/日であった[21]。20歳代女性葉酸摂取量は、平成25年度国民栄養・健康調査によると217マイクログラム/日であり、両者ともに目安量[2]の200マイクログラム/日は上回っているが、推奨量の240マイクログラム/日にはおよんでいない（図8）。20歳代女性の摂取量は1歳から6歳を除く年代別の葉酸摂取量の中では最も低い値であった（図9）。20歳代女性は、葉酸摂取を意識した食事を摂ることが望まれる。

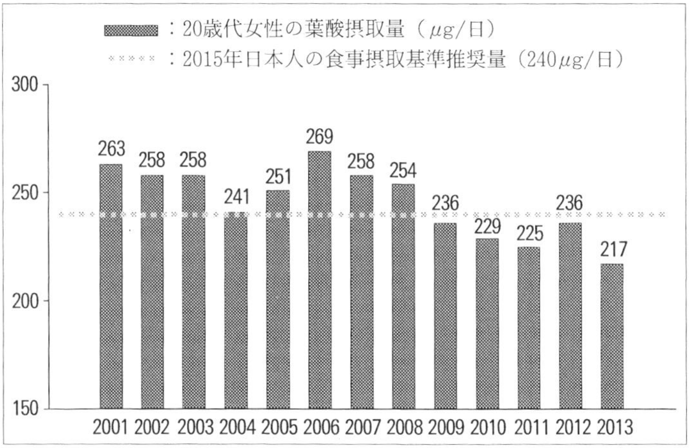

厚生労働省　国民健康・栄養調査（2001年－2013年）
図8　20歳代女性の葉酸摂取量（μg/日）

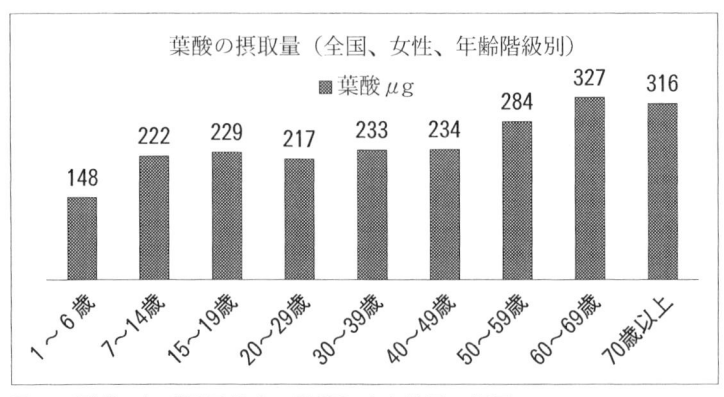

図9 平成25年「国民健康・栄養調査」結果の概要

3．二分脊椎（神経管閉鎖不全）発生予防にむけた葉酸の認知と摂取

　我が国の2009年度の調査では107万人出生のうち二分脊椎は660人の出生が確認された。これは、二分脊椎発生頻度は、1万分娩あたり、6.2名の割合である[18]。諸外国の調査から、この発生割合を、妊娠の1ヶ月以上前から妊娠3ヶ月までの間に葉酸を一日あたり400マイクログラム摂取し続けることで、半数に低減することが可能である[22),23)]。二分脊椎は、患者本人と家族の方々にとって個人的・社会的に医療的・経済的な面で影響が大きいことが知られている[24)]。患者にとっては、疼痛、尿失禁、大便失禁、歩行障害、水頭症、学習障害などに対する苦しみが、また、患者の家族の方々には、看護・介助の苦しみや悲しみ、後悔は大きく、一生涯にわたる医療費の負担も莫大な金額となる。アメリカにおける1989年の試算では、一人あたりの一生涯にかかる医療費、教育費、リハビリテーション費用、遺失利益、両親の減少した収入額などを合わせた額は、おおよそ25万ドルであり、1ドルを110円として日本円に置き換えるとおおよそ2千8百万円の金額に相当する。葉酸サプリメントによる二分脊椎の防止効果を50％と仮定すると、医療費など約93億円の節減

効果が期待できる。

　二分脊椎などの神経管閉鎖不全の発生の低減を目指して厚生労働省は、妊娠を計画する女性には、妊娠4週間前から妊娠12週までの間、毎日400マイクログラムの葉酸サプリメントの内服を推奨している[17]。この服用が必要とされる期間には、女性が妊娠に気が付かない発生初期の期間が含まれるため、予期しない妊娠にも対応している。しかし、葉酸の摂取を開始する時期が妊娠4週間前では服用開始日を決めることは困難である。筆者は、講義などにおいては服用開始日は「妊娠を計画した時」と言い換えている。しかし、「妊娠を計画した時」のみでは「予期しない妊娠」には対応ができないため、妊娠可能な年齢の女性は、常に葉酸摂取を意識してバランスのとれた食事と健康食品などのタブレットによる葉酸を摂ることに日々心掛けることが必要であるとの解説も付け加えている。

結　論

　本稿では、若い女性の「やせ願望」、妊婦の低栄養、全出生数の中の低出生体重児の割合、低出生体重児から始まる貧困の連鎖、葉酸を摂取することによる二分脊椎をはじめとする神経管閉鎖不全の予防と医療費の節減効果について述べた。

　若い女性の「やせ願望」は、妊婦の低栄養化をもたらし、その中での全出生数の中の低出生体重児の割合が増加している。十分な栄養摂取によって低出生体重児から始まる貧困の連鎖の断ち切り、妊娠前から妊娠初期に葉酸を十分に摂取する事で二分脊椎をはじめとする神経管閉鎖不全発生の低減とそれらに関わる医療費の節減に大きく寄与する事が可能である。

　自身の健康はもちろんのこと、次世代に健康を伝えるために、偏りのないバランスのとれた食事と必要とあれば微量栄養素を含む健康食品を摂取する意識を持って、充実した食生活をおくることが大切である。

文　献

1）厚生労働省、21世紀における国民健康作り運動（健康日本21）について、厚生労働省報告書、2000年2月
　　http://www1.mhlw.go.jp/topics/kenko21_11/pdf/all.pdf
　　（2014年12月24日接続確認）
2）厚生労働省、平成25年「国民健康・栄養調査」結果の概要、厚生労働省報道発表資料、2014年12月
　　http://www.mhlw.go.jp/stf/houdou/0000067890.html
　　（2014年12月24日接続確認）
3）厚生労働省、健康日本21（第2次）の推進に関する参考資料、厚生労働省報道発表資料、2012年7月
　　http://www.mhlw.go.jp/bunya/kenkou/dl/kenkounippon21_02.pdf
　　（2014年12月24日接続確認）
4）Zhen Han, Sohail Mulla, Joseph Beyene, Grace Liao and Sarah D McDonald on behalf of the Knowledge Synthesis Group. Maternal underweight and the risk of preterm birth and low birth weight: a systematic review and meta-analyses. International Journal of Epidemiology；40巻1号：65－101頁、2011年
5）厚生労働省、妊産婦のための食生活指針、厚生労働省報道発表資料、2006年2月
　　http://www.mhlw.go.jp/houdou/2006/02/h0201-3.html
　　（2014年12月24日接続確認）
6）福岡秀興、出生体重低下のリスクを考える（成人病胎児期発症起源説の視点から）、食品と容器；54巻：8－14頁、2013年
7）厚生労働省、健やか親子21（第2次）厚生労働省報道発表資料、2014年5月
　　http://www.mhlw.go.jp/stf/shingi/0000041585.html
　　（2014年12月24日接続確認）
8）厚生労働省、「母子健康手帳に関する検討会」の報告について、厚生労働省報道発表資料、2001年11月
　　http://www.mhlw.go.jp/shingi/0111/s1130-1.html
　　（2014年12月24日接続確認）
9）古川利温、吉澤貴子、福田晴美、川本由美。若い女性のやせ願望と生活の夜型化、東京家政学院大学紀要；第43号：15－21頁、2003年

10) 梶原由紀子、安原仁美、山本茉里奈、上野奈初美、白石龍生。女子大学生のやせ願望に関する研究、大阪教育大学紀要第Ⅲ部門；第58巻1号：96－104頁、2009年9月
11) 厚生労働省、日本人の食事摂取基準2015年版、第一出版、2014年8月
12) 厚生労働省、健やか親子21、厚生労働省報道発表資料、2013年11月
　　http://www.mhlw.go.jp/stf/houdou/0000030389.html
　　（2014年12月24日接続確認）
13) 吉田穂波、加藤則子、横山徹爾、人口動態統計からみた長期的な出生時体重の変化と要因について、保健医療科学；63巻1号；2－16頁、2014年
14) Barker DJ, Osmond C. Infant mortality, childhood nutrition, and ischaemic heart disease in England and Wales. Lancet；327巻：1077－1081頁、1986年
15) 大竹文雄、低出生体重児の影響に関する経済学的分析、医学のあゆみ；235巻8号、867－869頁、2010年
16) 坂爪一幸、発達障害の増加と懸念される原因についての一考察―診断、社会受容、あるいは胎児環境の変化？―、早稲田大学教育総合研究所紀要、早稲田教育評論；第26巻第1号：21－31頁、2012年3月
17) 厚生労働省、神経管閉鎖障害の発症リスク低減のための妊娠可能な年齢の女性等に対する葉酸の摂取に係る適切な情報提供の推進について、厚生労働省報道発表資料、2000年12月
　　http://www1.mhlw.go.jp/houdou/1212/h1228-1_18.html
　　（2014年12月24日接続確認）
18) 厚生労働省科学研究費補助金難治性疾患克服研究事業（No.23163901）：二分脊椎の予防指針作成、二分脊椎の病因探索と葉酸システムの研究、代表研究者：近藤厚生、平成23年度総括研究年度最終報告書、厚生労働省、2014年4月
19) Zimmermann M、微量栄養素事典、葉酸：5－7頁、西村書店、2008年。
20) 松尾拓哉、学生における葉酸教育、ビタミン；83巻5－6号：275－284頁、2009年
21) Matsuo T, Kagohashi Y, Senga Y, Konishi H, Fukuda H, Shinozaki K, Takemori K, Otani H and Kondo A, Survey on awareness of folic acid and birth defects, Congenital Anomalies；53巻4号：A21－A22頁、2013年
22) Czeizel AE, Dudás I (1992) Prevention of the first occurrence of neural-

tube defects by periconceptional vitamin supplementation. The New England Journal of Medicine；327巻：1832−1835頁、1992年
23) Berry RJ, Li Z, Erickson JD, Li S, Moore CA, Wang H, Mulinare J, Zhao P, Wong LY, Gindler J, Hong SX, Correa A, Prevention of neural-tube defects with folic acid in China.
The New England Journal of Medicine；341巻：1485−1490頁、1999年
24) CDC, Current trends economic burden of SpinaBifida−United Stated, 1980-1990, MMWR；38巻15号：264−267頁、1989年

今日の社会と便秘
──若者と高齢者の便秘の比較──

宇城靖子

1. なぜ人は便秘になるのか

　最近、朝食をとらず、糖質と水分摂取と簡単な食事で忙しく生活をしている現代人は珍しくない。朝は忙しく、起床後、朝シャンプーを行い、髪を整えジュースを立ち飲みして、時計を見ながら出かける。本来、便は固形物、繊維のものが少なくなると押し出す力が弱くなり便秘になる。食事の内容と押し出すことの調和が便を出すが、大腸を刺激することにはならない。座って食べないことも影響している。心と体の調和の乱れで便秘になってしまうのです。

　排便のしくみについて、大腸が蠕動運動をすると、または、大腸の内容物が増えると、直腸に便が送られる。図1のように、直腸で便による内圧が上がると骨盤神経、脊髄を経て大脳に刺激が伝わり、反射で便意が生じる。

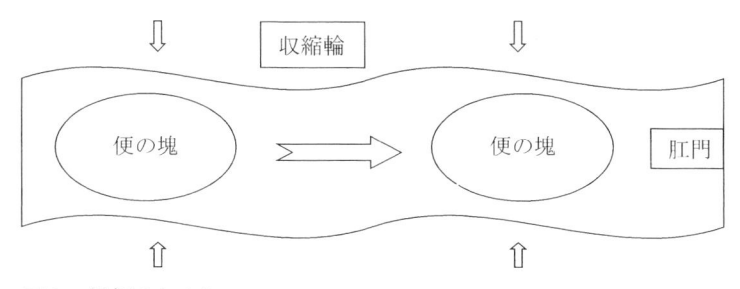

図1　排便のしくみ

便は水分約70%、食物残渣30%、細菌9％で、便に含まれる水分が70%以上になると下痢便で、80%以上になると水様便になる。

梶原によると便秘（constipation）には、横行結腸・下行結腸、S状結腸に痙攣性収縮が原因で現れる便秘、あるいは、大腸の筋壁の緊張や蠕動の不足が原因であらわれる。高齢者は水分、運動不足によって便秘になりやすい。兎糞状の固く豆粒状の便は、とりわけ、若者は神経質な性格の人が便秘気味になりやすいとされている[1]。目から光を取り込み、視床下部を刺激し自律神経の副交感神経に作用し消化管の分泌が促進される。一方、交感神経の活動が強まると消化管の活動は抑制される。

便秘の影響について、食べ物、とりわけプロテインが結腸に長く留まって、腐敗する。脂肪を大量に摂取すると十分消化、吸収されず、それに微生物が繁殖する。インドールやスカトールが形成させて、神経系に悪影響をあたえて、結腸の機能を鈍らせる[2]。

便秘には、若者層に現れる痙攣性便秘と高齢者に多く現われる弛緩性便秘がある。阿部によると若者は不定愁訴を現わし、ストレスによる痙攣性便秘は、横行結腸、下行結腸、S状結腸の腸壁がけいれん性に収縮して、大腸内容の通過が遅延するもので、弛緩性便秘と同様に腸壁の神経機能の障害による場合が多いとされ、精神的および心理的要因によって自律神経系の緊張に不均衡が生じると表している[3]。一方、高齢者に現れる便秘は中枢神経系に由来して、老化によるところの大腸壁筋肉の緊張が低下して蠕動運動の力が低下することによって引き起こされた便の通過の遅延をもたらしたものである。若者と高齢者の調査結果において、便秘になる要因が、高齢者は水を飲まない、繊維の多い野菜を食べない、きざみ食、運動不足が、若者は自律神経失調で便秘になっていた。弛緩性便秘は大腸壁筋肉の緊張低下、蠕動不足によって大腸内容の通過が遅延するのに対し、一般的に食物繊維を摂取と緩下剤を使用することで便秘の予防につながるが、今回は、交感神経、副交感神経の影響から便秘について一定の結果が得られた。

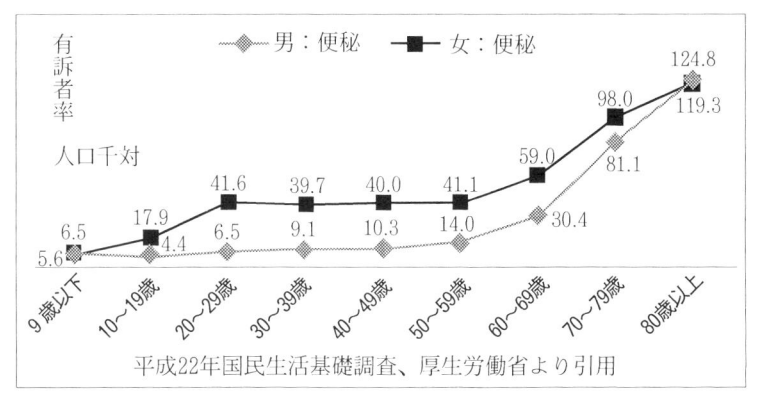

図2 便秘の有訴者率の年代推移

1-1 便秘の人はどれくらいいるのか

平成22年度、国民生活基礎調査によると便秘を訴えた年代別推移をみると、男女とも29歳までの若者の有訴者率は上昇を示し、60歳からの有訴者率は顕著に上昇の傾向にあることを表している[4]。

図2のごとく、最多は80歳以上の男124.8、女119.8で、次いで、70～79歳の女98.0、男81.1、60～69歳の女59.0、男30.4で、20～29歳の女41.6、男6.5で、50～59歳の女41.1、男14.0で、40～49歳の女40.0、男10.3で、30～39歳の女39.7、男9.1で、10～19歳の女17.9、男4.4で、最少は9歳以下の女6.5、男5.6であった。

2．若者の生活と便秘

表1に示す、平成25年度版子ども・若者白書によると現在の若者の就寝時間は15～19歳は23時48分に、20～24歳が0時31分、25～29歳が0時07分となっており、起床時間15～19歳が6時54分、20～24歳が7時56分、25～29歳が7時17分となっているのに対し、サーカディアンリズムは24時間10分の周期で規制しないと後ろにずれ込んでいる。朝食を摂取できない状態であると考

表1　平成23年（2011年）の平均起床時刻と平均就寝時刻（平日）

	2011年の平均起床時刻	2011年の平均就寝時刻
10～14歳	6時38分	22時24分
15～19歳	6時54分	23時48分
20～24歳	7時56分	0時31分
25～29歳	7時17分	0時07分

平成25年度版子ども・若者白書、内閣府、引用

えられていたが、睡眠時間が覚醒に入っていない状況なので生理的に朝食を摂取できない状態であると推測される。

　若者も夜更かしをし、自然光を浴びない生活が、交感神経を過緊張にしている。朝起きると、メラトニンからセロトニンに変わる。セロトニンは抗重力筋に働き便を出やすくする。適度なストレス、朝の光刺激、夜更かしを避け、適度な運動で抗重力筋を鍛え、元気な姿勢にすることが便秘予防につながり、心身を健全にして、学習に集中させ教育効果を上げることができると考えられる。

2-1　若者の便秘について

　若者に多い便秘は「頭痛」と「立ちくらみ」がある者に有意の差を示し、頭痛は筋の過緊張によって起こっていることが、自律神経失調の状態であると推測される。若者の下痢の者は、1時以降就寝の者に多く大腸の水の吸収が悪いと自律神経失調となりバランス異常になり水の吸収ができなく下痢になる。若者の便秘、下痢による身体症状は、夜更かしによる生活の乱れが影響する。つまり、自律神経の乱れが学校生活を困難にしている。心身を鍛えることが大切である。以下に調査結果を表す。

2-2　出生年代別の便秘と頭痛がある者

図3に出生年代別の便秘と頭痛がある者の調査結果を表した。頭痛がある者で便秘の者の最多は1950～1979年が55.3%、次いで、1990年以降が44.5%、次いで、1980～1989年が44.4%、最少は1917～1949年の36.7%であった。

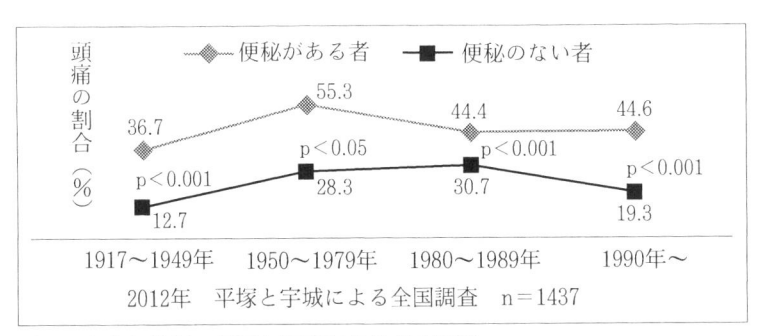

図3　出生年代別の便秘と頭痛がある者の関係

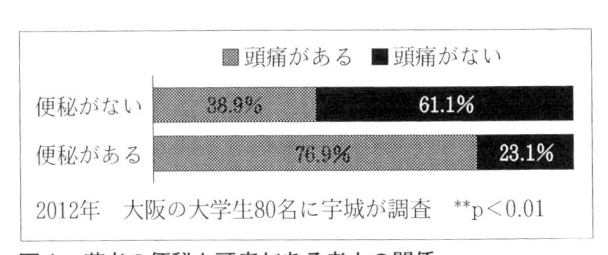

2-3　若者の便秘と頭痛がある者との関係

頭痛などの不定愁訴について、有田は疲労物質の乳酸によってパニック発作を誘発して、さらに乳酸はセロトニン神経の活動に影響を与えることを示唆している。図4の若者の便秘と頭痛との関係の調査結果、若者の便秘がある者で頭痛がある者の割合は76.9%を占めていた。このことは成人期の者と若者に多く、ストレスによる緊張性の頭痛であると推測される。

図4　若者の便秘と頭痛がある者との関係

2-4 若者の便秘と立ちくらみがある者の関係

図5に若者の便秘と立ちくらみがある者の関係について調査結果を示した。立ちくらみの原因の1つに自律神経失調があり、若者の便秘がある者で立ちくらみがある者の割合は84.6%を占めていた。便秘がある者で立ちくらみがない者の割合は15.4%であった。

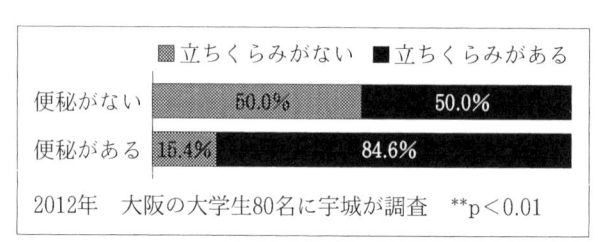

	立ちくらみがない	立ちくらみがある
便秘がない	50.0%	50.0%
便秘がある	15.4%	84.6%

2012年　大阪の大学生80名に宇城が調査　**$p<0.01$

図5　若者の便秘と立ちくらみがある者との関係

2-5 若者の下痢と就寝時間との関係

図6に若者の下痢と就寝時間との関係について調査結果を示した。若者の下痢のある者は、1時以降就寝の者70.0%で、24時までに就寝の者30.0%であった。これは、交感神経が過緊張になり下痢をおこしており、過敏性の大腸症候群は、ストレスや生活習慣病を起こしていると考えられる。

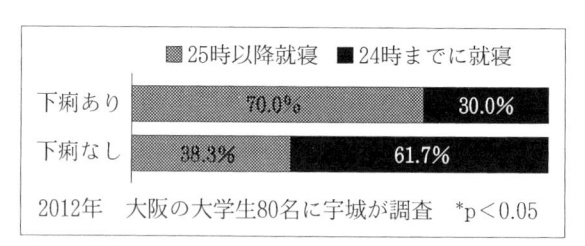

	25時以降就寝	24時までに就寝
下痢あり	70.0%	30.0%
下痢なし	38.3%	61.7%

2012年　大阪の大学生80名に宇城が調査　*$p<0.05$

図6　若者の下痢と就寝時間との関係

3．高齢者の生活と便秘

　人は早朝の光を目に取り入れ覚醒する。樋口によると、光は眼の網膜から捉えた光の情報を視神経から視交叉上核を得て松果体のβ受容体に刺激を伝え、セロトニンからメラトニンを合成する。セロトニンは昼間の活動時に働くホルモンで、メラトニンは夜の安息時に働くホルモンであると表している[7]。体内時計は自律神経系に影響して、早朝に交感神経が優位になるとセロトニンが増加する。夜になると副交感神経が優位になりメラトニンがでる。照度250ルクス以上の部屋は本が読める明るさであり、交感神経が優位で、メラトニンが出なくなり、便秘に傾く傾向にあった。その改善として、強い光刺激で体内時計をリセットし、眼の網膜からの刺激を介して体内時計のリズムを調整することである。二宮らによると朝覚醒するには、サーカディアンリズムが影響し、脳内の視交叉上核にある体内時計は、体内の日内変動やホルモン量の変動など、さまざまな機能を調整していることを表している[8]。体内時計の動きによって、目を覚まさせる覚醒信号が、視床下部の後部、脳幹の覚醒中枢に送られ、その情報が大脳皮質に伝えられる。覚醒信号が昼と認識している時は強く、夜と認識している時は弱くなると表している[9]。子供は夜の10時以降に光を与えると眠れなくメラトニンが増加しない状態になる。

3－1　知的障害者の高齢化

　高齢化した知的障害者は、従来、入所施設による健康管理と生活処遇を重視する傾向があったが、一定の支援があれば、地域生活も可能である。ノーマライゼーションの理念、自己決定の実現のために、利用者の選択を尊重し、利用者とサービス提供者との間で対等な関係を確立するなど、個人としての尊厳を重視した、利用者本位の考え方に沿うものである。今後は、地域での主体的な生活の確保を支援する施策を推進すべきであると考えられている。知的障害者の高齢化は、「質の高い生活」を保障するためには、それ以前の各ライフステージにおける本人の課題やニーズに対して、どのような援助が提

供できていたかが大きな鍵となる。

3-2 認知症の三重構造

　認知症とは、脳や身体の疾患が原因となり、記憶力・判断力・コミュニケーション障害が起こり、日常生活に支障をきたす状態をいう。アルツハイマー型認知症、血管性認知症、老人性認知症があるが、アルツハイマー型認知症の脳は、神経細胞にできる老人斑「βアミロイド」という化学物質が沈着し、大脳皮質ニューロンが死滅し脳全体が萎縮し認知症になると言われている。この原因には、遺伝子の異常「βアミロイド」を分解されにくいことが上げられ、とりわけ海馬の障害によって短期記憶障害が起こるのがアルツハイマー病である[10]。

3-3 認知症の症状

　記憶障害、見当識障害、理解・判断力障害、実行力の障害、うつ状態不安・焦燥、徘徊、興奮・暴力、幻覚・妄想、不潔行為

3-4 認知症を引き起こす疾患

神経変性疾患：アルツハイマー型認知症、パーキンソン病、ピック病、脊髄小脳変性症、ハンチントン病

血管性認知症：脳梗塞、脳出血

頭部外傷：脳挫傷、脳内出血、慢性硬膜下血腫

その他：脳腫瘍、髄膜炎、脳炎、ウエルニッケ脳症、ヤコブ病、ビタミンB_{12}欠乏症、甲状腺機能低下症、薬物中毒、副甲状腺機能亢進症、副腎皮質機能低下症、低酸素脳症アルコール中毒など

3-5 高齢者の部屋の照度と便秘の関係

　脳の機能低下が影響し照度を受け取りリセットできない環境におかれている。ストレスを受けない状態にある。二宮らによると光刺激が体内時計をリ

セットし、眼の網膜を介して体内時計のリズムを調整すると表しており[11]、照度は、目から光を取り込み、瞳孔が縮小しアセチルコリンの神経伝達物質とするニューロンをとおり、顔面神経、動眼神経から視床下部を刺激し、副交感神経に働く、消化管の運動と分泌は促進され消化吸収は盛んになる。一方、交感神経の活動が強まると瞳孔は散大し、消化管は抑制される[12]。光刺激の影響を受けるサーカディアンリズムが便秘に影響していることが示唆され、もっと強い光が必要とされた。

表2のごとく、老人介護施設の36か所の部屋の中央の照度と部屋の窓側の照度測定結果では、照度の平均329.3±251.9（ルクス）から1037.4±553.4（ルクス）、有意の差があった。便秘である者は、照度250ルクス以上の部屋の者に有意の差があった。つまり、1,000ルクスまでの光の中で生活をしていることになる。

図7に高齢者の部屋の照度と便秘の関係について調査結果を表した。「照度250ルクス以下と250ルクス以上の部屋」と「便秘」との関係において便秘である者は、照度250ルクス以上の部屋の者は78.9％で照度250ルクス以下の部屋の者の47.1％よりも高かった。このことは、照度250ルクス以上は本が読める明るさであり、交感神経が優位で、腸管の動きが悪くなり、便秘に傾く傾向にあった。

表2　36か所の部屋の中央と部屋の窓側の平均照度（ルクス）
部屋の中央の照度（ルクス）の平均　329.31±251.93
部屋の窓側の照度（ルクス）の平均　1037.42±553.45
***$p<0.00001$

	便秘でない者	便秘である者
照度250ルクス以上	21.1%	78.9%
照度250ルクス以下	52.9%	42.1%

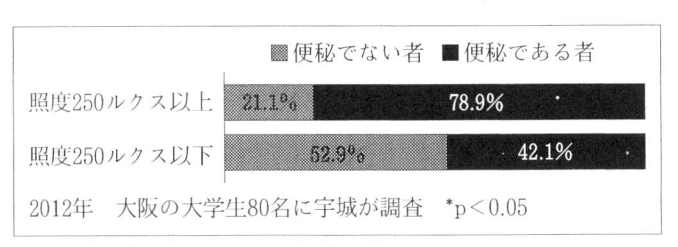

2012年　大阪の大学生80名に宇城が調査　*$p<0.05$

図7　高齢者の部屋の照度と便秘の関係

3-6　高齢者の朝の覚醒と便秘との関係

　就寝すると消化器系は副交感神経が優位となり、排便を促すが、認知症の人は覚醒リズムが乱れ、体内時計のリズムが変調し、自律神経の働きが乱れた状態にあった。認知症事例の便秘の検討を行った結果、照度250ルクス以上の部屋の者は便秘傾向である。このことは、照度250ルクス以上は本を読むことができる照度であり、交感神経が優位になるが、腸管の動きを悪くし便秘に傾く結果であった。照度3,000ルクス以上の強い刺激が必要である。図8に高齢者が「朝、自分でおきる者と起きない者」と便秘との関係について調査結果を表した。高齢者の「朝、自分でおきる者と自分で起きない者」と「便秘」との関係において、「便秘である者」で「朝、自分でおきない者」は60.9％であった。「便秘でない者」の「朝、自分でおきる者」は73.4％で、なお認知症でない者は、すべての者が朝、自分でおきることができた。強い日中の自然採光を必要とした。

	朝、自分で起きる	朝、自分で起きない
便秘である者	39.1%	60.9%
便秘でない者	73.4%	26.6%

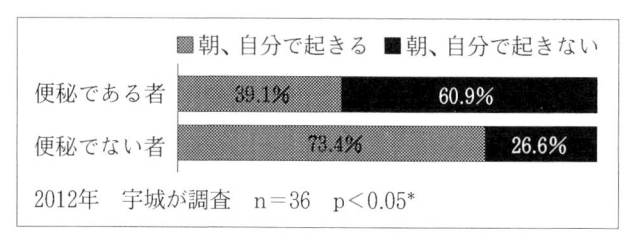

2012年　宇城が調査　n＝36　$p<0.05$*

図8　高齢者の朝、自分で起きる者と起きない者と便秘の関係

3-7　認知症と朝、自分で起きる者と起きない者の関係

　図9に認知症と朝、自分で起きる者と起きない者の関係の調査結果を表した。「朝、自分でおきない者」は、認知症が67.6％で、アルツハイマー型認知症の者は、「朝、自分で起きる者」は53.8％であった。光刺激によって睡眠リズムを改善することで、睡眠を促すメラトニン分泌を抑え、体を目覚めた状態にし、サーカディアンリズムをコントロールすることにつながることが考えられた。昼間も脳が休息状態である認知症の人は、昼夜の変化がない生

活により便秘に傾いていると考えられる。光刺激によって睡眠リズムを改善することで、睡眠を促すメラトニン分泌を抑え、体を目覚めた状態にし、サーカディアンリズムをコントロールすることにつながる。人間の生体リズムは自律神経の働きが深く関与している。二宮らによると体の刺激を網様体が脳に伝え、脳が活動を開始し、夜になると網様体が鈍くなるために脳が休息状態に入り眠くなる。生体リズムが一時的に障害されると睡眠相遅延症候群、睡眠相前進症候群、リセット機構に異常があるとあらわれる。非24時間睡眠・覚醒症候群は、昼夜逆転する光に対する同調機能の障害が現れる。不規則睡眠・覚醒リズムがある。二次的障害とされるものに、意識障害、認知症、統合失調症、重症脳性麻痺などがあると表しており[13]、昼間は起こして腹壁の運動が便秘の予防につながることが示唆された。

　表3に、高齢者37事例の朝8時30分から17時30分までの睡眠時間について調査結果を表した。平均睡眠時間は、アルツハイマー型認知症2.1±1.8、認知症1.8±1.8、認知症がないが1.0±1.4時間であった。このことは、昼間も脳が休息状態であり、昼夜の変化がない生活によって便秘に傾いていると推測された。

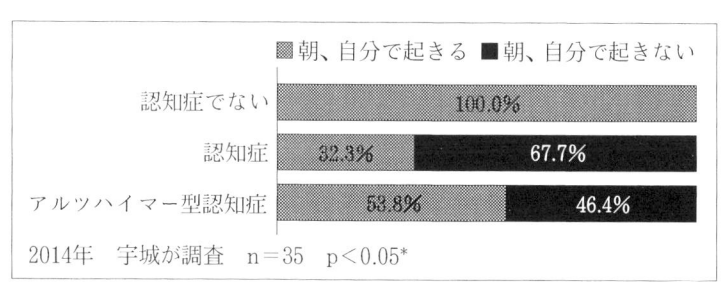

	朝、自分で起きる	朝、自分で起きない
認知症でない	100.0%	
認知症	32.3%	67.7%
アルツハイマー型認知症	53.8%	46.4%

2014年　宇城が調査　n＝35　$p<0.05^*$

図9　認知症と朝、自分で起きる者と起きない者の関係

表3　高齢者37事例の昼間の睡眠時間
　　　朝8時30分から17時30分（8時間）までの平均睡眠時間（時間）
　　　アルツハイマー型認知症15事例の平均睡眠時間、2.143±1.834
　　　認知症　17事例の平均睡眠時間、1.824±1.802
　　　認知症がない　5事例の平均睡眠時間、1.000±1.414

3－8　高齢者の歩行できる者と車椅子利用の者と便秘の関係

　姿勢について遠山らは、座位を保持し、立位を維持する筋に抗重力筋があり、抗重力筋が衰えると姿勢が悪くなり、腰が曲がるなどの影響がでることを表し[14]、座った生活が腹圧力を弱くする。昼間の睡眠時間が長く運動量が少ない体内時計のリズムの変化した生活が、腸管の動きが弱くなり便秘に傾く結果であった。昼間は起こして腹壁の運動が便秘の予防につながる。排便時、腹圧力と外肛門括約筋が影響する。高齢者は外肛門括約筋が弱っており、腹圧をかけにくい。便秘の予防には、立位になるかあるいは腹圧をかける練習を行い、用手圧迫をすると便が出やすくなることが示唆された。自律神経の便秘への影響について、嶋井によると自律神経系、消化管の腺や平滑筋における副交感優位の原則において、正常な状態では、消化腺や消化管の平滑筋への副交感性興奮は、交感性興奮より優位である。副交感神経興奮は消化腺の分泌を増加し、消化管の平滑筋を刺激する。消化と蠕動を促進し排便を促す傾向にあることを表している[15]。以上から、排便時、腹圧の力と外肛門括約筋の骨盤底筋、尾骨と肛門挙筋が影響する。高齢者は外肛門括約筋が弱っており、腹圧をかけることができにくくなっている。和式トイレと洋式トイレでは、和式トイレでは腹圧がかけやすく、便の排泄ができやすいが、現在、和式トイレは少なくなっている。高齢者の便秘のAさんは、グリセリン浣腸を実施しても外肛門括約筋が弱っており、薬液を我慢することができなく効果が得られない状況にあり、ベッド上で体位変換も自己でできず、腹圧をかけられないBさんは、便秘時、緩下剤と敵便で便を排泄していたが、緩下剤と腹圧をかける練習と用手圧迫で便の排泄が容易になった。図10に高齢者の「歩行できる者と車椅子利用の者」と「便秘」との関係において調査結果を表した。便秘である者は、車椅子利用の者は69.2％で、歩行できる者の21.7％より多く、便秘でない者は、歩行できる者は78.3％で、車椅子利用の者の30.8％より多かった。便秘で緩下剤を服用しているCさんは、水分量を多くし、施設内歩行を2周することで、便の排泄があった。

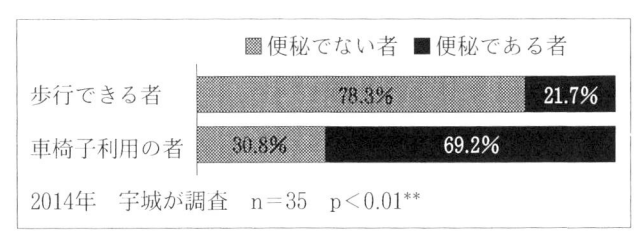

図10 高齢者の歩行できる者と車椅子利用の者と便秘の関係

3-9 認知症と手指の巧緻性と手足の運動変化の関係

図11にアルツハイマー型認知症、認知症、認知症がない者の手指の巧緻性と手足の運動変化について調査結果を表した。「運動に応じる者」は、認知症がない者が100％で、認知症の者は88.2％、アルツハイマー型認知症の者は46.2％の順で、「運動に応じない者」は、アルツハイマー型認知症の者が53.2％で、認知症の者の5.9％より多く、アルツハイマー型認知症の者は海馬の障害であるので、感覚器系の感覚情報の入力するため音楽を用い、単純なリズムをつけ、単純な運動と巧緻性の運動を織りまぜ訓練することで運動効果があった。運動器系の便秘への影響について、カントによると感覚受容器を興奮させる感覚入力の必要あるとされ、直ぐに脳に反応を引き起こし、数分、数週間あるいは数年、脳に記憶させ将来の生体反応を決定する。身体表面への感覚受容器から感覚情報を伝える体性感覚路は、体性感覚情報は末梢神経を経て中枢神経に入力され、その後脊髄、橋および中脳の網様体、小脳、視床、大脳皮質の諸領域の多数の感覚領域に伝えられる。神経系の運動路の効果器の働きは、全身の骨格筋、内臓平滑筋の収縮、外分泌腺と内分泌腺による活性化学物質分泌の制御によって達成する。骨格筋は中枢神経系のレベル制御をうけ脊髄、延髄、橋、中脳の網様体、大脳基底核、小脳、大脳皮質運動野で、下位中枢は主に感覚刺激に対して、無意識のうちに筋収縮に関わり、脳の思考過程によって制御され、手の込んだ複雑な筋運動に関わると表す。[16] 便秘を予防するには、体性感覚路の刺激が重要であることが判明した。

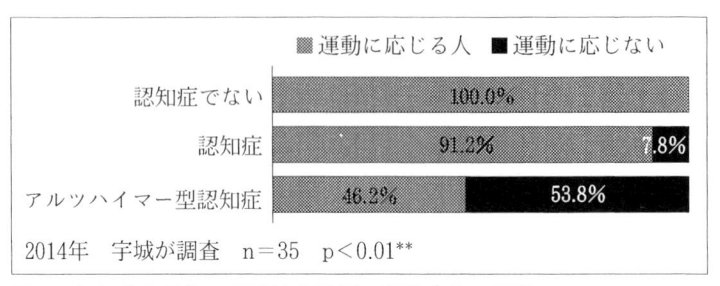

	運動に応じる人	運動に応じない
認知症でない	100.0%	
認知症	91.2%	7.8%
アルツハイマー型認知症	46.2%	53.8%

2014年　宇城が調査　n＝35　$p<0.01$**

図11　認知症と手指の巧緻性と手足の運動変化の関係

　平成22年度、国民生活基礎調査から便秘を訴えた人の年代別の推移をみると、男女とも29歳までの若者の有訴者率は上昇を示し、60歳からの有訴者率は顕著に上昇の傾向にあった。若者は起きたり寝たりコントロールできるが老人はコントロールできない。若者はストレスに反応しストレスフルになってしまう。よって、自律神経を鍛えることが望まれる。早寝早起きをし、光をあびる、朝食を食べ、運動も効果がある。高齢者は身体機能が弱っているが、3,000ルクス以上の朝の光をあび刺激を与え、朝食を食べ、胃結腸反射を促す。さらに水分を多く摂取する。歩行運動、抗重力筋を鍛える。緩下剤の服用後の腹部用手圧迫の効果があった。食事の内容と押し出すことの調和が便を出すが、大腸を刺激することにはならない。座って食べないことも影響している。心と体の調和の乱れにより便秘になる。排便のしくみについて、大腸が蠕動運動をすると、または、大腸の内容物が増えると、直腸に便が送られる。直腸で便による内圧が上がると骨盤神経、脊髄を経て大脳に刺激が伝わり、反射で便意が生じる。高齢者は、低い光源である250ルクスの部屋において生活しており、昼間でもうとうとした生活をおくり、夜、暗くするとよく眠る状態であった。外に出ると野外では3,000ルクス以上の光源があり高齢者はこの光に反応し、抗重力筋の大きな筋群については疲れを現す一方で、排便は容易に排泄する。排便機序、緩下剤の使用と腹部圧迫、車いすよりも、歩行している者は抗重力筋が働くことによって、ストレスフルになっていないので排便が容易であった。

注文献

1）梶原哲郎、美しい人体図鑑、笠倉出版社、pp158-159、2013
2）小林信也訳、実戦メンタル・タフネス―心身調和の呼吸法、TBSブリタニカ、1993年
3）阿部正和、看護生理学、メヂカルフレンド社、P161-162、2006
4）平成22年度、国民生活基礎調査
5）平成25年度版子ども・若者白書、内閣府、p59、2013
6）有田秀穂、セロトニン欠乏脳、NHK出版、生活人新書、pp162-168、2003
7）樋口輝彦、読むとわかるメラトニン、同文書院、pp 6 - 9
8）二宮石雄、安藤啓司、彼末一之、松川寛三、スタンダード生理学（第2版）、文光堂、pp387-389、2007
9）ニュートン「心」はどこにあるのか脳と心　脳の最新科学、そして心との関係、株式会社ニュートンプレス、pp138-139、2010
10）前掲書9）、pp152-153
11）前掲書8）、pp388-389
12）人体の構造と機能［1］解剖生理学、医学書院、pp250-251、2010
13）前掲書8）、pp389
14）遠山正彌、高辻功一、木山博資編集、人体解剖生理学、pp226、2012
15）嶋井和世監訳、アンソニー　解剖学・生理学［1］人体の構造と働き、廣川書店、pp213、平成15年
16）御手洗玄洋総監訳、カント生理学、エルゼビア・ジャパン、pp580-581、2010

若者と高齢者の主食と嗜好品が及ぼす糖代謝

宇城靖子

　糖尿病とは、インスリン分泌低下やインスリン感受性低下による結果、慢性の高血糖状態を呈する症候群である。脂肪や蛋白質代謝まで異常をきたす代謝性疾患による1型糖尿病は、インスリンを合成、分泌する膵臓のランゲルハンス島のβ細胞が破壊、消失し、インスリンの絶対量が不足して発症するものである。この若年者が発症し血糖が高くなるのに対し、2型糖尿病は、絶対的不足はないものの、インスリン分泌低下やインスリンの抵抗性をきたす。インスリン作用不足を生じて発生する環境因子としては、過食、特に高脂肪食、運動不足、ストレス、加齢などがあり、我が国の糖尿病患者は2型糖尿病である。インスリン感受性の低下する2型糖尿病の関わりが重要であり、2007年の国民健康栄養調査によると糖尿病890万人、予備群1,320万人であり、健康日本21では、糖尿病予備群への施策の取り組みをしている。

　K.F.カイブルは1875年に2型糖尿病の一部に低炭水化物で尿糖制御できることを、1855年フランスの生理学者クロード・ベルナールは肝臓がぶどう糖を分泌することを発見し、1922年初めて患者にインスリンを用い、1955年から血糖降下剤使用を表し[1]、さらに、山根らは2006年頃から糖尿病患者にインクレチンという消化管ホルモンが膵臓β細胞でインスリン分泌を促す治療薬として使用を表している[2]。私どもの調査によると主食は「米飯とパン食」で、1963～1982年（30～49歳）生まれが71.6％と多く、嗜好品の「ケーキ・饅頭・チョコレート」と「ラーメン」を食べる者は、若い年齢層の者に多く、主食の「米飯といも類」の摂取者は、「菓子パンを食べない」が64.3％を占めていた。しかし、全体のいも類の摂取量は減少していた。繊維の少ない主食

は満腹にならないので、複合的に炭水化物の摂取をしてしまい組織に脂肪を蓄積させ、多くのインスリンを必要とする結果であった。糖尿病を予防するには、食物繊維の多い炭水化物と炭水化物の複合摂取を控えることが大切であることが明らかである。

1. 糖質代謝

　糖質は、炭素（C）、酵素（O）、水素（H）からなっており、糖質には単糖類のグルコース、ガラクトース、果糖など、二糖類のショ糖、乳頭、麦芽糖など、多糖類の穀物やいも類の成分のデンプン、肝臓や筋肉に含まれるグリコーゲン、食物繊維の一種のセルロース、ヒアルロン酸などがあり、セルロースは整腸作用や発がん物質などを吸着して排泄する作用がある。糖質の働きの主なものに生命活動のエネルギー源としての役割を担い2／3は炭水化物からとっている。グルコースは血液中に最も多く含まれる単糖類である。血糖は必要に応じて各細胞に取り込まれ、細胞内での物質合成や物質分解のエネルギー源として消費される。一部は生理活性を持つ糖鎖や核酸やアミノ酸、脂質の合成に利用される。消化吸収されず熱量とならないものは食物繊維であるが、生理学的機能をはたしており、肥満、糖尿病、動脈硬化、大腸がんの発症予防として、推奨されている。

　糖質のエネルギー代謝は、グルコースを分解してエネルギーを取り出す過程を内呼吸といい、細胞がO_2を取り入れCO_2を出す。グルコースは細胞内の諸酵素の働きで、ピルビン酸となり、このピルビン酸はミトコンドリアの中に取り込まれ、アセチルCoAとなり、クエン酸回路に入り、電子伝達系でO_2を使いATPを生成する。ATPは、加水分解してADPとリン酸になるときに保存していたエネルギーを出す。生体内の活動、筋収縮、能動輸送やタンパク質の生合成などのエネルギーとして利用される[3]。

2．時代背景と食文化

　紀元前4世紀ころ、九州北部に稲作の農耕文化が起こった。これは弥生文化といわれた。その後、九州地方から始まり100年ほどで、近畿、東北地方南部に移り、2世紀には東北地方北部におよび狩猟、漁労の生活が大きく変わった。主食はご飯になっていった。1880年代に入ると日本の産業革命がおこり、生糸を作る製糸業が、手工業に変わり、技術的改良を図り、小規模なりに工業化が進んだ。農業は生糸をつくり、桑を育てていたが、米作が中心であった農家は土地を放し、地主が膨らんだ。お米は品種改良をし、発展していった。主食の文化について、石毛直道は明治時代以後も人口増加にコメの生産量が追いつかずに、他の穀類やイモが主食の増量材としての重要な役割を担っていたことは確かである。日本人は米食中心の民族であった。昭和20年から30年にかけては、国民一人当たり1日50～60グラムの大麦を食べていたが、コメの増産がされるようになると大麦の消費は激減し、コメの代用食としての必要がなくなり、昭和54年度は大麦は2グラム以下になった[4]。

　今回、「嗜好品と主食の食べ合わせ」の調査結果においても、嗜好品の「菓子パンを食べない者」は、主食の内容は「米飯といも類」64.3％、「米飯と麺類」35.6％、「パン食と麺類」25.0％で、いも類を摂取している者は菓子パンを食べない傾向にあった。

　小麦といも類の供給量について、野島博之は1935年～1955年の小麦といも類の国民1人当たり・1年の供給量kgの年次推移は、小麦は10.6kgが27.1kgに増加し、いも類は1935年28.1kgが1946年60.6kgに増加し、1955年に43.7kgに減少を表している。農林水産省「食料需給表」によると[5]、米と小麦の国民1人当たり・1年の供給量kgの米飯は1991年69.9kgが2011年57.8kgと徐々に減少し、小麦は1991年～2011年では横ばい状況でした。ラーメンの消費について、下川耿史は1974年は国民1人・1年当たり40食であったが、1995年は国民1人・1年当たり100食に増加したと表している[6]。

2-1 1915年生まれから1967生まれの社会情勢と食文化について

　1915（大正4）年から1918（大正7）年まで、第一次世界大戦の影響をうけ、インフレと米不作で米が高騰した。1919（大正8）年日本は第一次世界大戦によって、日清・日露に続く第三の成功を収めた。この時期、玄米パンが売り出され、蛋白、ビタミンなど補給の栄養剤が流行した。

　1920（大正9）年は電話の需要が急増し、日本初のメーデー、労働運動・農民運動が盛んになった。この時期は、東京で牛乳が1合8銭〜10銭に値上げされ、森永製菓がドライミルクの製造を開始し、焼酎の需要が急伸した。1923（大正12）年は関東大震災があり、この時期にサントリーがウイスキーを製造し、そば屋のメニューにカレー、カツ丼が登場した。1925（大正14）年はマヨネーズが製造され、うどん、そば、きし麺が5銭〜7銭に値上げし、大阪でオムライスが誕生した。1926（大正15）年は、日本放送協会（NHK）が発足した。小作争議が盛んとなり、この時期は、明治製菓にチョコレートの一貫製造設備が完成する。玄米パンが健康食として流行する。みつ豆がしるこ屋やパーラーなどに普及した。1929（昭和4）年、世界恐慌となる。その影響で日本も大量の失業者が出て昭和恐慌となる。自動車の生産台数が437台になる。この時期は、スープとコーヒーつきのエンチィ登場、製パン技術が発展する。

　1930（昭和5）年、伊豆大地震、農村の危機が深刻化する。この時期は、キンケイ食品のカレー粉「銀座カレー」が発売される。1931（昭和6）年、満州事変、満州建国、一時期日本人20万人が住んだ。この時期は、納豆がブームとなる。1934（昭和9）年、交通事故死傷者数が5万3,430人と戦前最高となる。この時期は、小麦300万石増産5ヵ年計画が目標を達成し、自給体制がほぼ確立する。1936（昭和11）年、二・二六事件、安月給の支えとして主婦の内職がはやる。この時期は森永製菓がトマトケチャップ製造に着手する。1937（昭和12）年、日中戦争（支那事変）、中国と条約を求め（対支21ヶ条要求）、北京周辺に5千人の軍隊を駐屯させ、日中戦争が始まった。普通乗用車の保有台数が5万台を突破、結核の死亡率が世界第1位になった。この時

期、東京市内のうどん、そばの値段が10銭に値上げされる。名古屋のういろう、本格的に販売、コーヒーの輸入量8,571tで戦前のピークになる。1939（昭和14）年、砂糖・酒に公定価格を決め、米穀配給統制法公布、ガスの供給制限、木炭の配給統制実施、卵は病人と傷病兵に使われた。

　1941（昭和16）年、真珠湾を攻撃し、大東亜戦争（太平洋戦争）が始まり、戦局が悪化し、物資が不足し生活用品は窮乏を極めた。国民はよく働き、よく戦った。国産車の生産は4万6,000台となった。この時期、米屋の自由営業が廃止される。食糧増産のため、国鉄の線路脇にとうもろこしを植え、横浜市は桑畑で米麦の生産を行い、全国の桑畑の整理もすすみ、乳製品配給は、満1歳までと決定された。食糧難となり、キャベツがみんなが食べられる食品として普及され、太平洋戦争開戦後の正月もちは1人1kg、重ねもち1戸1組が配給された。1942（昭和17）年、この時期、みそ・醤油・塩が配給制となる。飯米にとうもろこしのひき割りを混ぜられ、食料不足による人体への影響が出た。1943（昭和18）年、ビールの配給制、主食は芋の大増産運動が始まる。芋駅弁、芋パンが登場する。砂糖の家庭配給が停止する。1944（昭和19）年、食堂車が中止され、鉄道パン、弁当、お茶の車内立売り営業登場、雑炊食堂を開始、玄米のお粥に野菜、魚、肉などがはいった雑炊、そして、食糧難であったので、飼犬までも食用に利用した。1945（昭和20）年、東京大空襲、闇市が全盛になる。敗戦とともに、食糧難がすすみ、1片の食事を求め蛋白源としてヘビ・カエル・ネズミが食用に利用されるといった動物的生活を送る。さらに食糧の配給も悪化した。米の収穫量587万トンと大正・昭和期最大の凶作であり食糧危機が深刻化している中で、都会人の主食の買出しが行われたのもこの時代である。1946（昭和21）年、食糧メーデー、生活保護法交付、第一回国民体育大会（国体）が開催された時には、ふかし芋、かす汁、しじみ汁が店に出た。

　1951（昭和26）年、サンフランシスコ講和条約、日米保障条約を結び、日本は独立を回復し復興する。この時期、ビアホール、婦人客が増える。主食の統制が撤廃された。1952（昭和27）年、日華平和条約調印、インド対日平

和宣言、日米行政協定調印する。この時期、不二家がペコちゃんの「ミルキー」を、森永製菓が「チョイスビスケット」を発売、即席カレーが人気となった。1953（昭和28）年、NHKがテレビ放送を開始した。1954（昭和29）年、日航、我が国初の国際線が、この時期、麺類食堂、全国1万6千軒になる。1956（昭和31）年、日本は朝鮮特需ののち、長期の好景気にめぐまれ、経済は戦争前の水準に復帰した。そして国連に加盟する。この時期、インスタントコーヒーの輸入が初めて許可された。1958（昭和33）年、新特急こだま号が運転開始された。

　1960（昭和35）年、高度成長期、消費ブーム、レジャーブームが起こり、カラーテレビ本放送が始まった。1961（昭和36）年、全国交通事故者数32万人、交通戦争の言葉が広まり、核家族化が進み、全世帯の68％になった。夜店にとうもろこし、焼きそば、イカ焼きが現れた。北海道水産試験場がスケソウダラの冷凍すり身の技術開発をし、ハム・ソーセージに利用された。1962（昭和37）年、スーパーマーケットが急増した。この時期、コカコーラ専用自動販売機が登場し、年間1人あたりの米の消費（外食向けを含む）は118.3kgに増え、それ以後、減少した。自動販売機でインスタントコーヒー、包装お菓子等が販売された。1963（昭和38）年、老人福祉法公布、兼業農家が全農家の4割を超えた。自動車総保有台数が500万台、乗用車は100万台を突破した。この時期、静岡浜名湖でカキの養殖が、山口県でアワビの養殖が始まった。1964（昭和39）年、出稼ぎ100万人、東京オリンピックが始まり、東京都内の浴場で牛乳販売が許可された。1965（昭和40）年、東海道新幹線「ひかり」「こだま」東京－大阪間がスピードアップされた。運動不足解消のため、「1日1万歩運動」が推奨された。1967（昭和42）年、電電公社（NTT）がデータ通信を開始した。立ち食いソバ屋、スタンド式カレー屋、飲み物屋も広がった。ミツカンからドレッシングが発売された。王子サーモン（王子製紙）がスモークサーモンを発売した。牛肉の加工食品がバラエティミートと呼ばれた。大豆たんぱくの人造肉が量産された。1968（昭和43）年、日本のGNPが自由主義国で第2位になった。マーガリンの一人当たり年間消費

量がバターを大幅に上回り、バター305gに対しマーガリン1,920g。コレステロールの心配からバターが敬遠された。

　1971（昭和46）年、象印マホービン、電子ジャーを販売した。マクドナルドが東京・銀座にオープンした。日清食品がカップヌードルを発売した。冷凍食品の生産が急増した。

　1972（昭和47）年、地下道の発達が世界一になり、NHKカラーテレビの受信契約が1,180万で、白黒テレビの契約を上回った。冷蔵庫の第2次黄金時代、買換え需要もあり、普及率は97％になった。この時期、理研ビタミンが家庭用として初の麻婆豆腐の素「マボちゃん」を発売し、米穀の物価統制令が廃止され、26年ぶりに自由化された。1973（昭和48）年、三井銀行が店舗外に現金自動支払機を設置した。石油ショックとなり、トイレットペーパーの買い占めをするようになった。この時期、日本シェーキーズのピザパーラー第1号店が東京赤坂に開店した。1974（昭和49）年、東京にコンビニエンスストアの第1号店が開店した。高校進学率は90％を超えた。この時期、厚生省、殺菌剤AF2の使用を全面禁止、豆腐やハム・ソーセージなど使用食品の販売を禁止した。竹屋、みそ全品を無添加にする。清涼飲料の売上高が7,000億円を突破する。インスタントラーメンの年間消費量40億食、赤ちゃんを含め年間一人40食を食べたことになる。

2－2　出生年代1915年から1974年までの社会情勢と食状況を表1に表す

表1　社会情勢と食文化の年表

年　代	社会情勢	食文化
1915年 大正4年	第一次世界大戦と日本の参戦と二十一か条要求された。	＊酒や醤油の一合瓶が出まわる。 ＊長野市の上水道給水が開始された。 ＊グレープフルーツが日本に渡来した。

年		
1916年 大正5年	*第一次世界大戦の影響で海軍市場が大好況。自動車学校が東京と大阪の2箇所。	*東京市内の食パン卸売り業者は約30軒、菓子パン屋は240〜250軒。
1917年 大正6年	*交通事故による死亡者51人、負傷者3,647人、自動車総数1,300台余り。	*インフレと不作で米が高騰する。 *東京・神田小川町の和光堂がわが国初の育児粉乳「キノミール」を発売した。 *ビールが値上げされた。
1918年 大正7年	*米騒動が富山県から全国に拡大した。 *スペイン風邪が猛威、死者15万人。 *第一次世界大戦終る。死者1,000万人、負傷者2,000万人、捕虜650万人。	
1919年 大正8年	*日本は第一次世界大戦で、日清・日露に続く第三の成功を収めた。三井・三菱・住友など財閥が金融や貿易、造船の多角経営に力を伸ばす。 *石川県で始めて市電が開通した。 *東京市、ごみを家庭廃物、道路廃物、工場廃物の3種に分け肥料燃料、廃棄の3区分。	*玄米パンが売り出された。 *蛋白、ビタミンなど補給の栄養剤が流行した。
1920年 大正9年	*電話需要急増する。 *日本初のメーデー、労働運動・農民運動が盛んになった。	*東京で牛乳が1合8銭〜10銭に値上げ。 *森永製菓、ドライミルクの製造を開始する。焼酎の需要が急伸した。
1921年 大正10年	*東京市が市営そば屋と銭湯を開業。 *東京市がし尿処理の公営化。	*極東練乳が日本で始めて工業的にアイスクリームの製造を開始した。

年		
1922年 大正11年		*森永製菓、ドライミルクを発売した。 *札幌の竹屋食堂がラーメンを発売した。 *ライスカレー、コロッケ、豚カツの3大洋食になった。 *東京・日本橋に市営公衆食堂を開業した。
1923年 大正12年	*関東大震災、死者・行方不明者10万を超えた。	*サントリーがウイスキーを製造した。 *そば屋メニューにカレー、カツ丼が登場した。
1925年 大正14年	*加藤内閣は普通選挙法を成立する。 *新京阪鉄道、天神橋から淡路間開業した。 *阪急電鉄千里線高架線開通した。 *山手線の環状運転が始まった。	*マヨネーズが製造された。 *うどん、そば、きし麺5銭～7銭に値上。 *大阪でオムライス誕生した。
1926年 大正15年	*東京・名古屋・大阪の放送局が合同し日本放送協会（NHK）が発足した。 *小作争議が盛んとなった。 *満鉄、5年かかる予定の全線の信号自動化を2年で完成。満州事変で日本軍が迅速な行動が取れたのはこのためであった。	*明治製菓にチョコレートの一貫製造設備が完成した。 *玄米パンが健康食として流行した。 *みつ豆がしるこ屋やパーラーなどに普及した。
1929年 昭和4年	*第一次大戦で経済大国となったアメリカの株価が大暴落となり、世界恐慌となる。その影響で日本も大量の失業者が出て昭和恐慌となった。 *自動車の生産台数が437台になった。	*スープとコーヒーつきのエンチィが登場した。 *製パン技術が発展した。
1930年 昭和5年	*伊豆大地震。 *農村の危機深刻化した。	*キンケイ食品がカレー粉「銀座カレー」を発売した。

1931年 昭和6年	*満州事変、満州建国、日本人20万人住んでいた。	*納豆がブームとなった。
1934年 昭和9年	*交通事故死傷者数、5万3,430人に、戦前最高。	*小麦300万石増産5カ年計画が目標達成し、自給体制がほぼ確立した。
1935年 昭和10年		*幼稚園児の好むおやつ①ビスケット②おかき③せんべい。 *列車の車内販売、弁当、すし、お茶。
1936年 昭和11年	*二・二六事件：陸軍の青年将校が1,400人余りの兵士を率いて、首相官邸や警視庁など襲撃し、大臣など要職者や警護の警官らを殺害し、永田町周辺を占拠し、3日間で終結、指揮者らが処刑された。 *安月給を支え主婦の内職がはやった。 *巨人軍など7チーム、日本職業野球連盟の結成。	*酒の甘口、辛口の区別がなくなり、全体的に甘くなった。 *森永製菓、トマトケチャップ製造に着手した。
1937年 昭和12年	*日中戦争（支那事変）：中国と条約を結び、北京周辺に5千人の軍隊を駐屯、そこで演習していた日本軍に何者か発砲する事件が起き戦闘状態になり、上海で2人の日本人将兵が射殺、日中戦争が始まった。 *普通乗用車の保有台数が5万台を突破。 *NHK「国民唱歌」を放送。 *結核での死亡率が世界第1位。	*東京市内のうどん、そばの値段、8銭から10銭に値上げ。 *名古屋のういろう、本格的に販売した。 *コーヒーの輸入量8,571tで戦前のピーク。

1939年 昭和14年	*日中戦争ではアメリカは中立を守り、中国の蒋介石を支援し、日米戦争に至った。多くの物資をアメリカに依存の日本は経済的に苦しい立場になる。物資、経済、産業、交通などすべてを政府が統制し、総動員体制で、消費節約や貯蓄増強を呼びかけた。 *第二次世界大戦が始まった。	*砂糖・酒に公定価格を決める。 *米穀配給統制法公布。ガスの供給制限。木炭の配給統制実施。 *卵は病人と傷病兵とのキャンペーン。
1941年 昭和16年	*真珠湾攻撃し、大東亜戦争（太平洋戦争）が始まり、戦局が悪化し、国内統制が強化され、労働力の不足を埋める徴用が行われ、多数の生徒・学生が勤労動員された。未婚女性は女子挺身隊として工場で働き、大学生は徴兵猶予が取り消され出征した。物資が不足し生活用品は窮乏を極めた。国民はよく働き、よく戦った。 *国産車の生産4万6,000台。	*米屋の自由営業が廃止された。 *食糧増産のため、国鉄線路脇にとうもろこしを植え、横浜市は桑畑を米麦生産に、全国の桑畑整理が進む。 *乳製品配給満1歳までに決定した。 *食糧難、キャベツをみんなが食べる食品とし普及した。 *太平洋戦争開戦後の正月もち、1人1kg、重ねもち1戸1組が配給された。
1942年 昭和17年	*ミッドウェー海戦で日本連合艦隊がアメリカ海軍に破れ航空母艦4隻を失い輸送船も沈められた。 *東宝映画「馬」文部大臣省受賞する。 *東京後楽園で第1回巨人・大洋戦始まった。	*みそ・醤油・塩が配給制となった。 *飯米にとうもろこしのひき割りを混ぜた。 *食料不足、人体への影響が出た。
1943年 昭和18年	*東京後楽園、戦前最後のプロ野球戦	*ビールの配給制。 *主食は芋、大増産運動が始まり、芋駅弁、芋パンが登場した。 *砂糖の家庭配給が停止した。

年		
1944年 昭和19年	＊たばこ1日6本の配給制。	＊食堂車中止され、鉄道パン、弁当、お茶の車内立売りが営業登場した。 ＊雑炊食堂を開始、玄米のお粥に野菜、魚、肉などがはいった雑炊。 ＊食糧難、飼犬、食用に利用した。
1945年 昭和20年	＊東京大空襲：アメリカ軍によって、10万人の市民が命を失った。 ＊沖縄に上陸し、沖縄戦が始まり、日本軍9万人、一般住民9万人の命が失われ敗戦した。 ＊闇市の全盛。	＊蛋白源としてヘビ・カエル・ネズミが食用に。食料の配給も悪化する。配給品のうち、色の濃い小麦粉やジャガイモ。 ＊米の収穫量587万トン、大正・昭和期最大の凶作で食糧危機が深刻化した。 ＊都会人の主食の買出し。 ＊ふかし芋、かす汁、しじみ汁が店に出る。
1946年 昭和21年	＊食糧メーデー。 ＊生活保護法交付。 ＊第一回国民体育大会（国体）。	
1948年 昭和23年	＊児童福祉法交付。	
1951年 昭和26年	＊朝鮮戦争をきっかけに、アメリカは日本に対し、発展した経済をもつ自由主義陣営の一員とした。サンフランシスコ講和条約、日米保障条約を結び、日本は独立を回復、復興した。	＊ビアホール、婦人客が増えた。 ＊主食の統制を撤廃した。
1952年 昭和27年	＊日華平和条約調印、インド対日平和宣言。 ＊日米行政協定調印。	＊不二家、ペコちゃんの「ミルキー」を、森永製菓「チョイスビスケット」を発売した。 ＊即席カレーの人気があった。
1953年 昭和28年	＊NHKテレビ放送開始。	

1954年 昭和29年	＊日航、我が国初の国際線。	＊麺類食堂、全国1万6千軒。
1956年 昭和31年	＊日本は朝鮮特需ののち、長期の好景気恵まれ経済は戦争前の水準に復帰した。 ＊国連加盟。	＊インスタントコーヒーの輸入が初めて許可された。
1958年 昭和33年	＊売春防止法施行。 ＊新特急こだま号運転開始。	
1960年 昭和35年	＊高度成長期。 ＊消費ブーム、レジャーブームが起こる。 ＊カラーテレビ本放送始まった。	
1961年 昭和36年	＊全国交通事故者数32万人に達し、交通戦争の言葉が広まった。 ＊核家族化が進み、全世帯の68％に。	＊夜店にとうもろこし、焼きそば、イカ焼きが現れた。 ＊北海道水産試験場がスケソウダラの冷凍すり身の技術開発、ハム・ソーセージの利用がされた。
1962年 昭和37年	＊非行防止、犯罪白書。 ＊スーパーマーケットが急増した。 ＊大阪市立児童院が開設され、情緒障害児の短期治療施設になった。	＊コカコーラ専用自動販売機が登場する。 ＊年間1人あたりの米の消費（外食向けを含む）118.3kg。以後、減少した。 ＊自動販売機、インスタントコーヒー、包装お菓子等が販売された。
1963年 昭和38年	＊老人福祉法公布。 ＊ジフテリアと百日咳の混合ワクチンが完成した。 ＊兼業農家が全農家の4割を超えた。 ＊自動車総保有台数が500万台を、乗用車は100万台を突破した。	＊静岡浜名湖でカキの養殖、山口県でアワビの養殖が始まった。
1964年 昭和39年	＊出稼ぎ100万人。 ＊東京オリンピック。	＊東京都内の浴場で牛乳販売が許可された。

年		
1965年 昭和40年	*東海道新幹線「ひかり」「こだま」東京－大阪間スピードアップした。 *運動不足解消のため、「1日1万歩運動」。	
1967年 昭和42年	*電電公社（NTT）がデータ通信を開始した。	*立ち食いソバ屋、スタンド式カレー屋、飲み物屋が広がった。 *ミツカンがドレッシングを発売した。 *王子サーモン（王子製紙）がスモークサーモンを発売した。 *牛肉の加工食品がバラエティミートと呼ばれた。 *大豆たんぱくの人造肉が量産された。
1968年 昭和43年	*日本のGNP、自由主義国で第2位に。	*マーガリンの1人当たりの年間消費量がバターを大幅に上回る、バター305gに対しマーガリン1,920g。コレステロールの心配でバターが敬遠された。
1971年 昭和46年	*象印マホービン、電子ジャーを販売した。	*マクドナルドが東京・銀座にオープンした。 *日清食品がカップヌードルを発売した。 *冷凍食品の生産が急増した。
1972年 昭和47年	*地下道の発達が世界一。 *NHKカラーテレビの受信契約が1,180万となり、白黒テレビの契約を上回る。 *冷蔵庫の第2次黄金時代、買換え需要もあり、普及率97％になった。	*理研ビタミンが家庭用として初の麻婆豆腐の素「マボちゃん」を発売した。 *米穀の物価統制令が廃止され、26年ぶりに自由化された。

1973年 昭和48年	＊三井銀行が店舗外に現金自動支払機を設置した。 ＊石油ショック、トイレットペーパーの買い占め。	＊日本シェーキーズのピザパーラー第1号店が東京赤坂に開店した。
1974年 昭和49年	＊東京にコンビニエンスストアの第1号店が開店した。 ＊高校進学率90％を超える。	＊厚生省、殺菌剤AF2の使用を全面禁止、豆腐やハム・ソーセージなど使用食品の販売を禁止した。 ＊竹屋、みそ全品を無添加に。 ＊清涼飲料の売り上げ高、7,000億円突破する。インスタントラーメンの年間消費量40億食、赤ちゃんを含め年間一人40食。

文　献
下川耿史、家庭総合研究所編、明治・大正家庭史年表1868-1925、河出書房新社、2000
下川耿史、家庭総合研究所編、昭和・平成家庭史年表1926-2000、河出書房新社、2001
日本人の歴史教科書編、日本人の歴史教科書、自由社、2009
児玉幸多編、日本史年表・地図、吉川弘文館、2007
金森健生著、マンガ昭和史、現代教養文庫、1973

3．主食の糖質代謝

　糖質に含まれている食物繊維について、カイトンは糖質は体内で熱量として利用されるが、糖質のうち消化吸収されず、熱量とならない食物繊維は、肥満、糖尿病、動脈硬化、大腸がんの予防として摂取の推奨がされている。[7] 今回、よく食べる主食の米飯、パン食、麺類、いも類の調査をし、よく食べる主食の順位、1位と2位を統計処理した結果を、図1に示した。よく食べる主食は「米飯とパン食」は1963～1982（30～49歳）年生れ7割、1930～1962（50～82歳）年生れ5割と多く、主食の「米飯と麺類」は、1983～1997（15～29歳）年生れの者が3割を占め、若い年齢層に多く、「米飯といも類」を主食として食べている者の割合は少なかった。

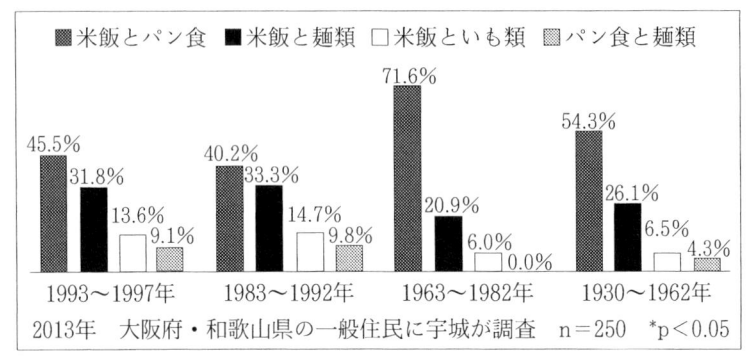

図1　出生年代と主食の関係

（グラフ凡例：■米飯とパン食　■米飯と麺類　□米飯といも類　▨パン食と麺類）

1993～1997年：45.5%、31.8%、13.6%、9.1%
1983～1992年：40.2%、33.3%、14.7%、9.8%
1963～1982年：71.6%、20.9%、6.0%、0.0%
1930～1962年：54.3%、26.1%、6.5%、4.3%

2013年　大阪府・和歌山県の一般住民に宇城が調査　n＝250　*p＜0.05

3-1　炭水化物、タンパク質、脂肪摂取量の年次推移

　炭水化物、タンパク質、脂肪摂取量の年次推移について厚生労働省国民健康・栄養調査報告によると、図2に示すように、日本人の食生活で半世紀前から変わったことは炭水化物が減って、脂質が3倍に増加している。食生活の変化によって、インスリンを多く必要とされ、膵臓が疲弊すると血糖値が下がりにくくなり、高脂肪、肥満や運動不足、ストレスが重なると糖尿病になる。

　食物の代謝は、炭水化物、タンパク質および脂肪がエネルギーを産生し、代謝は身体の細胞内側でたえまなく行われる。エネルギー代謝は、細胞内でエネルギーが消費される異化とエネルギー放出する同化が行われ、この同化や異化が行われる過程での化学反応は酵素を介している。グルコースが分解しピルビン酸になる過程で酵素の介入が必要になる。この酵素はタンパク質であるが、ビタミンや金属イオンと化学反応を起こし、活性を示す。糖代謝において、渡辺は主食の穀類の摂取量が糖尿病の増加に影響するとされており、米やいも類などレジスタントスターチ酵素は、噛むとアミラーゼが出て、オリゴ糖になり、小腸で分解されて吸収する。よく噛めば、小麦のパンと比べて、消化吸収が遅く血糖が急速に上がらないため、インスリンの分泌も少なくてすむ。つまり、食物繊維の多いいも類、白米より玄米がよいことを表

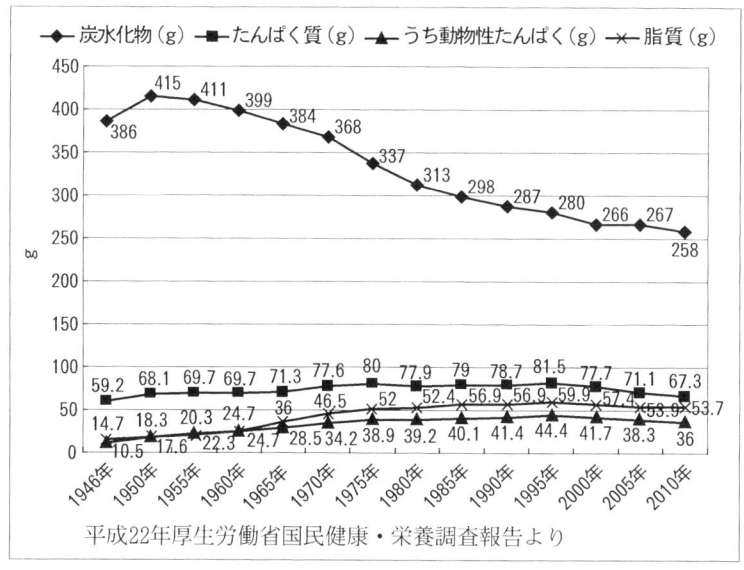

図2 栄養素摂取量の年代推移（全国1人1日あたり）

平成22年厚生労働省国民健康・栄養調査報告より

している[9]。さらに、食物繊維の効用について、二宮らは食物繊維はペクチン、アルギン酸、寒天などの水溶性食物繊維とセルロース、ヘミセルロース、リグニン、キチンなど不溶性の食物繊維に分けられ、その働きについて、水溶性のものはコレステロール値を下げ、脂肪の吸収を妨げ、血糖値の上昇を抑制し、不溶性のものは腸の蠕動運動を促進し便通効果を高める働きがあることを表し[10]、丸元淑生らは食物繊維は小腸までまったく消化されずに流される。大腸で腸内PHを弱酸性に保ち、腸内の腐敗がおこりにくくし、腸内細菌をコントロールして排便として排泄することを表している[11]。つまり、食物繊維を大腸菌がくってしまい、余分なものを排泄してしまう。さらに、丸元淑生らは食物繊維の豊富な食事は、脂肪摂取量が少なくなり、胆汁を吸収し腸内の善玉バクテリアを増やし便の排泄を助ける作用があると表している[12]。食物繊維の多く含まれている野菜として、ごぼう、山芋、ほうれんそう、とうがんなどがあり、血糖降下作用がある。繊維の豊富なごぼうを食べると、糖分

の消化吸収が遅くなる。

3-2　主食（ご飯・パン・麺類・いも類）の成分

　表2に、食品成分表2013[13]から、可食100gあたりの主食の成分を表し、表3には、市販しているパン、麺類の表示されている成分を表した。表2、表3から、いも類は、摂取量によるが、kcalが低く、食物繊維が多い。麺類の生はkcal、脂肪、炭水化物が多く含まれ、パン食は、kcal、脂肪、炭水化物、食物繊維が含まれていた。

表2　主食（ご飯・パン・麺類・いも類）の成分

	可食100gあたり	kcal	炭水化物g	脂質g	食物繊維g
ご飯	精白米	168	37.1	0.3	0.3
	七分つき米	168	36.7	0.5	0.5
	玄米	165	35.9	1.0	1.4
パン	食パン	264	46.7	4.4	2.3
	フランスパン	279	57.5	1.3	2.7
	ぶどうパン	269	51.1	3.5	2.2
麺類	うどん　生	270	56.8	0.6	1.2
	うどん　ゆで	105	21.6	0.4	0.8
	そうめん	127	25.8	0.4	0.9
	中華麺　生	281	55.7	1.2	2.1
	中華麺　ゆで	149	29.2	0.6	1.3
いも類	じゃがいも	84	19.7	0.1	1.8
	さつまいも	131	31.2	0.2	3.8
	さといも	59	13.4	0.1	2.4

香川芳子監修：食品成分表2013、女子栄養大学出版部、2013.2より作成

表3 市販表示の「パン・麺類」の成分と食品成分表2013の「ご飯・いも類」の成分

	食品名	kcal	蛋白質	炭水化物	脂質	食物繊維
ご飯	普通ご飯 1膳（140g）	235	3.5	51.9	0.4	0.4
パン	食パン6枚切り1枚	166	4.9	30.5	2.7	1.4
麺類	うどん1食 ゆで（200g）	212	5.2	43.0	1.0	0.4
	そば1食 ゆで（150g）	203	7.1	41.8	0.8	
	中華麺1食 生（137g）	396	10.9	58.0	13.4	1.8
いも類	じゃがいも むし（150g）	126	2.3	29.6	0.2	2.7
	さつまいも むし（150g）	197	1.8	46.8	0.3	5.7

4. 嗜好品の糖代謝

4-1 ケーキ・饅頭・チョコレートを食べる者

　嗜好品の調査結果から、嗜好品の「ケーキ・饅頭・チョコレート」を食べる者で「毎日食べる者」「まあまあ食べる者」に若い年代層が多かった。可食100gのチョコレート成分にkcal、炭水化物、脂質が多く含まれており、饅頭、ケーキも続いていた。食物繊維は少なくなっていた。チョコレートを「毎日食べる者」「まあまあ食べる者」170名の1回の摂取量の平均は、39.3±28.1gだった。チョコレートに含まれている成分にポリフェノールとテオブロミンがある。これは脂肪を組織に動員し、気管支拡張作用がある。テオブロミン量について、杉田浩一らはチョコレートの種類によってまちまちであるが、30gのカカオは、テオブロミン617mg、ミルクチョコレート30gにテオブロミン51mg、甘味のない四角いチョコレート30gにテオブロミン351mgが含まれていること表している。[14] 若い年齢層の者は、テオブロミンとともに急激にエネルギー、炭水化物、脂質を摂取していることになる。

　図3に示すように、「ケーキ・饅頭・チョコレート」を食べる者を出生年代別にみてみると、「まあまあ食べる者」は、15〜29歳までの若者が8割強あり、「ほとんど食べない者」は、50歳以上の者が4割弱であった。

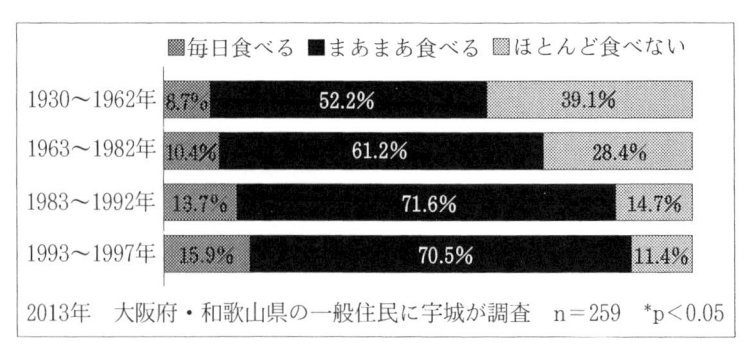

出生年代	毎日食べる	まあまあ食べる	ほとんど食べない
1930〜1962年	8.7%	52.2%	39.1%
1963〜1982年	10.4%	61.2%	28.4%
1983〜1992年	13.7%	71.6%	14.7%
1993〜1997年	15.9%	70.5%	11.4%

2013年　大阪府・和歌山県の一般住民に宇城が調査　n=259　*$p<0.05$

図3　出生年代別のケーキ・饅頭・チョコレートを食べる者の割合

4-2 ケーキ・饅頭・チョコレートの成分

　ケーキ・饅頭・チョコレートの成分について、食品成分表2013[15]から、表4のごとく、ケーキ・饅頭・チョコレートの可食100gあたりの成分の多い順に、チョコレート成分、エネルギー501-588kcal、炭水化物50.9-62.1g、脂質25.3-39.5g、食物繊維0.6-3.9であった。次いで、饅頭成分、エネルギー251-309kcal、炭水化物43.6-68.3g、脂質0.5-5.8g、食物繊維2.7-3.8であった。最少は、ケーキ成分、エネルギー245-344kcal、炭水化物22.3-53.8g、脂質5.6-14g、食物繊維0.2-0.8であった。

表4　嗜好品）（ケーキ・饅頭・チョコレート・菓子パン）の成分

	可食100gあたり	kcal	炭水化物	脂　質	食物繊維
ケーキ	シュークリーム	245	22.3	13.6	0.2
	スポンジケーキ	298	53.8	5.6	0.8
	ショートケーキ	344	47.1	14.0	0.6
饅　頭	かすてらまんじゅう	294	63.6	1.6	3.1
	くりまんじゅう	309	68.3	1.3	3.0
	蒸しまんじゅう	261	59.2	0.5	2.9
	あんまん	281	51.2	5.8	2.7
	肉まん	251	43.6	4.4	3.8
チョコレート	カバーリングチョコ	501	62.1	25.3	3.2
	ホワイトチョコレート	588	50.9	39.5	0.6
	ミルクチョコレート	558	55.8	34.1	3.9
菓子パン	あんぱん	280	50.2	5.3	2.7
	クリームパン	305	41.4	10.9	1.2
	ジャムパン	297	54.5	5.8	1.8
	チョココロネ	308	48.1	11.9	1.1

香川芳子監修：食品成分表2013、女子栄養大学出版部から作成

4－3　菓子パンと主食の組み合わせ

「菓子パン」と「主食の組み合わせ」の調査結果を図4に示す。主食と「菓子パンを毎日食べる者」の最多は、「パン食と麺類」が18.8％、次いで「米飯とパン食」が14.8％で、「菓子パンをまあまあ食べる者」の最多は、「米飯とパン食」の64.4％、次いで「米飯と麺類」が57.5％、「パン食と麺類」が56.3％であった。「菓子パンを食べない者」の最多は、「米飯といも類」の64.3％、次いで「米飯と麺類」の35.6％であった。

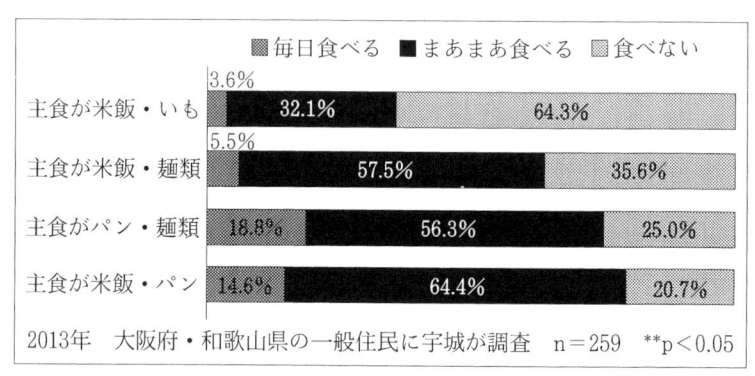

図4　主食の組み合わせと菓子パンを食べる者の割合

4－4　菓子パンの成分

表4に示す、4個の菓子パン可食100gあたりの成分は、エネルギー280-308kcal、炭水化物41.4-54.5g、脂質5.3-11.9g、食物繊維1.1-2.7gであった。

4－5　ラーメンを食べる者

図5のごとく、出生年代別の嗜好品の「ラーメンを食べる者」の調査を行った結果、「毎日食べる者」「まあまあ食べる者」の7割の者が15～29歳の若い年齢層に多く、「ほとんど食べない者」は1930～1962年（50～82歳）生まれの6割の者、1963～1982年（30～49歳）生まれの5割弱の者であった。

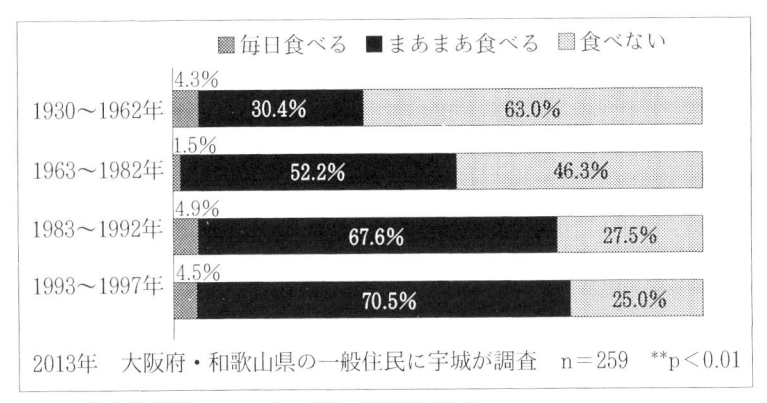

図5　出生年代別のラーメンを食べる者の割合

4-6　カップ麺の成分

　市販のカップ麺30種類の多く含まれている成分について、表5、表6のごとく、脂質15.8±5.3g、炭水化物56.8±12.8gであった。ラーメンの成分は、脂質と炭水化物が主であり、栄養のバランスを考えた食べ方が大切で、体重増加が著しく、代謝が悪くなった時期は糖尿病に注意することが大切である。
　表5のごとく、市販のカップ麺30種類の脂質の平均と標準偏差は15.752±5.308gであった。

表5　カップ麺における脂質の標準偏差
　平均　15.752　±5.308（g）
　n=30　**$p<0.01$

　表6のごとく、市販カップ麺30種類の炭水化物の平均と標準偏差は56.800±12.805であった。

表6　カップ麺における炭水化物の標準偏差
　平均　56.800　±12.805（g）
　n=30　**$p<0.01$

5．主食と嗜好品の身体への影響

　主食の米飯やパン食、麺類に、嗜好のラーメンや菓子パン、チョコレートといった糖質のものを複合的に摂取する者に若い年齢層が多い。糖質の複合摂取は食事性の血糖上昇をきたし、多くのインスリンを必要とする。このことについて、アンソニーはグリコーゲン合成や異化反応によって血中ブドウ糖が正常よりも高く、血中インスリン濃度が不足している場合、過剰のブドウ糖は肝細胞によって、脂肪に変換され、貯蔵脂肪として脂肪組織に蓄えられると表し[16]、肥満に移行する。食欲について、ガイトンは視床下部の摂食中枢と満腹中枢に影響する神経伝達物質ホルモンにレプチンがある。これは脂肪細胞によって作り出され、摂食抑制するとともにエネルギー消費を亢進させ、体脂肪を減らす作用がある。このホルモンが働かなくなると肥満になると表し[17]、糖質を重ねて摂取しない、満腹中枢を満たす食べ方が糖尿病予防につながることを明らかにした。

　今回の調査で、貧しい時代は糖質でよかったが、甘い食品では満足できず、味に食塩、辛さを要求するとともに身体の生理活性として血糖値の持続可能な食品を、若者を中心として「インスタントラーメン」を志向するようになってきた。しかしながら、ラーメンの脂質はラード等飽和脂肪酸であり容易に体内で分解することは難しい問題を残した状態でいまも若者の間では根強く、主食となっている。他のビタミン、金属類が補えないのが問題で、それで満足している。一方高齢者の嗜好品は、ご飯を主食として副食を摂取しない傾向である。すぐに血糖値が下がり、問題が生じている。空腹感を訴え、甘いものを要求する。両者の問題に関して、代謝について考えるとともに、生活習慣病を予防するためにも、コーヒー（組織中から遊離脂肪を血液中に放出することができるメチルキサンチン誘導体）を含め、糖質入りの飲料水、バランスの良い食生活を考えさせるための家族および食品を取り扱う様々な学校、保育園、施設、企業に改めてこれらを含めて広報活動が大切である。

文　献

1) K.F.カイブル編、酒井シヅ監訳、疾患別医学史Ⅱ、朝倉書店、pp480-487、2006
2) 山根俊介、山田祐一郎：インクレチンによる食後糖代謝調節機構、実験医学、24（16）、p2471-2476、2006
3) 二宮石雄、安藤啓司、彼末一之、松川寛二、スタンダード生理学【第2版】、文光堂、pp256-257、2011
4) 石毛直道、食事の文明論、中公新書、p14-25、1993
5) 野島博之監修：地図で読む昭和史、成美堂、p44-45、2005
6) 下川耿史、家庭総合研究会編：昭和・平成家庭史年表、河出書房新社、2009
7) Arthur C. Guyton, John E. hall, 総監訳、御手洗玄洋：ガイトン生理学原著第11版、エルゼビア・ジャパン株式会社、p918、p964、2010
8) 平成22年厚生労働省国民健康・栄養調査
9) 渡辺賢治：日本の養生論と食、「医食同源」食とからだ・こころ津金昌一郎編、ドメス出版、pp107-130、2010
10) 二宮石雄、安藤啓司、彼末一之、松川寛二、スタンダード生理学【第2版】、文光堂、pp257、2011
11) 丸元淑生、丸元康生：図解豊かさの栄養学2、新潮文庫、pp64-75、1991
12) 前提書11)、pp116-117、1991
13) 香川芳子監修：食品成分表2013、女子栄養大学出版部、pp8-24、p212、p216、p220、2013
14) 杉田浩一、村山篤子監修：〔カラー版〕世界食材事典、柴田書店、p644、1999
15) 香川芳子監修：食品成分表2013、女子栄養大学出版部
16) 嶋井和世監訳：アンソニー・解剖学・生理学［Ⅱ］―人体の構造と働き―、廣川書店、pp400-404、1982
17) 前提書7) p918、p964、2010

執筆者紹介

平塚 儒子（ひらつか・じゅこ）近大姫路大学看護学部看護学科
瀧藤 尊子（たきとう・たかこ）博士（医学）（大阪市立大学）、四天王寺大学講師
瀧藤 尊照（たきとう・そんしょう）医師・医学博士（関西医科大学）、四天王寺大学・四天王寺大学短期大学部教授
瀧藤 順聖（たきとう・じゅんしょう）修士（仏教学）（高野山大学）、四天王寺高等学校・四天王寺中学校講師
松尾 拓哉（まつお・たくや）博士（医学）、近畿大学医学部解剖学教室・情報システムセンター
宇城 靖子（うしろ・せいこ）明治国際医療大学看護学部講師

編者略歴

平塚 儒子（ひらつか・じゅこ）
1943年9月、大阪市生まれ。長崎純心大学大学院人間文化福祉学科博士前期課程、四天王寺国際仏教大学大学院人間福祉学博士後期課程修了。元帝塚山学院大学人間科学部教授。現在、近大姫路大学看護学部看護学科。

自己回復と生活習慣

2015年4月25日 第1版第1刷 定 価＝2800円＋税
編　　者　平塚儒子　Ⓒ
発行人　相良景行
発行所　㈲時潮社
　　　　174-0063 東京都板橋区前野町4-62-15
　　　　電 話 (03) 5915-9046
　　　　FAX (03) 5970-4030
　　　　郵便振替 00190-7-741179 時潮社
　　　　URL http://www.jichosha.jp
　　　　E-mail kikaku@jichosha.jp

印刷・相良整版印刷　製本・武蔵製本
乱丁本・落丁本はお取り替えします。
ISBN978-4-7888-0701-3

時潮社の本

「社会的脱落層」とストレスサイン
青少年意識の国際的調査から
平塚儒子　著
Ａ５判・上製箱入り・184頁・定価2800円（税別）

何が、「社会的脱落青年層」を生み出しているのか？　世界７カ国で実施したストレスサイン調査により、日本の青年の深刻さを析出した著者の研究成果は、国の今後の青少年対策に多くの示唆をあたえている。

子育て支援
平塚儒子　監修／編
Ａ５判・並製・192頁・定価2000円（税別）

「虐待」「いじめ」「自殺」「不登校」「ひきこもり」……、今、日本の子育てをめぐる環境は厳しい。家庭と社会のパートナーシップのもと、「社会の子」として育んでいけるよう、さまざまな観点から"子育て"を考える。

実践的「親学（おやがく）」へ
平塚儒子　監修／編
Ａ５判・並製・180頁・定価2500円（税別）

周囲が気づかぬままに進行するいじめやハラスメントは加害者/被害者ともに取り返しがつかないほど深刻な状態をもたらす。時として気づかずに相手を傷つけている悲劇から逃れるためにも、本書は私たちに大いなる教訓と対応を指し示している。いま、親として子どもにどう向き合うのか。中国での経験をも踏まえて、新しい回答を提示する。

現代福祉学概論
杉山博昭　編著
Ａ５判・並製・240頁・定価2800円（税別）

世界に類のない高齢化や階層化が急速に進む日本社会で、介護など社会福祉の理論と実務は介護者・家族ばかりでなく、被介護者にとっても「生活の知恵」となりつつある。めまぐるしく動く社会福祉の現在に焦点をあて、その本質から歴史、将来や現在の社会福祉を網羅する制度、組織までを平易に解説。現代社会福祉の先端に深くアプローチする。